高等院校医学实验教学系列教材

# 医学机能学实验

主　编　杨战利　郭　忠　张丽景

科学出版社

北　京

# 内 容 简 介

《医学机能学实验》在保留生理学、药理学和病理生理学（"三理"）经典实验的基础上，对"三理"学科相关的实验内容进行了有机整合，并增加了开放性创新实验，从而形成了以"器官系统为中心"的综合性实验课程体系。本教材内容分为四篇：第一篇为医学机能学实验的基本知识与技能，主要介绍医学机能学实验相关实验动物和实验试剂的基本知识、基本操作技术及常用的仪器设备等；第二篇为医学机能学基础性及综合性实验，旨在培养学生的基本操作技能和综合分析问题的能力；第三篇为医学机能学开放性创新实验，意在培养学生提出问题和解决问题的能力，即创新能力；第四篇为病例讨论，可培养学生理论联系实际的能力和初步的临床思维能力。

本教材兼顾系统性及实用性，适用于高等院校医学实验教学，也可作为相关专业人员的参考用书。

**图书在版编目（CIP）数据**

医学机能学实验 / 杨战利，郭忠，张丽景主编. —北京：科学出版社，2022.3

高等院校医学实验教学系列教材

ISBN 978-7-03-071490-9

Ⅰ. ①医… Ⅱ. ①杨… ②郭… ③张… Ⅲ. ①实验医学－医学院校－教材 Ⅳ. ①R-33

中国版本图书馆 CIP 数据核字（2022）第 025896 号

责任编辑：朱 华 钟 慧 / 责任校对：宁辉彩
责任印制：李 彤 / 封面设计：陈 敬

科 学 出 版 社 出版

北京东黄城根北街 16 号
邮政编码：100717
http://www.sciencep.com

涿州市般润文化传播有限公司 印刷
科学出版社发行 各地新华书店经销

\*

2022 年 3 月第 一 版 开本：787×1092 1/16
2022 年 8 月第三次印刷 印张：11 1/2
字数：294 000

**定价：55.00 元**

（如有印装质量问题，我社负责调换）

# 前　言

在全面深化教育教学改革的大背景下，为贯彻新时代全国高等学校本科教育工作会议精神，落实立德树人根本任务，坚持"以人为本"，推进"四个回归"，西北民族大学医学部组织专家在参考多本机能学实验教材的基础上，编写了此实验教材。

医学是一门实践性很强的学科，学生在掌握医学基础知识、基本理论的同时，还须具备基本的操作技能。医学机能学实验是基础医学实验课教学改革的产物，是将生理学、药理学和病理生理学（即"三理"学科）的实验教学内容进行精选和有机整合而成的一门以"器官系统为中心"的综合性实验学科，打破了以学科为中心的传统基础医学实验教学模式，有利于学科间知识的交叉、渗透与融合。

《医学机能学实验》在减少重复性、验证性实验，并保留"三理"学科经典实验的同时，增加综合性实验和开放性创新实验，形成了独立开课、单独考核的机能学实验课程体系。《医学机能学实验》突出对学生基本技能的训练，力求使学生掌握规范的操作技术，为后续临床课程，如诊断学和外科学的学习奠定基本的技能基础，同时强化对学生分析问题、解决问题能力，以及自主学习和创新能力的培养。

本教材分为医学机能学实验的基本知识与技能、基础性及综合性实验、开放性创新实验和病例讨论共四篇十五章，在注重机能学实验教学系统性的同时兼顾实用性，可用作高等院校医学实验教学系列教材，也可作为相关专业人员的参考用书。

本教材编写过程中，参考了多本机能学实验教材，在此向这些教材的作者表示衷心的感谢。由于编者能力和水平有限，疏漏不妥之处在所难免，恳请读者批评指正，以便再版时修订。

2021 年 3 月

# 目　录

# 第一篇　医学机能学实验的基本知识与技能

# 第一章　绪　　论

## 第一节　医学机能学实验的概念和目的

### 一、医学机能学实验的概念

医学机能学实验是将生理学、病理生理学和药理学三门课程的部分实验内容进行有机整合后的一门综合性实验学科。

生理学、病理生理学和药理学同属于功能性学科，其内容连贯性强。生理学主要研究正常机体的功能活动规律，病理生理学主要研究疾病状态下的机体功能活动的改变及相关机制，而药理学主要研究药物对机体的作用及机制，上述三门课程不仅实验方法相似，而且实验内容紧密联系，通过整合不仅可以减少实验的重复率，而且可以打破以学科为中心的传统课程教学模式。

### 二、医学机能学实验的目的

医学机能学实验具有较强的学科交叉性和实践性，是基础课程向专业课程过渡的重要基础医学课程之一，在医学教育中起着承前启后的作用。

开设医学机能学实验的目的概括起来有以下几个方面：通过实验操作，使学生熟悉常用手术器械的使用方法，提高学生的动手操作能力，同时培养学生严谨认真的科学态度和实事求是的科学精神；通过对实验现象的观察，可以将抽象的理论形象化、具体化，以达到验证基本理论、加深对所学知识理解的目的，同时培养学生理论联系实际的能力；通过开放性创新实验，可以培养学生的自主学习能力以及提出问题和解决问题的能力；通过撰写实验报告，可以训练学生的书面表达能力和论文写作能力，同时培养学生分析问题的能力和逻辑思考的能力。

整合后的机能实验学以综合性实验为主，建立了"生理→病理生理→药物抢救→治疗恢复"的实验教学模式。通过实验教学内容的有机联系将三门课程的相关理论融为一体，使学生在观察和分析正常生理现象，疾病的发生、发展和转归以及药物的治疗作用和机制过程中，能综合运用所学知识，进而系统地掌握相关课程的基本理论、基本知识和基本技能（医学三基）。

（杨战利）

## 第二节　医学机能学实验的基本要求

为提高实验成功率，确保达到预期实验目的，学生需要从以下几个方面做起。

### 一、实验前

**1.** 预习实验，认真阅读实验教材，熟悉本次实验的目的、基本的实验步骤和注意事项。

**2.** 结合实验内容复习相关理论知识，充分理解实验原理。

**3.** 预测实验可能得到的结果，并对预期的实验结果作出合理的解释。

## 二、实验中

**1.** 严格遵守实验室守则，保持实验室安静和实验课秩序，按照实验指导教师和实验技术人员的要求有条不紊地开展实验。

**2.** 做好安全防护，防止被动物抓伤、咬伤，避免被手术器械刺伤、割伤。

**3.** 实验器材应摆放整齐，保持实验台面整洁，以方便操作。

**4.** 爱护实验器材，严格按照要求规范使用相关仪器设备。

**5.** 爱护实验动物，节约实验药品和试剂。

**6.** 实验小组成员应合理分工、团结协作，保证每位学生都有动手的机会。做到认真操作、仔细观察，并准确记录实验结果。

**7.** 遇到问题应及时向实验指导教师或实验技术人员请教，多与其他小组学生交流、沟通，不可闭门造车。

**8.** 实验过程中要善于思考，能将所学理论知识应用到实践中，做到理论联系实际。

## 三、实验后

**1.** 清洗手术器械并擦干，清点器械和药品，如有损坏或丢失等异常情况应及时向实验技术人员汇报并进行登记。

**2.** 关闭计算机等仪器设备，并如实填写使用记录。

**3.** 将动物尸体和标本按规定放回动物尸体房的冰柜中。

**4.** 打扫卫生，关闭水、电、门、窗。

**5.** 整理实验结果，撰写实验报告，并按时交给实验指导教师批阅。

（杨战利）

# 第三节　医学机能学实验报告的书写

医学机能学实验报告是衡量机能学实验教学效果的主要依据，能让实验指导教师及时了解学生对相关理论知识和操作技能的掌握情况，为今后改进实验教学提供参考。

通过书写实验报告，可以培养学生的逻辑思考能力、综合分析能力和文字表达能力，为将来在临床或科研工作中撰写科学论文打下良好的基础。因此，学生应以严肃认真的态度独立完成实验报告，杜绝抄袭他人的实验报告。

## 一、实验报告的一般格式

医学机能学实验报告内容一般包括以下几个方面。

**1.** 实验日期和实验小组。

**2.** 实验名称。

**3.** 实验目的。

**4.** 实验对象。

**5.** 实验步骤。

**6.** 实验结果。

**7.** 实验讨论。

**8.** 实验结论。

## 二、实验报告的书写要求

实验报告书写的基本要求是使用专业术语和书面语，不可用文学语言和口头语，此外还

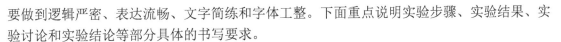

要做到逻辑严密、表达流畅、文字简练和字体工整。下面重点说明实验步骤、实验结果、实验讨论和实验结论等部分具体的书写要求。

**1. 实验步骤**　只需写出主要操作步骤，做到简明扼要，不可照抄实验教材。实验仪器设备、试剂和药品、相关实验方法等不需要单独列出，可以融合到实验步骤中。

**2. 实验结果**　是实验现象的如实记述。实验结果可以是精确的文字描述，如用锌铜弓刺激坐骨神经–腓肠肌标本，后者出现灵敏的收缩反应；也可以是准确记录相关指标的具体数据，如血压、肺活量和心率的值；还可以是信号采集软件描记的波形，曲线和图形应进行合理的编辑，并添加实验标记或必要的文字说明。

**3. 实验讨论**　是实验报告的主体，即运用所学理论知识对实验结果中的现象或数据进行全面分析和详细解释，阐述结果产生的原因和机制。如果实验失败，应分析失败的原因及今后实验应注意的事项。此外，也可以写对实验提出的一些建议或意见等。讨论要做到深入详细、逻辑严密、言之有理，不能简单地抄写实验原理而缺乏自己的主动思考。

**4. 实验结论**　是对实验结果和实验讨论的概括性判断，也就是本次实验所能验证的概念或原理的简要总结，与本次实验的目的相呼应。结论中不要罗列具体的实验结果，实验中未能验证的内容不得出现在结论中。实验结论务必做到简练、准确。

### 三、实验报告的参考评分标准

为培养学生严谨、认真的写作习惯，并使实验报告的评阅更加规范、科学，特制定实验报告的参考评分标准，供参考（表1-1）。

表1-1　医学机能学实验报告的参考评分标准

| 评分项目 | 评分标准 | 分值 |
| --- | --- | --- |
| 实验日期和实验小组 | 漏写扣5分，错写扣2分 | 5 |
| 实验名称 | 漏写扣5分，错写扣2分 | 5 |
| 实验目的 | 漏写扣5分，表达不准确扣3分 | 5 |
| 实验对象 | 漏写扣5分，错写扣2分 | 5 |
| 实验步骤 | 步骤应简明扼要，要求写出主要步骤和操作要点。照抄实验教材扣10分；抄袭他人步骤扣15分 | 15 |
| 实验结果 | 应真实、准确记录实验结果和数据。缺少结果或拷贝其他小组实验结果，扣20分 | 20 |
| 实验讨论 | 用所学理论知识对结果或实验中出现的问题进行解释分析。讨论过于简单、缺乏逻辑扣15分，抄袭他人讨论扣30分 | 30 |
| 实验结论 | 用1～2句话对实验进行总结。结论冗长或表述不准确，扣5分 | 10 |
| 其他 | 格式（实验报告、图表格式、单位）不正确，字迹潦草，书写不认真扣5分 | 5 |

（杨战利）

# 第二章 实验动物及实验试剂的基本知识

## 第一节 实验动物的伦理与福利

实验动物是指经人工饲育，对其携带的微生物实行控制，遗传背景明确或者来源清楚，主要用于教学实验和科学研究实验的动物。实验动物是各医学专业开展实验教学及进行医学科学研究的基本条件，回溯人类的科学发展之路，许多伟大成就的背后都有实验动物的关键支撑，而医学的发展和进步更离不开实验动物。

在实验过程中，动物不可避免地会受到生理和心理上的伤害，甚至死亡。我们应坚持人道主义原则，树立人性化的实验精神，尽可能减少对动物的伤害、减轻它们的痛苦，避免动物因恐惧和疼痛而剧烈挣扎，这样不仅能确保实验的顺利进行及实验结果的准确，而且能培养学生的仁爱之心，实现人性化的实验教学模式。

人是自然界的一部分，人的生存和发展离不开自然，我们要敬畏自然并善待自然所孕育的生命。因此，遵循实验动物伦理和维护动物福利是促进人与自然和谐相处的必然要求，尊重、善待和爱护实验动物是医学工作者必须具备的基本素养。

### 一、实验动物伦理与福利的概念

1979 年，由英国反活体解剖协会发起，经联合国认定的"世界实验动物日"定于每年的 4 月 24 日，"世界实验动物日"前后一周则被称为"实验动物周"，设立"实验动物日"和"实验动物周"旨在倡导科学、人性地开展动物实验，铭记实验动物为人类健康事业所做出的巨大贡献和牺牲，规范合理地使用实验动物，遵循实验动物伦理和维护动物福利，尊重和善待实验动物。

实验动物伦理是人类对待实验动物和开展动物实验所需遵循的社会道德标准和原则。实验动物福利是人类保障实验动物健康和快乐生存权利的理念及提供的相应外部条件的总和。

使用实验动物开展动物实验的相关人员，应按照中华人民共和国国家质量监督检验检疫总局和中国国家标准化管理委员会于 2018 年联合发布的《实验动物福利伦理审查指南》（GB/T 35892—2018）要求，规范落实实验动物伦理和福利。

### 二、善待实验动物应遵循的基本原则

善待实验动物是指人类采取有效的措施，保障实验动物的福利和权利，避免不必要的伤害，科学、合理、人道地使用实验动物。

善待实验动物应遵守国际上公认的"3R"原则，即实验动物的减少（reduction）、替代（replacement）和优化（refinement）。

减少是指如果某一研究方案中必须使用实验动物，同时又没有可行的替代方法，则应把使用动物的数量降低到实现科研目的所需的最小量。

替代是指使用低等级动物代替高等级动物，或不使用活着的脊椎动物进行实验，而采用其他方法达到相同的实验目的。

优化是指通过改善动物设施、饲养管理和实验条件，精选实验动物、技术路线和实验手段，优化实验操作技术，尽量减少实验过程对动物机体的损伤，减轻动物遭受的痛苦和应激反应，使动物实验得出科学的结果。

### 三、善待实验动物的基本要求

目前，世界上很多国家都制定了善待实验动物的法律和法规，根据我国 2017 年修订版《实验动物管理条例》以及 2006 年发布的《关于善待实验动物的指导性意见》，善待实验动物的基本要求和措施有：

**1.** 实验动物应免遭饥渴、不适和疾病，为其提供清洁、舒适的生活环境，提供充足的、保证健康的食物和饮水，保证动物能够实现自然行为，受到良好的管理与照料。

**2.** 实验动物实验过程中，应将动物的惊恐和疼痛减少到最低程度。如在抓取动物时，应方法得当、态度温和、动作轻柔，避免引起动物的不安、惊恐、疼痛和损伤，不得戏弄或虐待实验动物。

**3.** 在对实验动物进行手术、解剖或器官移植时，需进行有效麻醉。术后恢复期应根据实际情况进行镇痛和有针对性的护理及饮食调理。

**4.** "保定"（即为使动物实验或其他操作顺利进行而采取适当的方法或设备限制动物行动的操作）实验动物时，应遵循"温和保定、善良抚慰、减少痛苦和应激反应"的原则。"保定"器具应结构合理、规格适宜、坚固耐用、环保卫生、便于操作。在不影响实验的前提下，对动物身体的强制性限制宜减少到最低程度。

**5.** 在不影响实验结果判定的情况下，选择"仁慈终点"（即动物实验过程中，选择动物表现疼痛和压抑的较早阶段为实验的终点），避免延长动物承受痛苦的时间。

**6.** 处死实验动物时，须按照人道主义原则实施"安死术"（即用公众认可的以人道的方法处死动物的技术，使动物在没有惊恐和痛苦的状态下安静、无痛苦的死亡，如空气栓塞法、急性大失血法和注射麻醉法等）。不得使用夹闭气管的方法使动物窒息而死亡。处死现场不宜有其他动物在场。确认动物死亡后，方可妥善处置尸体。

（杨战利）

# 第二节　实验动物的分类及选择

### 一、实验动物的分类

**（一）按微生物学控制标准分类**

根据微生物控制标准或微生物净化的程度，通常将实验动物分为四个等级，即一级，普通动物（conventional animal，CV animal）；二级，清洁动物（clean animal，CL animal）；三级，无特定病原体动物（specific pathogen free animal，SPF animal）；四级，无菌动物（germ-free animal，GF animal）和悉生动物（gnotobiotic animal，GN animal）。

**1. 普通动物**　是指在开放卫生环境中饲养、未经严格的微生物控制、不携带人畜共患病和动物烈性传染病病原体的动物。外观健康，主要器官无病灶。普通动物对实验的反应性较差，但因价格低廉，常用于教学实验，不适用于科学研究实验。

**2. 清洁动物**　是指不携带普通动物应排出的病原体、对动物危害大和对科学研究干扰大的病原体的动物。清洁动物除外观健康无病外，显微镜检查无二级微生物病原体病变，此类动物适宜用作短期和部分科学研究，其敏感性和重复性较好。

**3. 无特定病原体动物**　是指除了不带有普通动物和清洁动物应排出的病原体外，也不携带潜在感染或条件性致病病原体的动物。显微镜检查无二、三级微生物病原体的病变。这类动物是目前使用最广泛的实验动物，适用于多种科学实验，但因其繁殖与饲养条件复杂，价格昂贵，故不适用于教学实验。

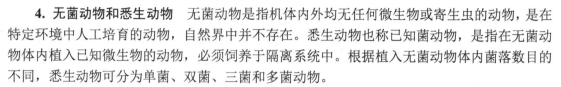

**4. 无菌动物和悉生动物**　无菌动物是指机体内外均无任何微生物或寄生虫的动物，是在特定环境中人工培育的动物，自然界中并不存在。悉生动物也称已知菌动物，是指在无菌动物体内植入已知微生物的动物，必须饲养于隔离系统中。根据植入无菌动物体内菌落数目的不同，悉生动物可分为单菌、双菌、三菌和多菌动物。

（二）按遗传学控制原理分类

**1. 近交系动物**　一般称为纯系动物，是采用兄妹（或姐弟）交配或亲子交配，连续繁殖 20 代以上而培育出来的纯品系动物。

**2. 杂交群动物**　也称杂交一代动物或系统杂交动物，是指两个近交品系动物之间进行有计划交配所获得的第一代动物，又称杂交一代动物（$F_1$）。

**3. 封闭群动物**　指一个种群动物 5 年以上不从外部引进新的品种，由同一血缘品种的动物在固定场所以随意交配的方式繁殖的实验动物种群。

**4. 突变系动物**　是保持有特殊突变基因的品系动物，也就是正常染色体的基因发生了变异的、具有各种遗传缺陷的品系动物。

**二、实验动物的选择**

机能学实验主要以实验动物及其组织标本为研究对象，根据不同的实验目的选择相应的种系和个体实验动物，是获得可靠实验结果的保证。

（一）实验动物的选择原则

**1. 选用与人的结构、功能、代谢及疾病特点相似的实验动物**　医学科学研究的根本目的是要解决人类疾病的防治问题。因此，动物的种系是选择实验动物时应优先考虑的问题。

**2. 选用经遗传学、微生物学和营养学等方面严格控制而培育出来的标准化实验动物**医学科研实验中的一个关键问题，就是怎样使动物实验的结果可靠、可重复和有规律，从而得出正确的结论。因此，选用标准化实验动物才能排除因实验动物遗传上不匀质、个体差异所导致的结果不一致，才能避免因实验动物携带微生物和寄生虫而对实验结果造成的影响。

**3. 选用解剖和生理特点符合实验目的要求的动物**　是保证实验成功的关键。某些实验动物具有某些典型的解剖和生理特点，如家兔的主动脉神经在其颈部有很长一段自成一束，如果研究主动脉神经常选用家兔，以便于实验操作，利于实验观察，从而提高实验成功率。

**4. 选用易养、易繁殖、易获得并符合经济节约原则的实验动物。**

（二）实验动物种系的选择

不同种系的动物对不同的刺激和致病因素的敏感性和反应性不同，根据不同的实验目的，选择使用相应的种属和品系是实验成功的关键。如豚鼠易于致敏，常用于过敏反应（变态反应）的实验研究；家兔体温变化灵敏，常用于致热原和解热药等相关实验的研究；大鼠、家兔和犬常用于高血压的研究；小鼠常用于各类肿瘤实验的研究等。

（三）实验动物个体的选择

同一种系的实验动物，对同一刺激因素的反应存在个体差异。造成这种个体差异的原因与年龄、性别、生理状态和健康状况等有关。

**1. 年龄**　年幼动物一般较成年动物敏感。应根据实验目的选用合适年龄的动物，急性实验多选用成年动物，慢性实验最好选用年幼动物。动物年龄可按体重大小来估计，一般情况下，成年小鼠为20~30g、大鼠为180~250g、豚鼠为450~700g、家兔为2~2.5kg、猫为1.5~2.5kg、犬为9~15kg。减少实验动物的年龄差别，可增加结果的可靠性。

**2. 性别**　实验表明，不同性别的动物对同一致病因素的反应或对药物的敏感性不同，如给大鼠注射麻醉剂（戊巴比妥钠）时，雌性动物的敏感性为雄性动物的2.5~3.8倍。而在心脏缺血再灌注损伤实验中，雄性大鼠比雌性大鼠更容易成功。因此，若实验对性别无特殊要求，可选用雌、雄各半；如已证明性别对实验无影响，可雌、雄不拘；如已证明性别对实验有影响，则应选用相应性别的动物进行实验。

（1）哺乳动物性别判定的征象见表2-1。

表 2-1　哺乳动物性别判定的征象

| 判定项目 | 雄性 | 雌性 |
| --- | --- | --- |
| 体型 | 体型较大，躯干前部较发达 | 体型较小，躯干后部较发达 |
| 性征 | 有性器官突起，有明显阴囊 | 无性器官突起，乳头较明显 |
| 其他 | 肛门和外生殖器距离较远 | 肛门和外生殖器距离较近 |

（2）蛙类性别辨别的方法：雄性蛙类前趾蹼上有棕黑色的小突起（常分布在第一趾和第二趾趾蹼上），雌性蛙类则没有；提起动物时，前肢作环抱状的为雄性，前肢呈伸直状的则为雌性；用右手拇指及示指捏住动物的皮肤并提起时，雄性蛙类通常会发出叫声，而雌性蛙类不会。

**3. 生理状态**　动物的特殊生理状态，如妊娠和哺乳期时，机体的反应性有很大变化，在个体选择时，应该予以考虑。

**4. 健康状况**　动物的健康状况对实验结果有直接的影响。实验证明，动物处于饥饿、寒冷、炎热或疾病等情况下，实验结果很不稳定。判断哺乳动物健康状况的外部表征有：

（1）一般状态：发育良好、眼睛有神、爱活动、反应灵活。

（2）皮肤：无创伤、脓肿和皮癣等。

（3）毛发：皮毛清洁柔软而有光泽、无脱毛、无蓬乱现象，皮肤无真菌感染表现。

（4）头部：眼结膜无充血；眼、鼻和耳部均无分泌物流出；呼吸均匀、不打喷嚏。

（5）腹部：不膨大；肛门区清洁，无稀便或分泌物。

（6）爪趾：无溃疡和结痂。

（四）机能学实验常用实验动物及其主要用途

**1. 蛙与蟾蜍**　容易获得，其离体组织器官保持活性所需条件容易达到，是机能学实验中常用的动物。在生理、药理实验中，蛙类的心脏在离体情况下可长时间、有节律地搏动，所以常用来研究心脏的生理功能、药物对心脏的作用等。蛙类的坐骨神经和腓肠肌可用来观察外周神经的生理功能及药物对骨骼肌坐骨神经-腓肠肌接头处的作用。蛙还常用来做脊休克、脊髓反射和反射弧的分析等实验。

**2. 小鼠**　生长繁殖快、易于饲养、性情温顺、体型较小、操作方便且价格低廉，故用途广泛，特别适用于需要大量动物的实验研究，如药物筛选、药物毒理实验和癌症研究等。此外，破坏小脑动物的观察、去大脑僵直现象的观察等实验也常选用小鼠。

**3. 大鼠**　性情凶猛易咬人，但繁殖快、抗病能力强，在医学实验研究中的用量仅次于小鼠。医学机能学实验中，常用于心血管功能、水肿、炎症和休克等实验研究。使用较多的品种有 SD 大鼠和 Wistar 大鼠等。

**4. 豚鼠** 又名"荷兰猪",性情温顺、听觉发达,对组胺敏感,易致敏,常用于抗过敏药物,如平喘药和抗组胺药的实验研究。对结核杆菌亦敏感,也用于抗结核药的实验研究。此外,还用于离体心脏、子宫及肠平滑肌实验,心肌电生理及抗心律失常药物作用机制实验,听力和前庭器官的实验等。

**5. 家兔** 性情温顺、易饲养,广泛应用于机能学实验教学,如心血管、呼吸系统和中枢神经系统功能的研究,水电解质和酸碱平衡实验,体温实验及避孕药实验等。

**6. 犬** 喜近人、易驯养,嗅觉、视觉和听觉灵敏,消化、循环和神经系统功能发达,对外部环境的适应能力强,与人类极为相似。犬经过训练能很好地配合实验,因而广泛适用于很多系统的急、慢性实验研究,如神经系统实验、胃肠蠕动和分泌实验、高血压和动脉粥样硬化的治疗实验以及慢性中毒实验等,是最常用的实验动物之一。

(杨战利)

# 第三节　机能学实验常用生理盐溶液及其配制方法

## 一、药物浓度的表示方法及溶液配制的计算

### (一)药物浓度的表示方法

药物浓度是指一定量液体或固体制剂中所含药物的量。常用药物浓度的表示方法如下:

**1. 百分浓度** 是按每 100 份溶液或固体制剂所含药物的份数来表示浓度,简写为 $X\%$。百分浓度有以下三种类型。

(1)质量/体积($m/V$)浓度,即质量浓度:指 100ml 溶液中含药物的克数。如 0.9% 的生理盐水溶液即为 100ml 的溶液中含有 0.9g 的氯化钠(NaCl)。此法最常用,如无特别说明,药物的百分浓度即质量浓度。

(2)质量/质量($m/m$)浓度,即质量分数:指每 100g 固体制剂中含药物的克数,适用于固体药物,如 10% 氧化锌软膏,表示 100g 软膏中含氧化锌 10g。

(3)体积/体积($V/V$)浓度,即体积分数:指 100ml 溶液中含药物的毫升数,适用于液体药物,如 75% 乙醇溶液,即为 100ml 溶液中含无水乙醇 75ml。

**2. 比例浓度** 即药物的质量(以克或毫克计量)与溶液的体积比,常用于表示浓度较低的溶液。例如,1∶5000 高锰酸钾溶液,表示 5000ml 溶液中含高锰酸钾 1g;1∶10 000 肾上腺素溶液,表示 0.01% 肾上腺素溶液,即 1ml 溶液中含 0.1mg 肾上腺素;1∶1000 肾上腺素溶液,表示质量浓度为 1g/L 的肾上腺素溶液,即 1000ml 溶液中含 1g 肾上腺素。

**3. 摩尔浓度** 即物质的量浓度,指 1L 溶液中所含溶质的摩尔数,单位为 mol/L,如 0.1mol/L NaCl 溶液,表示 1L 溶液中含 0.1mol,即 5.844g NaCl(NaCl 分子量为 58.44)。

### (二)溶液配制的计算

无论用哪种方法配制溶液,都应遵循一条原则,即"配制前后溶质的量不变",溶液配制的计算方法如下。

**1. 用纯药配制溶液** 所需药量 = 所需溶液量×所需浓度。

例如:配制 1∶5000 的高锰酸钾溶液 1000ml,需要多少高锰酸钾?

代入公式:需要高锰酸钾量 = 1000×(1/5000) = 0.2(g)。

**2. 用浓溶液配制稀释溶液** 所需浓溶液量 =(稀溶液浓度/浓溶液浓度)×稀溶液量。

例如:配制 70% 乙醇 500ml,需要多少 95% 乙醇溶液?

代入公式：所需 95% 乙醇溶液量 =（70%/95%）×500≈368（ml）。

**3. 含结晶水化合物与不含结晶水化合物的换算**　根据 $W:X = M:M(H_2O)$，得 $X = [W × M(H_2O)]/M$。式中 $W$ 为无水物质的重量，$X$ 为结晶水物质的重量，$M$ 为无水物质的摩尔质量，$M(H_2O)$ 为含结晶水物质的摩尔质量。

例如：若配制溶液需无水 $CaCl_2$（分子量为 110.99）2g，那么需要含结晶水 $CaCl_2·2H_2O$（分子量为 146.99）多少克？

代入公式：需要含结晶水 $CaCl_2·2H_2O$ 重量 =（2×146.99）/110.99≈2.65（g）。

## 二、机能学实验常用生理盐溶液及其配制方法

### （一）机能学实验常用的生理盐溶液及其用途

内环境即细胞外液的理化性质，如温度、酸碱度、渗透压和各种离子浓度保持相对稳定的状态，是机体进行正常生命活动的必要条件。在进行动物实验尤其是离体实验时，应尽可能使组织、器官处于近似在体内的环境以保证其正常的功能活动。因此，机能学实验常需要配制接近于机体细胞外液的溶液，这类液体称为生理盐溶液。

机能学实验中常用的生理盐溶液有以下几种：

**1. 生理盐水**　其渗透压与血浆渗透压相等。其中 0.90% 的 NaCl 溶液为哺乳动物用生理盐水，0.65% 的 NaCl 溶液为两栖动物用生理盐水。

**2. 任氏液**　又称林格液，主要用于两栖动物实验。

**3. 台氏液**　用于哺乳动物的组织，特别是小肠。

**4. 乐氏液**　用于哺乳动物心脏、子宫及其离体器官实验，灌注时须于用前通入氧气 15min。常用生理盐溶液的成分及浓度见表 2-2。

**表 2-2　常用生理盐溶液的成分及浓度**

| 药品名称 | 任氏液<br>（Ringer's solution） | 台氏液<br>（Tyrode's solution） | 乐氏液<br>（Locke's solution） | 生理盐水<br>（physiological saline） | |
|---|---|---|---|---|---|
| 适用动物类型 | 两栖动物 | 哺乳动物（小肠） | 哺乳动物 | 两栖动物 | 哺乳动物 |
| NaCl（g） | 6.5 | 8 | 9 | 6.5 | 9 |
| KCl（g） | 0.14 | 0.2 | 0.42 | — | — |
| CaCl₂（g） | 0.12 | 0.2 | 0.24 | — | — |
| NaHCO₃（g） | 0.2 | 1 | 0.1~0.3 | — | — |
| NaH₂PO₄（g） | 0.01 | 0.05 | — | — | — |
| MgCl₂（g） | — | 0.1 | — | — | — |
| 葡萄糖（g） | 2（可不加） | 1 | 1~2.5 | — | — |
| 加蒸馏水至（ml） | 1000 | 1000 | 1000 | 1000 | 1000 |

### （二）生理盐溶液的配制方法

将 $CaCl_2$ 单独配成比所需浓度溶液高 10 倍的溶液，将其余的药物一并配成比所需浓度溶液高 10 倍的溶液。使用时，首先将其余高 10 倍溶液稀释，然后再缓慢加入相应的高 10 倍 $CaCl_2$ 溶液，加蒸馏水至应有的量，这样既方便准备工作，又不致产生钙盐沉淀。用基础溶液配制生理盐溶液的方法见表 2-3。此外，葡萄糖应在临用时加入，因为加入葡萄糖的溶液不能久置。

**表 2-3  用基础溶液配制生理盐溶液的方法**

| 原液成分 | 任氏液 | 台氏液 | 乐氏液 |
|---|---|---|---|
| 20%NaCl（ml） | 32.5 | 40 | 45 |
| 10%KCl（ml） | 1.4 | 2 | 4.2 |
| 10%CaCl$_2$（ml） | 1.2 | 2 | 2.4 |
| 5%NaHCO$_3$（ml） | 4 | 20 | 2 |
| 1%NaH$_2$PO$_4$（ml） | 1 | 5 | — |
| 5%MgCl$_2$（ml） | — | 2 | — |
| 葡萄糖（g） | 2（可不加） | 1 | 1～2.5 |
| 蒸馏水加至（ml） | 1000 | 1000 | 1000 |

（杨战利）

# 第三章　动物实验基本操作技术

动物实验操作技术是指进行动物实验时的各种操作方法，如动物的捉拿、固定、编号、给药、麻醉、神经和血管的游离、动静脉插管、气管插管、输尿管插管和心导管插管等各种插管技术、取血、手术过程中止血和打结等。本章主要介绍与医学机能学实验相关的动物实验操作技术。掌握动物实验基本操作技术，并在实验中规范操作，是保证实验成功的关键，同时也为后续临床课程的学习奠定基本的技能基础。

## 第一节　实验动物的捉拿、固定与编号

### 一、实验动物的捉拿与固定

#### （一）蛙与蟾蜍

术者以左手中指和无名指夹住蛙或蟾蜍前肢，无名指和小指握住其躯干，示指按压头部前端使其尽量前俯，拇指按其背部（图3-1A），此法用于捣毁其脑和脊髓。作注射操作时，术者用左手示指和拇指分别固定其左、右前肢，其他三指握住其躯干及下肢（图3-1B）。捉拿蟾蜍时，切勿挤压其两侧耳部突起的毒腺，以免毒液喷射入眼。对蛙类进行手术或其他复杂操作时，则按实验需要的体位，用蛙钉将其四肢钉于蛙板上。

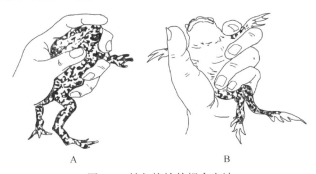

图3-1　蛙与蟾蜍的捉拿方法

#### （二）家兔

术者用右手抓住家兔颈背部皮肤，轻轻提起家兔，左手迅速托住其后肢及臀部（图3-2A）或腹部（图3-2B），将其重心承托于左手，切忌强行提起双耳，以免家兔挣扎而被其锐利的爪子抓伤。在实验过程中，为了实验的顺利进行，需将麻醉后的家兔固定在兔手术台上，一般采用仰卧位或俯卧位，前者适用于做颈、胸和腹部位的实验，后者适用于做脑和脊髓部位的实验。

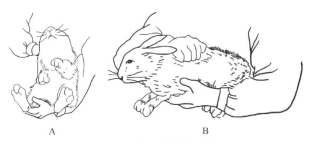

图3-2　家兔的捉拿方法

（三）小鼠

术者先用右手将鼠尾抓住提起，放在粗糙的台面上（图3-3A）或鼠笼盖铁丝网上（图3-3B），轻轻向后拉鼠尾，这样小鼠会四肢紧紧抓住台面或铁丝，起到暂时固定的作用，再迅速用左手拇指和示指抓住小鼠两耳及颈部皮肤，拉直鼠身，以左手中指抵住其背部，翻转左手，使小鼠腹部向上，然后以无名指及小指固定其躯干下部及尾部（图3-3C）。这种捉拿方法多用于小鼠灌胃及肌内、腹腔和皮下注射等。

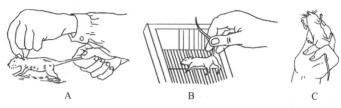

图3-3　小鼠的捉拿方法

若要进行小鼠解剖或其他操作时，则应先麻醉或处死小鼠，将其固定于解剖台。取尾血及尾静脉注射时，可将小鼠固定在特制的固定器中，将尾巴留在外面供实验操作。

（四）大鼠

术者戴保护手套，用拇指和示指捏住大鼠颈部皮肤，其余三指抓紧背部皮肤，置于掌心中（图3-4A）。此外，还可以用右手抓住鼠尾，左手戴保护手套或用厚布盖住鼠身将大鼠压住，示指放在大鼠左前肢前，中指放在大鼠左前肢后，拇指置于大鼠右前肢处（图3-4B），再用手掌和其余手指握住鼠身，但对其颈部握力不要过大，以免大鼠窒息而死亡。

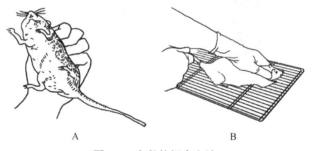

图3-4　大鼠的捉拿方法

（五）豚鼠

豚鼠生性胆小，术者捉取时应快、准、稳。术者先用右手掌迅速而又轻轻地扣住豚鼠背部，抓住其肩胛上方，以拇指和示指环握颈部（图3-5A），对于体型较大或怀孕的豚鼠，可用另一只手托住其臀部（图3-5B）。

（六）犬

术者首先用特制的长柄钳套住犬颈部，再用一粗长棉绳打一空结绳圈，术者从犬背面或侧面将绳圈套在其口面部，迅速拉紧绳结，在上颌打一个结（图3-6A），再绕回下颌打第二个结（图3-6B），最后将棉绳引至后颈项部打第三个结（图3-6C），务必将棉绳系牢，防止被挣脱。捆嘴后使犬侧卧，一人固定其肢体，另一人进行注射麻醉。

麻醉完成后，用狗头夹固定其头部。固定前先将犬舌拽出口外，以避免堵塞气道，再用铁圈套住犬嘴，将直铁杆插入其上、下颌之间，然后下旋铁杆，使弯形铁条紧压犬的下颌（仰

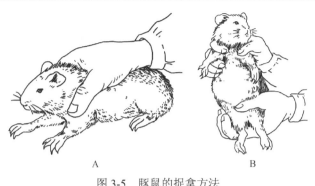

图 3-5　豚鼠的捉拿方法

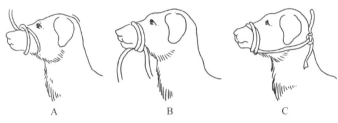

图 3-6　犬嘴捆绑方法示意图

卧固定）或压在鼻梁上（俯卧固定）。最后将犬头夹固定在手术台上。犬四肢的固定方法与家兔相似。

**二、实验动物的编号**

编号通常是开展动物实验的第一项工作。通过编号对动物进行标记有利于个体识别、便于观察每个动物的变化，并为下一步的实验分组工作做好准备。常用的编号标记方法有染色法、挂牌法和烙印法等。

**（一）染色法**

用有色化学试剂在动物身体明显处如被毛、四肢等不同部位进行涂染、编号以示区别，是实验中最常用、最容易掌握的方法。常用的编号标记液有 3%～5%苦味酸溶液（染黄色）、2%硝酸银溶液（染咖啡色）、0.5%中性红或品红溶液（染红色）、煤焦油乙醇溶液（染黑色）等。此法适合于大鼠、小鼠及豚鼠等动物编号。本法的缺点是颜色易消退而导致编号模糊，不适合长期慢性实验。

染色编号的原则是"先左后右，从前到后"。一般左前腿记为 1 号，左腰部 2 号，左后腿 3 号，头部 4 号，背部中央 5 号，尾基部 6 号，右前腿 7 号，右腰部 8 号，右后腿 9 号，不标记为 10 号。若动物编号超过 10，可使用上述两种不同颜色的溶液，即把一种颜色作为个位数，另一种颜色作为十位数，这样可编到 99 号。例如，把红色记为个位数，黄色记为十位数，这样左前腿黄色，左腹部红色，则表示是 12 号，其余类推（图 3-7）。

**（二）挂牌法**

将标有编号的金属号码牌固定在实验动物的耳部、颈部或笼箱上。挂牌法常用于大动物。本法的缺点是动物抓挠时可能会导致号码牌丢失。

**（三）烙印法**

烙印法是用刺号钳将号码直接烙印在动物的耳、面、鼻和四肢等部位的皮肤上。烙印完成后，再用乙醇溶液为溶剂的染料涂擦，即可清楚读出号码。烙印法对实验动物造成

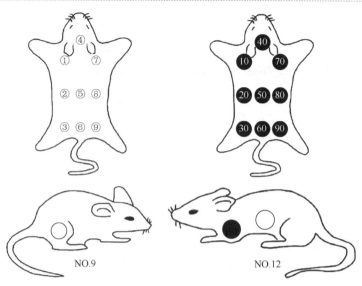

图 3-7  实验动物编号示意图

的损伤较轻微，操作时宜轻巧、敏捷。必要时可先行麻醉，以减少动物的痛苦。烙印前，可用 75%乙醇溶液对相应部位进行消毒，以免造成皮肤局部感染。

无论何种编号方法，均需满足编号清晰和操作简便的要求。

（杨战利）

# 第二节  实验动物给药途径、药物剂量的计算及换算

## 一、给药途径

动物给药的途径和方法应根据实验目的、动物种类和药物剂型确定。

### （一）注射给药

**1. 皮下注射**（subcutaneous injection，s.c.）  注射时术者用左手提起动物皮肤，右手将针刺入动物皮下，然后注药。

**2. 皮内注射**（intradermal injection，i.d.）  术者先在动物注射部位剪去动物被毛并消毒，然后用左手拇指和示指按紧动物皮肤，在两指中间用细针头刺入皮内注药，如注射正确，则注药处出现一白色小皮丘。

**3. 肌内注射**（intramuscular injection，i.m.）  应选动物肌肉发达的部位，一般多选臀部或股部，注射时将针头迅速刺入肌肉，回抽无回血，即可进行注射。

**4. 腹腔内注射**（intraperitoneal injection，i.p.）  常用于大鼠或小鼠给药。术者用左手抓住动物，使其腹部向上，右手将注射针头于左或右（多选左侧，避免损伤肝脏）下腹部刺入皮下，倾斜 45°穿过腹肌，此时有落空感，固定针头，回抽无尿液、肠液后，缓缓注入药液（图 3-8）。

**5. 静脉注射**（intravenous injection，i.v.）

（1）家兔：耳部血管分布清晰，耳动脉在中央走行，静脉沿内外缘走行。一般选用外缘静脉（近身体侧的耳缘静脉），因为其表浅易固定。术者先剪去注射部位的家兔被毛，并用手指轻弹家兔耳，使其静脉充盈扩张，然后用左手示指和中指夹住静脉的近心端以阻止静脉回流，同时用拇指和无名指固定家兔耳缘静脉远心端，随后右手持注射器（图 3-9）从静脉的远端（即靠近耳尖处）刺入静脉内 0.5～1cm，再以左手拇指按压针头以免脱出，最后移动右手将药液注

入静脉，如推注顺畅、阻力较小，并见到血液被药液冲走，表明进针成功。耳缘静脉注射注意事项请参考本章第三节麻醉效果的判断及注意事项部分和第六章实验 1 注意事项部分。

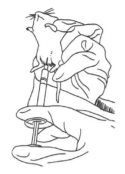
图 3-8　小鼠腹腔内注射法

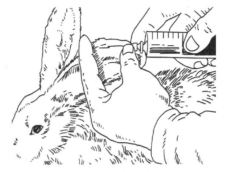
图 3-9　家兔耳缘静脉注射法

（2）小鼠和大鼠：一般采用尾静脉注射，鼠尾静脉有三根，两侧及背侧各一根（图 3-10）。左右两侧尾静脉较易固定，应优先选择。注射时先将动物固定在鼠桶或玻璃罩内，使鼠尾露出，并浸入 45℃左右的温水中约 1min，或用 75%乙醇溶液涂擦尾部，使尾静脉扩张。术者用左手拉尾尖部，右手持注射器（以 4 号针头为宜）将针头刺入扩张明显的尾静脉，然后左手捏住鼠尾和针头，右手注入药物（图 3-11）。如推注阻力很大，局部皮肤变白，表示针头未刺入血管或滑脱，应重新穿刺，注射药液量以每只动物 0.15ml 为宜。注射应从尾尖部开始，假如失败，可逐渐向鼠尾根部移动再行注射。因大鼠尾静脉穿刺较困难，一般不选用尾静脉注射。

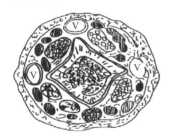
图 3-10　鼠尾横断面
V. 鼠尾静脉

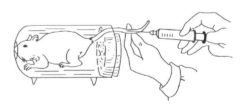
图 3-11　小鼠尾静脉注射方法

（3）犬：常用的注射部位是后肢小隐静脉（图 3-12）和前肢头静脉（图 3-13），前者位于后肢外踝部，由后向外上方走行，后者位于前肢小腿前内侧。注射时，先局部剪毛，用压脉带绑扎前肢或后肢小腿近心端或由助手抓紧该部位，以阻断血液回流而使静脉充分扩张。术者左手抓住犬小腿末端，右手持注射器刺入大小腿静脉，此时可见明显回血，然后放开压脉带，术者左手固定针头，右手注射药物。

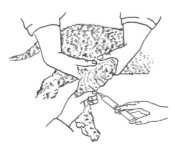
图 3-12　犬后肢小隐静脉注射

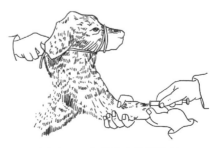
图 3-13　犬前肢头静脉注射

（4）蛙或蟾蜍：将蛙或蟾蜍仰卧位固定，沿腹中线稍左剪开腹肌并将其翻转，可见腹静脉紧贴腹壁肌肉下行，然后进针并将药液注入静脉（图3-14）。此外，蛙或蟾蜍还可通过淋巴囊注射法给药。蛙或蟾蜍皮下有数个淋巴囊（图3-15），通过淋巴囊注入药物易吸收，一般常用腹淋巴囊作为注射部位。注药时将蛙或蟾蜍四肢固定，腹部向上。将注射针头从蛙或蟾蜍大腿上端刺入，经大腿肌肉入腹壁肌层，再浅出至腹壁皮下即入腹淋巴囊，然后注入药液。因为针头经过肌层，所以当拔出针头时刺口易于闭塞，可避免药液外漏。蛙类注射量为0.25～1ml/只。

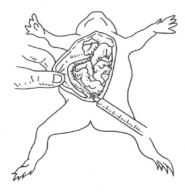 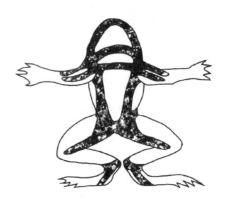

图3-14 蛙腹腔静脉注射　　　　　　图3-15 蛙淋巴囊

（二）经口给药

经口给药包括口服（peros，p.o.）与灌胃（intragastric administration，i.g.）两种方法。口服给药可将药物放入饲料或溶于饮水中，使动物自行摄取。该给药方法操作简单，给药时动物接近自然状态，不会引起动物应激反应，适合于长期给药干预试验，如抗高血压药物药效和药物毒性试验等。但由于动物本身的状态、饮水量和摄食量的不同而无法确保摄入准确的药物剂量。

灌胃给药能准确掌握给药量、给药时间，发现和记录药效出现时间及过程。但灌胃操作会对动物造成损伤和心理影响。熟练的灌胃技术可减轻对动物的损伤。

小型动物灌胃用灌胃器，灌胃器由注射器和灌胃针构成，后者由尖端磨平后稍加弯曲的注射器针头制成（图3-16A）。小鼠的灌胃针长4～5cm，直径约1mm（10～12号针头）；大鼠的灌胃针长6～8cm，直径约1.2mm（12～14号针头）。灌胃针或胃管插入深度：小鼠3cm，大鼠和豚鼠5cm，家兔15cm，犬20cm。下面简单介绍几种常用实验动物的灌胃方法。

**1. 小鼠** 按前述捉拿法用左手捉住动物，使其腹部朝上，右手持灌胃器，先从鼠口角处插入口腔，用胃管轻压小鼠上腭部，使口腔和食管成一直线，再将灌胃针沿上腭缓缓送入食管，在稍感有阻力（此位置相当于食管通过膈肌的部位）且动物安静、呼吸正常时即可进行灌胃（图3-16B）。如小鼠憋气、剧烈挣扎，须立即拔出重插，以免药物误入气管造成窒息死亡。小鼠灌胃量为0.1～0.3ml/10g。

**2. 大鼠** 大鼠灌胃方法与小鼠相似。大鼠一次灌药量为1～2ml/100g。

**3. 豚鼠** 豚鼠灌胃方法与家兔相似。豚鼠灌胃量4～7ml/只。

**4. 家兔** 家兔灌胃需要木制开口器（图3-17A）和胃管（图3-17B）。胃管可用8号或9导尿管代替。如有家兔固定箱或固定盒，可一人操作；如无，灌胃时需两人合作，即一人坐好，将家兔的躯体和下肢夹在其两腿之间，左手紧握家兔双耳，固定其头部，右手抓住其

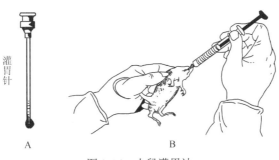

灌胃针

A                    B

图 3-16 小鼠灌胃法

前肢，另一人用开口器横贯家兔口腔并旋转压住兔舌，将胃管的一端通过开口器中部的小孔慢慢沿上腭送入食管 15cm 左右，再将胃管的另一端置于盛有清水的杯子中，若有连续气泡，说明插入气管，应立即拔出胃管重插，如无气泡逸出，即可将药液注入（图 3-17C），然后再注入少量清水，将胃管内药液冲入胃内，确保给药剂量准确。灌胃完毕后，先将胃管抽出，后取下开口器。家兔灌胃量 80～150ml/只。

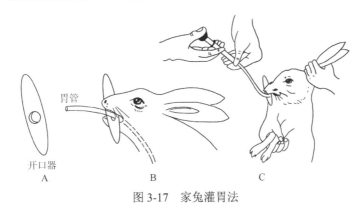

胃管

开口器
A                    B                    C

图 3-17 家兔灌胃法

**5. 犬** 基本同家兔。胃管应选用 12 号导尿管，插入食管 20cm 左右。犬灌胃量 200～500ml/只。

## 二、药物剂量的计算

**1.** 动物实验所用药物的剂量，一般按 mg/kg 或 g/kg 计算。应用时需从已知药液浓度换算出相当于每千克注射的药液毫升数，以便于给药。

例：小鼠体重 18g，腹腔内注射盐酸吗啡 10mg/kg，药液质量浓度为 1g/L（即 0.1%），应注射多少量（ml）？

计算方法：1g/L 即 0.1%的溶液每毫升含药物 1mg；注射剂量为 10mg/kg 相当的容积即 10ml/kg，小鼠体重为 18g，换算成千克为 0.018kg，故 10ml/kg×0.018kg＝0.18ml。

小鼠常以 mg/10g 计算，换算成容积时也以 ml/10g 计算，较为方便。上例 18g 重小鼠注射 0.18ml，相当于 0.1ml/10g，再计算给其他小鼠药量时很方便。如 20g 小鼠，给 0.2ml，依此类推。

**2.** 在动物实验中有时需根据药物的剂量及某种动物给药途径的药液容量，然后配制相当的浓度以便于给药。

例：以家兔静脉注射苯巴比妥钠 80mg/kg，注射量为 1ml/kg，应配制苯巴比妥钠的质量浓度是多少？

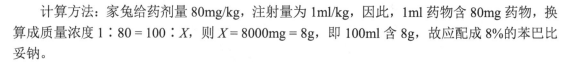

计算方法：家兔给药剂量 80mg/kg，注射量为 1ml/kg，因此，1ml 药物含 80mg 药物，换算成质量浓度 1∶80 = 100∶X，则 X = 8000mg = 8g，即 100ml 含 8g，故应配成 8% 的苯巴比妥钠。

### 三、药物剂量的换算

人与动物及各类动物间药物剂量的换算方法有两种，具体如下。

**1. 按千克体重换算** 已知 A 种动物每千克体重用药剂量，欲估计 B 种动物每千克体重用药剂量时，可查表 3-1，找出折算系数（$W$），再按下列公式计算：

B 种动物的剂量（mg/kg）= $W$×A 种动物的剂量（mg/kg）

例：已知小鼠对某药物的最大耐受量为 20mg/kg（即 20g 小鼠用 0.4mg），试计算 1.5kg 家兔的用药量。

A 种动物小鼠与 B 种动物家兔的交叉点即为折算系数，查表 3-1 可知，$W$ = 0.37，那么家兔最大耐受量为 0.37×20mg/kg = 7.4mg/kg，故 1.5kg 家兔用药量 = 7.4mg/kg×1.5kg = 11.1mg。

表 3-1 常用动物与人体的每千克体重等效剂量折算系数表

| B 种动物或成人 | A 种动物与成人的折算系数（$W$） | | | | | | |
| --- | --- | --- | --- | --- | --- | --- | --- |
| | 小鼠（20g） | 大鼠（200g） | 豚鼠（400g） | 家兔（1.5kg） | 猫（2kg） | 犬（12kg） | 成人（60kg） |
| 小鼠（20g） | 1 | 1.4 | 1.6 | 2.7 | 3.2 | 4.8 | 9.01 |
| 大鼠（200g） | 0.7 | 1 | 1.14 | 1.88 | 2.3 | 3.6 | 6.25 |
| 豚鼠（400g） | 0.61 | 0.87 | 1 | 1.65 | 2.05 | 3 | 5.55 |
| 家兔（1.5kg） | 0.37 | 0.52 | 0.6 | 1 | 1.23 | 1.76 | 3.3 |
| 猫（2kg） | 0.3 | 0.42 | 0.48 | 0.81 | 1 | 1.44 | 2.7 |
| 犬（12kg） | 0.21 | 0.28 | 0.34 | 0.56 | 0.68 | 1 | 1.88 |
| 成人（60kg） | 0.11 | 0.16 | 0.18 | 0.304 | 0.371 | 0.531 | 1 |

**2. 按体表面积换算** 研究表明，不同种属动物体内的血药浓度、作用与动物体表面积呈平行关系，因此，按体表面积换算剂量比按体重折算更为精确。

（1）由动物用药量推算人的用药量

例：已知一定浓度的某药注射剂给家兔静脉注射的最大耐受量为 4mg/kg，推算人的最大耐受量为多少？

查表 3-2（先竖后横），家兔与人体表面积比值为 14.2，1.5kg 家兔最大耐受量为 4×1.5 = 6mg，那么人的最大耐受量为 6mg×14.2 = 85.2mg。取值 1/10～1/3 作为初试剂量。

（2）由人用药量推算动物用药量

例：已知某中药成人每次口服 10g 有效。拟用犬研究其作用机制，计算其用药量。

查表 3-2，人与犬体表面积比值为 0.32，那么犬某中药用量为 10g×0.32 = 3.2g，取其作为初试用量。

（3）动物之间给药剂量的换算

例：某药用于大鼠灌胃给药时的剂量为 250mg/kg，试计算犬灌胃给药时可试用的剂量。

查表 3-2，12kg 犬的体表面积为 200g 大鼠的 17.8 倍。根据大鼠灌胃时的给药剂量为 250mg/kg，得 200g 的大鼠的给药量为：250mg/kg×0.2kg = 50mg。那么犬的试用剂量为（50mg×17.8）/12≈74.17mg/kg。

表 3-2　常用动物与人的体表面积比值

| 常用动物和人 | 体表面积比值 | | | | | | |
|---|---|---|---|---|---|---|---|
| | 小鼠（20g） | 大鼠（200g） | 豚鼠（400g） | 家兔（1.5kg） | 猫（2kg） | 犬（12kg） | 人（60kg） |
| 小鼠（20g） | 1 | 7 | 12.25 | 27.8 | 29.7 | 124.2 | 387.9 |
| 大鼠（200g） | 0.14 | 1 | 1.74 | 3.9 | 4.2 | 17.8 | 56 |
| 豚鼠（400g） | 0.08 | 0.57 | 1 | 2.25 | 2.4 | 10.2 | 31.5 |
| 家兔（1.5kg） | 0.04 | 0.25 | 0.44 | 1 | 1.08 | 4.5 | 14.2 |
| 猫（2kg） | 0.03 | 0.23 | 0.41 | 0.92 | 1 | 4.1 | 13 |
| 犬（12kg） | 0.008 | 0.06 | 0.1 | 0.22 | 0.24 | 1 | 3.1 |
| 人（60kg） | 0.0026 | 0.018 | 0.031 | 0.07 | 0.078 | 0.32 | 1 |

（杨战利　郭　忠）

# 第三节　实验动物的麻醉

在急、慢性动物实验中，手术前均应将动物麻醉，以尽量减轻或消除动物的痛苦，使其保持安静，确保实验的顺利进行。应根据实验要求和实验动物的种类选择适宜的麻醉药物和麻醉方法。下面简单介绍机能学实验常用的麻醉药和麻醉方法。

## 一、麻醉药

麻醉药的种类较多，给药途径及作用效果也不尽相同。理想的麻醉药应具备以下几个条件：麻醉效果好，麻醉时间能满足实验要求；对动物的毒性及所研究的功能指标影响小；使用方便。

### （一）氨基甲酸乙酯

氨基甲酸乙酯又名乌拉坦（urethane），易溶于水，使用时可配成 20%～25% 溶液。一次给药可维持作用 2～4h，且麻醉过程平稳，动物无明显挣扎现象，对呼吸无明显影响，常用于家兔、犬、猫等动物的麻醉，尤其对家兔的麻醉作用较强，是家兔急性实验常用的麻醉药，但可诱发家兔和大鼠产生肿瘤，不宜用于慢性实验的动物麻醉。

### （二）巴比妥类

巴比妥类的钠盐在常温下溶于水，故常用其钠盐；但本类药物遇空气、光和热易分解，故其溶液不宜煮沸和久留。常用的巴比妥类药物有：

**1. 戊巴比妥钠**（sodium pentobarbital）　为白色粉末，毒性小，作用快，是最常用的一种动物麻醉药。一般用生理盐水配制成 1%～5% 的溶液，多由静脉或腹腔内注射给药。一次给药的有效麻醉时间为 2～4h。

**2. 硫喷妥钠**（thiopental）　为淡黄色粉末，其水溶液不稳定，故需在使用之前临时配制成 2.5%～5% 溶液，采取静脉注射给药。一次给药麻醉时间为 0.5～1.5h，适用于较短时间的手术。如实验时间较长，可多次重复注射，维持量为原剂量的 1/10～1/5。

巴比妥类药物对呼吸中枢有较强的抑制作用，麻醉过快或过深时，动物呼吸可完全停止，故应注意防止给药过多、过快。该类药物对心血管系统也有复杂的影响，故这类药物不太适用于研究心血管功能的实验动物麻醉。

### （三）氯醛糖

氯醛糖（chloralose）为白色结晶粉末，溶解度小，在室温下会析出结晶，故临用前要先在水浴锅中加温溶解，但加热温度不宜过高，以免降低药效，常配成 1% 溶液。本药安全范围大，能导致持久的浅麻醉，对自主神经中枢无明显抑制作用，对痛觉的影响也小，故特别适用于要求保留生理反射（如心血管反射）或神经系统反应的实验。

实验中常将氯醛糖与氨基甲酸乙酯混合使用。1g 氯醛糖和 10g 氨基甲酸乙酯，分别用少量生理盐水加温助溶后再混合，然后再加生理盐水至 100ml。静脉注射剂量为 5ml/kg 混合液，常用于中枢神经系统实验，如大脑皮层诱发电位等。

**（四）乙醚**

乙醚（ether）是一种呼吸性麻醉药，无色透明，有强烈刺激性气味，易燃易爆，使用时最好在通风橱中进行，并远离火源，可用于各种动物的麻醉。乙醚麻醉深度较易掌握，比较安全可靠，术后动物苏醒也较快，但对呼吸道刺激作用较强，使黏液分泌增加，且在麻醉初期动物会出现强烈的兴奋现象，副作用也较大。故一般在麻醉前 30min 左右先给予阿托品以减轻其副作用。

**（五）普鲁卡因**

常用 1%普鲁卡因（procaine）溶液，安全有效，吸收快，但失效也快，能使血管轻度舒张，导致手术局部出血增加。动物实验中多采用局部皮下浸润麻醉，剂量按所需麻醉面积的大小而定。常用于骨髓穿刺和局部皮肤切开等实验。

**二、麻醉的方法**

**（一）全身麻醉**

全身麻醉简称全麻，可分为注射麻醉和吸入麻醉。常用注射麻醉药物的给药途径和剂量见表 3-3。

表 3-3　常用注射麻醉药物的给药途径和剂量

| 麻醉药物 | 实验动物 | 给药途径 | 给药剂量（g/kg） | 维持时间（h） | 备注 |
|---|---|---|---|---|---|
| 氨基甲酸乙酯（20%） | 犬、猫、家兔 | i.v. | 0.75~1 | 2~4 | 安全，毒性小，主要适用于小型动物麻醉 |
| | 大鼠、小鼠 | s.c., i.m. | 1.35 | | |
| | 大鼠、小鼠 | i.p. | 1~1.5 | | |
| | 蛙类 | 淋巴囊 | 2 | | |
| 戊巴比妥钠（3%~5%） | 犬、猫、家兔 | i.v. | 0.03 | 1~2 | 麻醉力强，易抑制呼吸 |
| | | i.p. | 0.03 | | |
| | | s.c. | 0.05 | | |
| | 大、小、豚鼠 | i.p. | 0.04 | | |
| 硫喷妥钠（5%） | 犬、猫、家兔 | i.v. | 0.015~0.02 | 1/4~1/2 | 起效快，麻醉力强，易抑制呼吸，注射宜慢 |
| | 大鼠 | i.p. | 0.04 | | |
| | 小鼠 | i.p. | 0.015~0.02 | | |
| 氯醛糖（2%） | 猫、家兔、大鼠 | i.v., i.p. | 0.008 | 5~6 | 安全，肌肉松弛不全 |
| 氯-乌合剂（含氯醛糖1%，氨基甲酸乙酯10%） | 猫、家兔、大鼠 | i.v., i.p. | 5ml/kg（含氯醛糖50mg，氨基甲酸乙酯500mg） | 5~6 | 对神经系统影响小 |

机能学实验常用的吸入麻醉剂是乙醚。乙醚可用于多种动物的麻醉，麻醉时对动物的呼吸、血压无明显影响，麻醉速度快，维持时间短，适合时间短的手术和实验，如去大脑僵直和小脑损毁实验等，也可用于凶猛动物的诱导麻醉。

麻醉时，可将动物置于适当大小的玻璃罩内，再将浸有乙醚的棉球或纱布放入罩内，动物吸入乙醚后，往往由于中枢抑制解除而有一个兴奋期，动物挣扎，呼吸快而不规则，甚至出现呼吸暂停。如动物呼吸暂停应将浸有乙醚的纱布取出，等动物呼吸恢复后再继续吸入乙醚，待动物呼吸逐渐平稳均匀、角膜反射消失、疼痛反应迟钝，即可进行手术。

（二）局部麻醉

局部麻醉简称局麻，可分为表面麻醉、浸润麻醉和阻断麻醉等。机能学实验中最常用的是浸润麻醉。

浸润麻醉是将药物注射入皮内、皮下组织或手术部位组织，以阻断局部的神经传导，使痛觉消失。常用的浸润麻醉药是1%普鲁卡因溶液。局部浸润麻醉时，首先把动物固定好，再将要进行实验操作的局部皮肤区域，用皮试针头做皮内注射，形成橘皮样皮丘，然后换局麻长针头，由皮丘点进针，放射到皮丘点四周继续注射，直至要求麻醉区域的皮肤都浸润到。局部浸润麻醉每次注射时必须先回抽，以免将麻醉药注入血管。

**三、麻醉效果的判断及注意事项**

理想的麻醉状态可以从以下几个方面判断：动物失去知觉、呼吸深慢而平稳、角膜反射消失、全身肌肉松弛、痛觉反应迟钝等。

不同动物个体对麻醉药的耐受性不同。因此在麻醉过程中，除参照上述一般药物用量标准外，还必须密切注意动物的麻醉深度，灵活调整麻醉药的用量，以达到理想的麻醉状态。

静脉注射应遵循"一快、二慢、三观察"的原则，即前1/3的麻醉剂量快速注射，以使动物迅速度过兴奋期；后2/3的麻醉剂量应缓慢注射，同时密切观察动物的呼吸频率和节律，准确判断麻醉效果。实验过程中若需追加麻醉药，一次不宜超过总剂量的1/3，避免动物因麻醉过深而死亡。

麻醉过量时，动物呼吸极慢且不规则，此时应立即停止麻醉，并尽快进行抢救。如呼吸极度减慢或停止，而心跳仍然存在，应及时进行人工呼吸。给家兔和大鼠做人工呼吸时，用双手抓握动物胸腹部，使其呼气，然后快速放开，使其吸气，频率约每秒一次，如呼吸停止是由于给药太快而注射量未达到用药量，动物可很快恢复呼吸。此外，夹捏动物肢体末端部位如跟腱，也可促进呼吸恢复。如果给药量已达到或超过用药量，在人工呼吸的同时应静脉注射尼可刹米（50mg/kg）以兴奋呼吸中枢。若动物心脏也停止跳动，还应做心脏按压，即用手挤压心脏部位，通过机械刺激使心脏恢复跳动，必要时可静脉注射 1∶10 000肾上腺素1ml。

腹腔内注射操作较为简便，一般将所需麻醉剂量一次性注入，但麻醉作用慢，兴奋期表现较明显，麻醉深度不易掌握。腹腔内注射麻醉时，若麻醉效果不够理想，可追加用药，但追加量一般不超过总量的1/5。

（杨战利　郭　忠）

# 第四节　动物实验常用的手术操作技术

**一、备皮**

哺乳动物手术前应先进行手术部位的皮肤准备，包括去除手术部位及其周围的被毛以及手术区域皮肤的消毒。

（一）去除被毛

**1. 剪毛法**　是最常用的去除被毛的方法。动物固定后，先用弯头剪刀或电推剪紧贴皮肤剪去手术部位的被毛。剪毛范围应大于皮肤切口以充分暴露手术视野。为避免剪破皮肤，术者可用左手拇指和示指绷紧皮肤（不可用手提起被毛），右手持弯头剪刀平贴皮肤，逆着毛的方向剪毛，并将剪下的被毛放入盛有水的烧杯中或用吸毛器及时吸走剪落的被毛，以保持实验环境的整洁。

**2. 拔毛法**　常用于家兔耳缘静脉以及大、小鼠尾静脉注射或取血。

**3. 脱毛法**　是指用化学药品脱去实验动物的被毛，适用于无菌手术、观察动物局部皮肤血液循环和病理变化等。先用弯头剪刀将手术部位的被毛剪短，再用棉球蘸取脱毛剂在脱毛部位涂一薄层，3min后用温水洗去脱下的被毛，最后用纱布擦干并涂上一层油脂。

（1）犬类等大动物的脱毛剂配方：硫化钠10g、生石灰15g，溶于100ml水中。

（2）家兔、鼠类等动物的脱毛剂配方：①硫化钠3g、肥皂粉1g、淀粉7g，加适量水调成糊状；②硫化钠8g、淀粉7g、糖4g、甘油5g、硼砂1g，加水75ml；③硫化钠8g溶于100ml水中。

（二）消毒皮肤

术者去除实验动物被毛后，先用2%甲酚皂（来苏尔）消毒液洗刷实验动物手术部位及其周围皮肤，消毒纱布擦干后再以75%乙醇溶液脱脂，并涂擦5%的碘酊，最后用75%乙醇溶液脱碘。手术区域皮肤的消毒常用于慢性动物实验。

**二、切开皮肤与止血**

（一）切开皮肤

切开皮肤前，应根据实验要求确定皮肤切口的部位和大小。例如，要暴露颈总动脉、迷走神经时应选用颈前正中线切口；暴露膈肌时应在剑突下切口；显露心脏时应在胸前正中线或左胸部切口；暴露膀胱、输尿管应在耻骨联合上方正中线切口；暴露肾脏、肾神经应在左肋缘下、竖脊肌腹侧缘切口；暴露股动脉、股静脉应在股部切口。

切口一般应与血管或器官走行方向平行，必要时可做出标记。切口大小应便于深部手术操作，但不宜过大。切开皮肤时，术者一般站在动物右侧，也可根据需要站在距手术野较近的位置，助手站在对面。

术者用左手拇指和示指将手术部位皮肤绷紧，右手持手术刀，以适当力度一次全线切开皮肤至皮下筋膜。顺肌纤维或神经血管走行方向反复撑开血管钳以分离筋膜或腱膜，必要时用血管钳夹持并提起筋膜或腱膜，用组织剪剪一小切口，然后顺皮肤切口的方向扩大切口。注意切口部位的解剖结构及特点，尽量避免或减少神经和血管的损伤。

（二）止血

手术过程中尽量避开血管，如有出血应及时止血以保持手术视野清晰，同时避免动物失血过多而影响实验结果或导致动物死亡。应根据不同的出血情况选择合适的止血方法，常见的止血方法如下。

**1. 压迫止血**　适用于小血管如毛细血管损伤引起的出血，一般用温热生理盐水纱布压迫数分钟即可止血。有时大出血却找不到准确的出血部位时，也可以先用温热生理盐水纱布压迫创面，待快速控制出血后再采用其他方法进行止血。

**2. 结扎止血**　较大血管损伤出血时，可用止血钳夹住受损血管，然后用手术线结扎止血，结扎后将血管钳取下并剪去多余的手术线。肌肉组织出血多为渗血，且因血管丰富而出血较多，可通过将出血点及其周围的肌肉组织一同结扎进行止血（图 3-18）。为避免肌组织出血，在分离肌肉时，若肌纤维走向与切口一致，应作钝性分离；若肌纤维走向与切口不一致，则采取两端结扎、中间切断的方法。

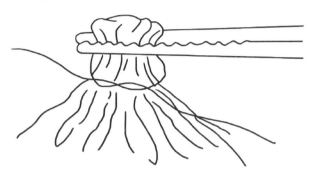

图 3-18　结扎止血法

**3. 药物止血**　用可吸收的止血药物填塞或压迫出血处，以达到止血目的。常用的有吸收性明胶海绵、羟甲基纤维素纱布、中草药提取的止血粉、骨蜡等，使用后皆可被组织吸收，无异物刺激反应。

**4. 电凝止血**　利用高频电流凝固小血管止血，实际上是利用电热作用使血液凝结、小块组织炭化，适用于皮下组织小血管的出血和不易用血管钳钳夹或结扎的渗血，但不适用于较大血管的出血，尤其是大静脉出血。

### 三、神经及血管的分离

神经和血管的分离应遵循"先辨认后分离、先神经后血管、先细后粗"的原则。分离神经和血管时，应首先明确其解剖位置及其与周围组织器官之间的关系，尽量保持局部自然解剖位置；分离时应作钝性游离，并做到细心、轻柔，不可用锐利的金属器械分离，同时避免用镊子或止血钳（即血管钳）夹持神经和血管。

分离较粗大神经、血管时（如颈总动脉和迷走神经），可先用蚊式血管钳将其周围的结缔组织稍加分离，然后用大小合适的止血钳沿分离处插入，并顺着神经、血管走向将其与周围组织分离。如遇较大阻力，应仔细检查是否有血管分支，不可盲目用力。

分离较细的神经、血管时，宜用玻璃分针完成。分离时玻璃分针的划向应与神经冲动传导方向相反。例如，分离减压神经时应划向外周端，分离膈神经和肾神经时应划向中枢端，以减轻分离时对冲动来源神经段的牵拉。

手术过程中应用温热生理盐水纱布轻轻擦拭手术部位并在手术完成后用盐水纱布覆盖切口部位，以防组织干燥。

### 四、常用的插管技术

（一）气管插管

气管插管是指将玻璃或塑料的"Y"形或"T"形导管插入动物气管，以保持麻醉动物呼吸道通畅，便于清除气道内分泌物、收集呼出的气体进行实验分析等。气管插管还可连于呼吸流量传感器或呼吸换能器以检测呼吸功能。气管插管具体方法如下：

**1. 实验动物的捕拿、麻醉和固定**　详见本章第一至三节。

**2. 气管分离**　剪去动物颈部被毛，于喉部甲状软骨下缘至胸骨上缘之间，沿正中线切开皮肤（切口长度：家兔 5～7cm，犬 8～10cm，大鼠 2～3cm）后，用止血钳钝性分离皮下组织直至肌肉层。然后将止血钳插入两侧肌肉群，顺肌纤维方向作钝性分离，再沿气管走行方向分离气管周围的结缔组织以游离气管，最后在气管下方穿一棉线备用。

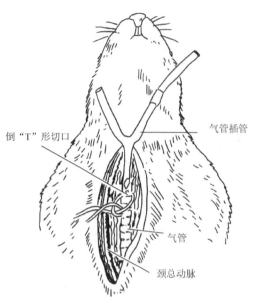

**3. 气管插管** 术者左手轻提棉线，右手持组织剪在甲状软骨下缘约 1cm 处的气管环状软骨之间横向剪开气管前壁，剪口大小约为气管直径的 1/3，再于剪口上缘向头侧剪开 0.5cm 长的纵切口，使切口呈"⊥"形（即倒"T"形）。插管前须用医用棉签清理气管内的血液和分泌物，确保气道通畅。然后用镊子夹住气管切口的一角，将气管插管在切口处向心脏方向插入，最后用备用的棉线将气管与插管一起结扎，并将棉线固定于插管"Y"形分叉处，以防插管滑脱（图 3-19）。

插管后，若动物呼吸时有"呼噜"声或出现呼吸困难，常提示气道不畅，须及时拔掉插管，清理气道后重新进行插管。

图中标注：倒"T"形切口、气管插管、气管、颈总动脉

图 3-19　气管插管示意图

**（二）颈总动脉插管**

颈总动脉插管是将一根充满肝素或其他抗凝剂溶液的插管插入颈总动脉，可用于采集动脉血样，将插管连接至压力换能器时还可以研究生理、病理、药物因素对动脉血压的影响等。颈总动脉插管的具体方法如下：

**1. 实验动物的捉拿、麻醉、固定、剪毛及颈部皮肤切开、皮下组织游离等** 同气管插管。

**2. 颈总动脉分离** 颈总动脉位于气管两侧，左右各一。分离出气管后，用左手拇指和示指捏住一侧颈部皮肤切口和部分颈前肌肉向外侧牵拉，中指和无名指从下面将皮肤顶起并稍向外翻，即可清晰显露颈总动脉（用手指压住后有搏动感），其外面有颈总动脉鞘，鞘内还有三根神经，其中迷走神经最粗，交感神经次之，减压神经最细（图 3-20）。

神经和血管的分离应遵循"先辨认后分离、先神经后血管、先细后粗"的原则。神经和血管辨认完成后，右手持玻璃分针或蚊式血管钳顺颈总动脉走行方向轻轻划开颈总动脉鞘，游离出长度为 3～4cm 的颈总动脉，并在其下方穿两根用生理盐水浸过的手术线备用。

**3. 颈总动脉插管**

（1）插管前，先旋动三通管旋钮使换能器和插管相通（图 3-21），再用注射器将肝素生理盐水缓慢注入换能器和动脉插管内，以排空换能器和插管内的气体，同时检查其是否漏液，最后关闭三通管。

（2）将颈总动脉远心端的手术线结扎，再用动脉夹夹闭颈总动脉近心端，保证动脉夹与结扎线之间至少有 2cm 的距离，近心端手术线置于结扎部位与动脉夹之间。用左手示指或小指（也可用手术刀刀柄或镊子的柄部）自下方托起颈总动脉，在结扎线下方约 0.5cm 处，右手持眼科剪成 45°向心脏方向做一"V"形切口，切口约为颈总动脉直径的 1/3（图 3-22）。

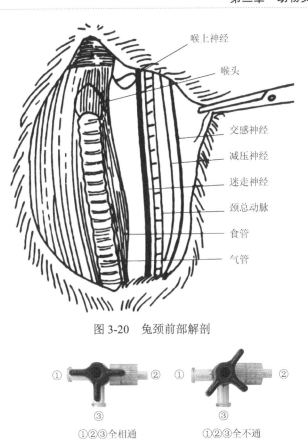

图 3-20　兔颈前部解剖

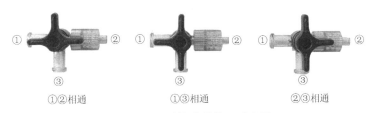

图 3-21　三通管连通情况示意图

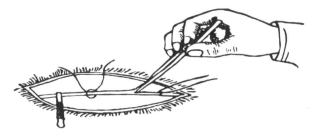

图 3-22　颈总动脉插管示意图

（3）将充满肝素生理盐水并连有三通管和压力换能器的动脉插管向心脏方向插入颈总动脉 1～1.5cm（若动脉插管难以进入动脉管腔，可用弯头眼科镊经切口插入到血管内并轻轻挑起血管后再行插管；插管过程中应使插管楔面向上，并尽量与血管保持平行，避免插管尖端戳破动脉），然后用近心端手术线结扎动脉与动脉插管，并将结扎线固定于插管前部的医用胶带上，以防插管滑脱。剪除多余手术线，松开动脉夹，若血液冲进动脉插管说明插管成功，即可记录动脉血压。

若松开动脉夹后未见血液冲入插管，提示插管未插入动脉管腔，须及时拔掉动脉插管，重新进行插管。

（三）颈外静脉插管

通过颈外静脉插管可建立静脉通道，以便于静脉给药、输血输液和采取血样，也可用于监测中心静脉压。颈外静脉插管具体方法如下：

**1. 实验动物的捉拿、麻醉、固定、剪毛及皮肤切开** 同前所述。

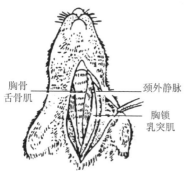

胸骨舌骨肌
颈外静脉
胸锁乳突肌

图3-23 家兔颈外静脉位置示意图

**2. 颈外静脉分离** 颈外静脉位于颈部皮下，位置表浅。皮肤切开后，用左手拇指和示指捏住一侧颈部皮肤切口向外侧牵拉，中指和无名指从下面将皮肤顶起并稍向外翻，即可在胸锁乳突肌外缘见到附着于皮肤的粗大、紫蓝色的颈外静脉（图3-23）。右手持蚊式血管钳或玻璃分针分离颈外静脉周围结缔组织（颈外静脉与皮肤粘连较紧，分离时应耐心、轻柔，不可盲目用力，以防撕裂血管），游离颈外静脉3～5cm，并在其下方穿两根用生理盐水浸过的手术线备用。

**3. 颈外静脉插管** 先用动脉夹夹闭颈外静脉的近心端，待血管内血液充分充盈后再结扎颈外静脉的远心端。用左手示指或小指（也可用手术刀刀柄或镊子的柄部）自下方托起颈外静脉，在靠近结扎处，右手持眼科剪成45°向心脏方向做一"V"形切口，切口约为颈外静脉直径的1/3。然后将充满生理盐水的静脉插管向心插入颈外静脉约3cm（如需监测中心静脉压，应插入颈外静脉约5cm，至上腔静脉）。然后用另一根手术线将颈外静脉与静脉插管一起结扎，并将结扎线固定于插管前部的医用胶带上，以防插管滑脱。放开动脉夹即可给药或输液。

（四）股动脉和股静脉插管

股动脉插管的作用类似于颈总动脉插管，且股动脉插管不会影响压力和化学感受性反射（颈总动脉插管则会影响），因此有人主张用股动脉插管监测动脉血压。

股静脉插管与股动脉插管方法相同，下面以股动脉插管为例，介绍插管的方法。

**1. 实验动物的捉拿、麻醉和固定** 同前所述。

**2. 股动脉分离** 剪去动物后肢股三角处被毛。切开皮肤前可先用手指感触股动脉搏动，以明确其走向，然后沿血管走行方向切开皮肤3～5cm。随后用蚊式血管钳顺血管走行方向钝性分离筋膜和肌肉，充分暴露股三角，即底在上、尖朝下的三角形凹陷，其底边为腹股沟韧带，外侧边为缝匠肌内侧缘，内侧边为长收肌内侧缘。股三角由外向内分别为股神经、股动脉和股静脉（图3-24）。一般股神经位于股动脉背外侧；股动脉又在股静脉背外侧，可被其掩盖，红色，有搏动；股静脉在股动脉腹内侧，紫蓝色，较粗。用玻璃分针顺血管走向轻轻划开神经、血管鞘和血管之间的结缔组织，游离股动脉2～3cm，并在其下方穿过两根用生理盐水浸过的手术线备用。

**3. 股动脉插管** 用动脉夹夹闭股动脉的近心端，将远心端用手术线结扎。用左手示指或小指（也可用手术刀刀柄或镊子

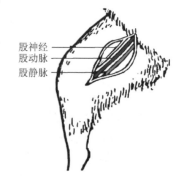

股神经
股动脉
股静脉

图3-24 家兔股神经、股动脉和股静脉

的柄部）自下方托起股动脉，在靠近结扎处，右手持眼科剪成 45°向心脏方向做一"V"形切口，切口约为血管直径的 1/3。然后将充满抗凝剂的插管插入动脉 1～1.5cm，最后用近心端手术线结扎固定插管，松开动脉夹即可采血。

注意区分动、静脉插管，动脉插管偏硬、偏细，而静脉插管较软、较粗。

**（五）输尿管和膀胱插管**

通过输尿管和膀胱插管不仅可以观察神经、体液因素及药物对尿量生成的影响，还可以收集尿液标本以分析尿液的理化性质。插管的具体方法如下：

**1. 输尿管插管**

（1）实验动物的捉拿、麻醉和固定的方法同前所述。

（2）输尿管分离：剪去动物耻骨联合上方腹部被毛。在耻骨联合上方一横指处沿正中线切开皮肤和皮下筋膜 4～5cm，可见腹白线。术者和助手分别用止血钳夹持腹白线两侧组织，提起腹壁，术者右手持组织剪经腹白线在腹壁剪一约 0.5cm 的小口，在看清腹腔内脏的前提下，用组织剪沿腹白线剪开腹壁 4～5cm，即可看到膀胱。将膀胱牵拉出腹腔并向下翻转，可见膀胱三角（为膀胱底内面的一个三角形区域，位于两输尿管口与尿道内口之间），在膀胱底部仔细辨认两侧输尿管（注意围绕输尿管横向走行的白色管为输精管，与膀胱无联系；输尿管呈粉红色，自膀胱底部向腹腔深部延伸）。用玻璃分针或蚊式血管钳将近膀胱一段输尿管与周围结缔组织分离，游离双侧输尿管 1.5～2cm，并分别在两侧输尿管下穿两根用生理盐水浸过的手术线备用。

（3）输尿管插管：用远心端手术线将一侧输尿管膀胱端结扎。用左手示指或小指（也可用手术刀刀柄或镊子的柄部）自下方托起输尿管，在靠近结扎处，右手持眼科剪成 45°向肾脏方向剪一"V"形切口，切口约为输尿管直径的 1/3，然后将充满生理盐水的输尿管插管向肾脏方向插入输尿管 2～3cm，若有尿液从插管中流出，表明插管成功，再用近心端手术线将输尿管与插管结扎并固定，以防输尿管插管滑脱。按同样方法完成另一侧输尿管插管（图 3-25）。

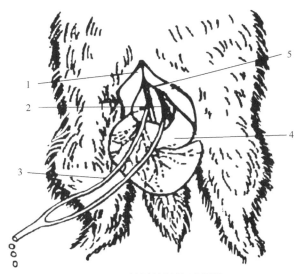

图 3-25　输尿管插管示意图

1. 腹部切口；2. 插管入口；3. 输尿管插管；4. 膀胱；5. 输尿管

**2. 膀胱插管**

（1）实验动物的捉拿、麻醉、固定、剪毛、腹部皮肤切开、皮下组织游离等方法同输尿管插管。

（2）暴露膀胱后，将其拉出腹腔。术者和助手分别用止血钳夹持膀胱顶部组织并轻轻提起，用组织剪在膀胱顶部血管较少处剪一小纵行切口，将充满生理盐水的漏斗形膀胱插管插入膀胱，然后将膀胱顶部与插管一起结扎固定。插管口最好正对输尿管入口处，但不要紧贴膀胱后壁以免阻塞。将膀胱插管与塑胶管相连，收集尿液。

也可通过尿道插管代替膀胱插管。选用雄性家兔，将顶端涂有液体石蜡的导尿管（为保证导尿通畅，可在导尿管顶部再剪 1～2 个侧孔）经尿道插入 6～8cm，插管进入膀胱后尿液自行流出，然后固定导尿管，以防滑脱。

实验前应让动物食用青菜，以增加基础尿量。

（六）心导管插管

通过心导管插管可以检测多种心功能参数，同时可以观察神经、体液、病理因素及药物对心脏功能的影响。心导管插管分为右心导管插管和左心导管插管。前者是将心导管从周围静脉插入到右心房、右心室和肺动脉等处；后者指通过动脉，逆行将心导管插入主动脉、左心室和左心房。

**1. 右心导管插管**

（1）实验动物的捉拿、麻醉、固定、颈部皮肤切开和颈外静脉分离见颈外静脉插管。

（2）肝素化：按 1mg/kg 的剂量，于动物耳缘静脉注射 0.5%肝素，使其全身血液半肝素化。

（3）右心导管插管：①插管前用液体石蜡涂擦心导管表面，降低插管时心导管与血管间的摩擦阻力；测量切口到心脏的大致距离，并在心导管上做好标记，作为插入插管长度的参考。②根据前述颈外静脉插管方法将心导管插入颈外静脉 2.5cm 后，在近心端将颈外静脉与静脉插管一起结扎（结扎固定插管的原则是既要保证血管切口处无渗血，又要保证心导管可以继续顺利向前插入）。③松开动脉夹，继续向前推送导管 5～6cm，当遇到较大阻力（因接触锁骨引起）时，切勿强行插入，应将心导管稍退，略抬起成 45°，再继续插入，如此反复数次，直至插入右心房（插管过程中若出现落空感，表示心导管已进入右心房）。

（4）插管过程中可借助生物信号采集与分析系统所显示的图形变化，判断心导管是否进入右心房及心导管所处的具体位置（图 3-26）。

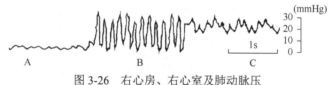

图 3-26　右心房、右心室及肺动脉压

A. 右心房压；B. 右心室压；C. 肺动脉压

**2. 左心导管插管**

（1）实验动物的捉拿、麻醉、固定、颈部皮肤切开和颈总动脉分离见颈总动脉插管。

（2）肝素化：同右心导管插管步骤（2）。

（3）左心导管插管：①插管前用液体石蜡涂擦心导管表面，降低插管时心导管与血管间的摩擦阻力；测量切口到心脏的大致距离，并在心导管上做好标记，作为插入插管长度的参考。②根据前述颈总动脉插管方法将心导管（可选用 5 号或 6 号导尿管）插入颈总动脉（必要时可先在颈总动脉插入约 1cm 长的硬质套管，经套管插入心导管）约 2.5cm。③一手捏住动脉切口部位（或用另一根手术线打一松结），松开动脉夹，另一手将插管继续向前插入，同时通过生物信号采集与分析系统观察血压的波形变化（图 3-27）。当插管至主动脉瓣时，手中可有搏动感（若用 5 号或 6 号导尿管，则没有搏动感），如插入阻力较大，切勿硬插，可稍退并将导管略抬高后再继续插入，如此反复数次，在主动脉瓣开放时将心导管插入心室（插管过程中若出现落空感，表示心导管已进入左心室）。插管插入心室后，压力波动明显增大，出现左心室压特征性波形（图3-28），随后结扎固定心导管，以防滑脱。

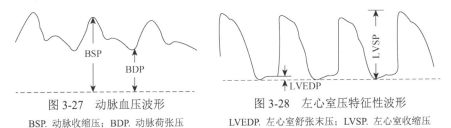

图 3-27　动脉血压波形

BSP. 动脉收缩压；BDP. 动脉荷张压

图 3-28　左心室压特征性波形

LVEDP. 左心室舒张末压；LVSP. 左心室收缩压

## 五、手术打结

打结贯穿于手术的全过程，是最基本的手术操作技术之一。正确、熟练地打结不仅可以缩短手术时间，而且是手术成功的保障。结扎是否牢固可靠主要与打结方法的正确与否有关，下面简单介绍结扣的种类及常用的打结方法。

### （一）结扣的种类

根据结扣的形态，可分为单结、方结、外科结、三重结或多重结、假结和滑结（图3-29）。

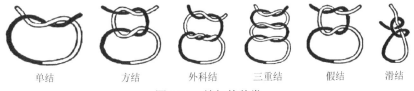

单结　　方结　　外科结　　三重结　　假结　　滑结

图 3-29　结扣的种类

**1. 单结**　为基本结，是外科结扣的基本组成部分，容易松脱，仅用于暂时阻断，永久结扎时不能单独使用单结。

**2. 方结**　又称平结，结扎后较为牢固，为外科手术中最常用的结。它由两个相反方向的单结重叠而成，适用于较少的组织或较小的血管及各种缝合的结扎。

**3. 外科结**　打第一个结时结扎线穿绕两次以增加线间的接触面积与摩擦力，再打第二个结时不易松动或滑脱。打外科结比较费时，仅适用于结扎大血管和引流物的固定。

**4. 三重结或多重结**　在完成方结之后再加一个或多个单结，使结扎更加牢固，适用于较重要的组织或大血管的止血以及张力较大的组织间缝合后的结扎。

**5. 假结**　又名十字结，由同一方向的两个单结组成，此结容易滑脱，应该避免使用。

**6. 滑结**　又名易脱结，是由于操作者在打结拉线时双手用力不均，一紧一松或只拉紧一侧线头而用另外一侧线头打结而造成。该结在形态上类似方结，却极易松脱，术中尤其要注意避免。

手术常用的有方结、外科结和三重结三种，而假结和滑结为打结手法错误产生的错误结，应避免使用。

### （二）打结方法

打结分为徒手打结和借助器械打结两种方式。徒手打结在术中较为常用，又分为单手打结法和双手打结法。器械打结是借助于持针钳或血管钳打结，又称为持钳打结法。下面仅介绍易学易懂、迅速简便、应用最广泛的单手打结法。根据操作者的习惯不同将单手打结法分为左手打结法和右手打结法。图 3-30 为右手打方结法示意图。

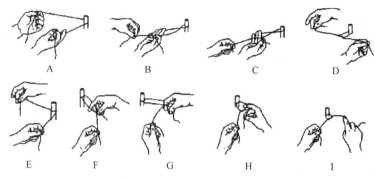

图 3-30　右手打方结示意图

A. 两手分别拉住手术线的两端，右手线称为前线，左手线称为后线。左手拇指和示指捏住后线，右手拇指和示指捏住前线的同时将其余三指压在前线上。前线较后线稍短。B. 右手翻转使掌心向上，同时移动左手使后线交叉于前线上方。C. 右手中指压后线、勾前线，使前线套入后线。D. 右手拇指和中指接住前线，左、右手交叉拉紧手术线，完成第一个单结。E. 左手拇指和示指捏住后线、右手拇指和中指捏住前线同时往回撤。F. 右手示指顶住前线，并将前线交叉于后线上方。G. 右手示指从交叉线的下方勾取前线。H. 右手示指将前线从上方勾出。I. 左、右手分别向各自的方向拉紧手术线，完成第二个单结，方结打结完成

　　打结注意事项：收紧线结时要求三点成一线，即左、右手的用力点与结扎点成一条直线，并确保两手用力均匀，否则线结容易松脱形成滑结；无论用何种方法打结，第一结和第二结的方向不能相同，即打第一个单结时两手需要交叉，否则即成假结。

　　打结完成需要将残余的手术线剪除，一般由助手协作完成。正确的剪线方法是手术者将双线尾并提稍偏向左侧，助手用左手托住微微张开的线剪（图 3-31A），遵循"靠、滑、斜、剪"的原则，将剪刀近尖端顺着线尾向下滑至线结的上缘（图 3-31B、C），再将剪刀向上倾斜 45°后剪断结扎线（图 3-31D）。

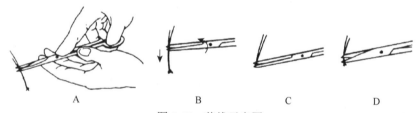

图 3-31　剪线示意图

A. 右手持线剪，左手托住线剪；B. 线剪靠近结扎线向下滑；C. 线剪滑至线结上缘；D. 线剪向上倾斜 45°，剪断结扎线

## 六、血液及其他样本采集

### （一）血液样本的采集

　　实验过程中，有时需要采集血液样本以分析其理化性质。采血前，一般需要对取血用具和取血部位进行消毒；若需抗凝血，应在注射器或试管内预先加入抗凝剂；取血量应控制在动物的最大安全取血量范围内。常用实验动物的血容量和取血量见表 3-4。

表 3-4　常用实验动物的血容量与取血量

| 动物 | 血量（ml/kg） | 常规取血量（ml） | 最大安全取血量（ml） | 最小致死取血量（ml） |
|---|---|---|---|---|
| 小鼠 | 75 | 0.1 | 0.1 | 0.3 |
| 大鼠 | 60 | 0.5 | 1 | 2 |
| 豚鼠 | 75 | 1 | 5 | 10 |
| 家兔 | 70 | 1 | 10 | 40 |
| 犬 | 85 | 3 | 50 | 500 |

在急性动物实验中，可通过前述血管插管采血；在慢性动物实验中，应根据不同的实验动物采取合适的取血方法。

**1. 家兔**

（1）耳中央动脉取血：该法简单快速，既适用于少量多次采血，又适合一次大量采血。将家兔置于家兔固定箱或由助手将动物固定，剪去兔耳被毛，用手轻揉或用乙醇溶液擦拭耳中央动脉部位，使其充分扩张，用注射器刺入耳中央动脉抽取动脉血样，一次性取血时也可用刀片切一小口，让血液自然流出，收取血样（图3-32）。取血后用棉球压迫局部止血。

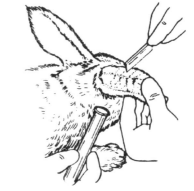

图3-32　家兔耳中央动脉取血示意图

（2）股动脉取血：将家兔仰卧位固定，剪去股三角处被毛，并用碘酒消毒皮肤。用左手感受股动脉搏动以确定穿刺部位，右手将注射器针头刺入股动脉，如流出血为鲜红色，表示穿刺成功，应迅速抽取血液后拔出针头，压迫局部止血。

（3）耳缘静脉取血：将家兔耳缘静脉处被毛剪去并消毒皮肤，用手轻揉其耳缘，待静脉充血后，在靠近耳尖部的静脉处用6号针头沿耳缘静脉刺入血管，抽取血液，一次可采血5～10ml。取血后压迫止血。

（4）心脏穿刺法：将家兔仰卧位固定，剪去心前区被毛，用碘酒消毒皮肤。用安装有7号针头的注射器，在胸骨左缘第3肋间或在心脏搏动最明显处刺入心脏，刺入心脏后血液一般可自动流入注射器，或者边刺入边抽吸，直至抽出血液。抽血后迅速拔出针头，一次可采血20～25ml。心脏取血可获得较大量的血样。

**2. 大鼠和小鼠**

（1）断尾取血：固定动物，露出尾部，剪毛消毒后浸入45℃左右的温水中数分钟或用75%乙醇溶液浸湿的棉球擦拭，使其血管充盈，然后擦干，并剪去尾尖1～2mm（小鼠）或3～5mm（大鼠），使血液自然流出，也可从尾根向尾尖轻轻挤压，促进血液流出。取血后消毒伤口并用棉球压迫出血。所需血量较少时常用此法，小鼠每次可取血0.1ml左右，大鼠可取血0.3～0.5ml。

（2）眼球后静脉丛取血：操作者左手固定动物，并用示指和拇指轻压颈部两侧，使眶后静脉丛充血，右手持特制毛细吸管（前端呈"针尖样"，后端略粗大，直径1～1.5mm）成45°刺入内眦，刺入深度小鼠为2～3mm，大鼠为4～5mm。刺入静脉丛后感觉有阻力，应将采血管稍后退，边退边采，当获得所需血量后，放松颈部，拔出吸管，用纱布压迫眼球止血（图3-33）。小鼠一次可采血0.2～0.3ml，大鼠可采血0.5ml。如技术熟练，此法可在短时间内重复采血。若只是一次性采血且所需血量较大时，可采用摘除眼球法。

（3）心脏取血：适用于采血量较大时，方法同家兔心脏取血，但所用针头可稍短。

**3. 犬**　一般采用后肢小隐静脉（图3-12）和前肢头静脉（图3-13）采血。犬固定后，采血部位剪毛、消毒，术者用左手紧握犬后肢上部或扎紧止血带，使远心端静脉充血。右手用接有7号针头的注射器刺入静脉，左手放松，以适当速度抽血，一次可采血10～20ml。

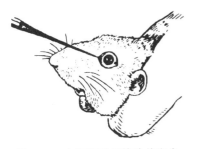

图3-33　小鼠眼球后静脉丛取血

（二）尿液样本的采集

分析尿液的理化性质常需要采集尿液样本。在急性动物实验中，可通过前述输尿管和膀胱插管采尿；在慢性动物实验中，可通过下述方法采集尿液标本。

**1. 代谢笼法**　此法较常用。代谢笼是一种特制的实验动物笼子。动物在笼内排便时，通过笼底部的大、小便分离漏斗，将尿液与粪便分开而达到收集尿液的目的。

**2. 导尿法**　动物轻度麻醉后，固定于手术台上，由尿道插入导尿管（详见前述膀胱插管），可以采集到无污染的尿液。

**3. 压迫膀胱法**　此法适用于家兔、犬等大型动物。将动物轻度麻醉后，术者用手在动物下腹部加压，动作要轻柔而有力，当外力使膀胱括约肌松弛时，尿液会自动从尿道口排出。

（三）消化液样本的采集

消化液样本的采集均需借助手术方法，可收集包括唾液、胃液、胰液、胆汁和肠液等在内的各种消化液。

**1. 唾液**　动物麻醉固定后，寻找颌下腺、舌下腺，分离沿腺导管，插入极微细的聚乙烯导管，即可收集到唾液。

**2. 胃液**　向胃内插入适度粗细的聚乙烯导管，并在导管尾部接一注射器，即可收集到胃液，适用于大、小型动物胃液的收集。

**3. 胰液**　动物麻醉固定后，行腹部手术，打开腹腔，找到肝脏，在不损伤肝组织的情况下，将肝脏向动物右侧肢体推移，暴露胰脏组织并将其向上翻转，背部可见较为粗大的胰总管，用小号圆针穿入两条结扎线，插入适度粗细的聚乙烯导管，并结扎固定，然后借助注射器即可收集胰液。此法仅适用于大、中型动物，小型动物一般较难收集到胰液。手术过程中切勿伤及胰腺组织，防止胰液流出造成腹腔脏器损害。

**4. 胆汁**　动物麻醉固定后，行腹部手术，打开腹腔，找到肝脏，轻轻向上翻转，即可见到肝脏与十二指肠连接的结缔组织。其中有一条较粗大的、呈现黄绿色样的管道，即为胆总管。以小号圆针穿入两条结扎线，插入适度粗细的聚乙烯导管，并结扎固定，然后借助注射器即可收集胆汁。注意大鼠没有胆囊，不适宜进行胆汁收集。

**5. 肠液**　动物麻醉固定后，行腹部手术，打开腹腔，找到相应的肠段，实施肠瘘手术，并将肠管移至腹壁，手术缝合后结扎固定，然后借助注射器即可收集肠液。

**七、动物处死**

若实验需要获取动物离体组织标本，常需先将动物处死，此外，急性动物实验结束后，也必须及时将动物处死。

实验动物的处死必须遵循实验动物伦理与福利要求，按照人道主义原则处死动物，具体要求如下：尽可能缩短致死时间、以减少动物的痛苦；不能影响实验结果；方法简便、容易操作；判定动物是否死亡，不仅要看动物的呼吸是否停止，还要看神经反射和肌肉张力等情况。

应根据实验动物以及实验目的的不同而采取合适的处死方法，具体如下。

（一）蛙类的处死方法

**1. 破坏脑和脊髓法**　此法较常用。将蛙用纱布包住，露出头部，左手执蛙，用示指按压其头部前端，拇指按压背部，使头前俯；右手持金属探针沿正中线由蛙头部前端向下划，触及凹陷处即为枕骨大孔所在之处。将探针由凹陷处垂直刺入颅腔，然后将探针尖端转向头部前方，向前刺入颅腔，并左右搅动，以捣毁脑组织，若探针确在颅腔，术者可感觉到探针与颅腔壁的摩擦。脑组织捣毁后，将探针退至枕骨大孔处，然后向下垂直刺入椎管，以破坏脊髓。可通过检查动物呼吸、四肢肌张力是否完全消失，判断脑和脊髓是否被完全破坏。操作过程中要防止毒腺分泌物射入术者眼内。如被射入，需立即用生理盐水冲洗眼睛。

**2. 断头法**　左手紧握蛙身及其肢体，右手持粗剪刀从口裂插入，沿两鼓膜后缘边线剪去头部，然后用金属探针插入蛙椎管，捣毁脊髓。

（二）大鼠和小鼠的处死方法

**1. 颈椎脱臼法**　此法较常用。用左手拇指与示指（或用镊子）向下压住鼠头部枕骨处，另一只手抓住鼠尾用力向后并稍向上拉，使其颈椎脱臼而死亡（图3-34）。

**2. 断头法**　在鼠颈部用剪刀迅速将其头剪掉（图3-35），鼠因断头和出血而死。

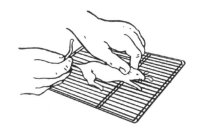
图 3-34　小鼠颈椎脱臼法
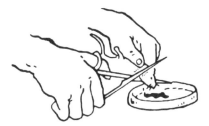
图 3-35　小鼠断头法

（三）家兔、犬、豚鼠的处死方法

**1. 空气栓塞法**　向动物静脉内注入一定量空气，动物因空气栓塞导致血液循环障碍而死亡。一般家兔于耳缘静脉注入 20～50ml 空气、犬于前肢头静脉或后肢小隐静脉注入 80～150ml 空气即可致死。

**2. 急性放血法**　在动物麻醉状态下，暴露其颈动脉或股动脉（或大静脉）并切断，动物因大失血而迅速死亡。为防止血液喷溅和凝固，可用一块湿纱布不断擦去动脉切口周围的血液和血凝块，同时用自来水不断冲洗，以保持动脉切口处通畅。采用此种方法，动物十分安静，脏器亦无损伤，是采集动物组织标本时的一种理想的处死方法。

**3. 破坏延髓法**　急性动物实验完成后，若其脑部已暴露（如大脑皮层功能定位或去大脑僵直实验），通过破坏动物延髓使其呼吸和心跳停止而死亡。对于家兔和鼠类，也可用木锤用力敲击其后脑部使其死亡。

**4. 化学药物法**　静脉内注入一定量的氯化钾溶液，动物因心肌电紊乱导致心搏骤停而死亡。一般家兔于耳缘静脉注射10%氯化钾溶液 5～10ml、犬于前肢头静脉或后肢小隐静脉注射 20～30ml 即可致死。

实验动物处死后应将尸体装入垃圾袋（垃圾袋内不可混杂其他实验废弃物），放至动物尸体房的冰柜中。动物尸体由医疗废弃物处理单位统一处理。

（杨战利）

# 第四章　医学机能学实验常用的仪器设备

## 第一节　常用的手术器械及其使用方法

医学机能学常用的手术器械（图4-1）可分为蛙类动物手术器械与哺乳动物手术器械。

### 一、蛙类动物手术器械

**1. 剪刀**　普通剪刀（粗剪刀）用于剪断蛙与蟾蜍的脊柱或四肢骨骼；组织剪（图4-1E）用于剪皮肤和肌肉等组织；眼科剪用于剪血管、神经和心包膜等细软组织。

**2. 镊子**　中号镊子用于夹捏组织和牵提切口处的皮肤；手术镊有直（图4-1F）、弯两种，用于夹捏和分离血管、神经等细软组织。

**3. 金属探针**　用于破坏蛙类的脑和脊髓（图4-1H）。

**4. 玻璃分针**　用于分离神经和血管等组织（图4-1K）。

**5. 锌铜弓**　用于对蛙神经-肌肉标本施加刺激，以检测其兴奋性（图4-1J）。

**6. 蛙心夹**　使用时一端夹住心尖部，另一端用手术线连于张力换能器的应变梁上，即可记录蛙心的舒缩活动（图4-1M）。

**7. 蛙心插管**　用于离体蛙心灌流实验（图4-1N）。

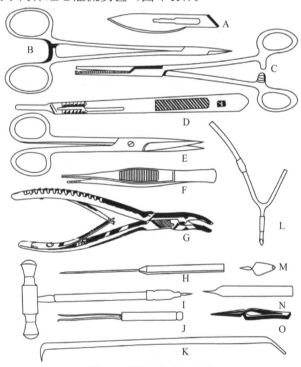

图4-1　常用的手术器械

A. 手术刀刀片；B. 持针钳；C. 血管钳；D. 手术刀刀柄；E. 组织剪；F. 手术镊；G. 咬骨钳；H. 金属探针；I. 颅骨钻；
J. 锌铜弓；K. 玻璃分针；L. 气管插管；M. 蛙心夹；N. 蛙心插管；O. 动脉夹

**8. 蛙板**　有木质蛙板和玻璃蛙板两种。木质蛙板用于固定蛙或蟾蜍，使用时用蛙钉将蛙的前后足钉在木质蛙板上，以便进行实验操作。玻璃蛙板用于蛙类离体组织标本的制备，如坐骨神经-腓肠肌标本的制备等，将离体标本放在清洁并用任氏液湿润的玻璃蛙板上进行操作，可减轻对标本的损伤，以保持其兴奋性。

**9. 蛙钉** 用于固定蛙或蟾蜍的四肢，可用大头针替代。

## 二、哺乳动物手术器械

哺乳动物手术器械除少数为动物专用外，大部分器械与临床外科手术器械相同。医学机能学常用的手术器械见图4-1。

**1. 手术刀** 由刀柄和可装卸的刀片两部分组成（图4-1A、D）。安装手术刀刀片时，可用止血钳或持针器夹取刀片的前端背侧，以刀片的缺口对准刀柄凹槽处，顺势向下使刀片的缺口插入刀柄凹槽中（图4-2A）。拆卸手术刀片时，先用止血钳或持针器夹取刀片尾端背侧，轻轻向上抬起，使刀片与刀柄凹槽分离，然后再稍用力向前，将刀片推离刀柄即可（图4-2B）。

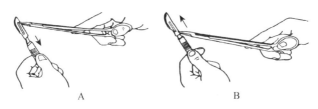

图4-2 手术刀刀片的安装与拆卸

A. 安装刀片；B. 拆卸刀片

手术刀主要用于切开皮肤和脏器。执刀方式一般分为四种，①持弓式：是最常用的一种持刀方式，动作范围广而灵活。用力主要集中在腕部，主要用于颈部、胸部和腹部较大的皮肤切口（图4-3A）。②执笔式：同规范的拿笔姿势，该法控刀相对灵活。用力主要在手指，可用于短小切口及精细手术，如解剖血管、神经及切开腹膜等（图4-3B）。③握持式：全手握持刀柄，拇指与示指紧捏刀柄刻痕处。此法控刀比较稳定。用力主要集中在手关节，主要用于切割范围广、切口部位深、需用力较大的手术，如截肢、肌腱切开等（图4-3C）。④反挑式：是执笔式的一种转换形式，刀刃向上用于挑开浅表皮肤，可以避免损伤深部组织，常用于浅表脓肿切开等（图4-3D）。

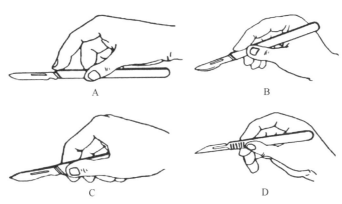

图4-3 执刀方式

A. 持弓式；B. 执笔式；C. 握持式；D. 反挑式

**2. 手术剪** 分为组织剪、线剪和眼科剪。组织剪有直头和弯头、尖头和圆头及大小之分。主要用于剪开和解剖组织，通常浅部手术操作用直组织剪，深部手术操作用中号或长号弯组织剪。线剪多为直剪，又分剪线剪和拆线剪，前者用于剪断缝线和敷料等，后者用于拆除缝线。另有一种小型的手术剪刀即眼科剪，也有直头和弯头之分。正确的执剪方式为拇指和无名指分别扣入剪刀柄的两环，中指放在无名指所在一侧的剪刀柄上，示指轻压在剪刀柄和刀口交界的轴节处起稳定和导向作用（图4-4）。

动物实验中，弯手术剪常用于剪毛；直手术剪常用于剪神经、血管、脂肪和肌肉等组织；眼科剪常用于剪断神经、血管、输尿管以及心包膜等。

**3. 镊子**　分有齿镊和无齿镊两种。前者用于夹持较坚韧的组织，如皮肤、筋膜和肌腱等；后者可用来夹持较脆弱的组织，如皮下组织、脂肪、黏膜和血管等。眼科镊有直、弯两种，用于夹捏和分离血管、神经等细软组织。此外，在动、静脉插管时眼科镊还可用来扩张血管切口以便于插管。正确的执镊方法如图4-5所示。

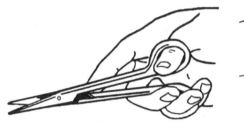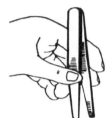

图4-4　执剪方法　　　　图4-5　执镊方法

**4. 止血钳**　又称血管钳，主要用于钳夹血管或出血点，以达到止血的目的，也常用于组织的钝性分离。一般直血管钳主要用于浅表组织的止血，弯血管钳用于深部组织的止血，蚊式血管钳为细小精巧的血管钳，适于分离小血管、神经周围的结缔组织以及脏器的止血。血管钳的执钳方法同手术剪。血管钳不可夹持皮肤和肠管等，以免组织缺血坏死。

止血时只需扣上血管钳的一、二齿即可。开放血管钳的方法：持两个钳环的手指向相反的方向用力即可打开扣住的血管钳（图4-6）。

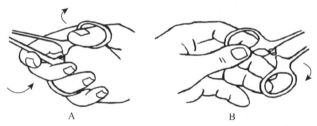

图4-6　开放止血钳的手法

A. 右手开放止血钳；B. 左手开放止血钳

**5. 持针钳**　也称持针器，结构上与直血管钳相似，但其钳嘴粗短，主要用于夹持缝针，有时也用于器械打结，不宜用于钳夹组织。夹持缝合针时，以用持针钳夹住缝合针的中、后1/3交界处为宜。持针钳的使用方法有以下三种，①掌握式：也称一把抓或满把握，即用手掌握住持针钳，示指压在持针钳中部。此法容易改变缝合针的方向，操作较方便（图4-7A）。②指套式：为传统执法，用拇指、无名指套入钳环内，以手指活动力量来控制持针钳开闭，并控制其张开与合拢时的动作范围（图4-7B）。③掌指式：拇指套入钳环内，示指压在钳的前半部作支撑引导，其余三指压住钳环将其固定于手掌中，拇指可控制持针钳的开闭（图4-7C）。

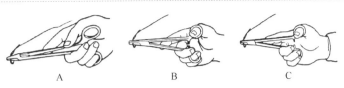

图 4-7　持针钳的执钳方式

A. 掌握式；B. 指套式；C. 掌指式

**6. 咬骨钳**　用于打开颅腔和骨髓腔时咬切骨质（图 4-1G）。

**7. 颅骨钻**　用于开颅时钻孔（图 4-1I）。

**8. 气管插管**　一般为"Y"形管。急性动物实验时常插入气管插管以保证呼吸道通畅（图 4-1L）。

**9. 动脉夹**　用于夹闭动脉，暂时阻断动脉血流（图 4-1O）。

**10. 塑料插管**　包括动脉插管、静脉插管和输尿管插管等。动脉插管可用于采集动脉血，另一端接上压力换能器可记录血压；静脉插管常用于向动物体内注射药液；输尿管插管用于收集尿液、观察不同因素对尿量的影响等。

**11. 三通管**　可按实验需要调节三通管的阀门以改变液体流通方向（图 3-21），便于静脉给药、输液和描记动脉血压。

**12. 其他**　如注射器、手术线和缝合针等。

（杨战利）

# 第二节　BL-420N 生物信号采集与分析系统

BL-420N 生物信号采集与分析系统（以下简称 BL-420N 系统）是全新一代生物信号采集与处理系统，除满足常规生物信号采集与分析的功能外，还扩充了以 Internet 为基础的信息化功能，以适应信息化和网络化的发展要求。

## 一、BL-420N 系统的基本功能特点

### （一）多媒体展示功能

BL-420N 系统内可以嵌入各种多媒体资料，实验前帮助学生学习关于仪器和相关实验内容的知识、原理、实验方法和操作技术。当系统与学校的虚拟仿真实验教学中心直接连接时，可获取更多虚拟实验内容和进行虚拟实验操作。

### （二）双视功能和反演数据同时显示

实验过程中，可以使用双视功能对比查看同一实验记录中不同时间段的数据。还可以打开以前实验记录的文件进行反演，实时对比不同时期的实验结果，为机能学实验带来极大的便利。

### （三）无纸化的实验报告管理功能

实验结束后，学生可直接在 BL-420N 系统软件中提取实验数据并生成可编辑的实验报告，与 NEIM-100 实验信息管理系统（需实验室独立配置）配套使用时，可实现实验报告的网上批阅和管理功能。

### （四）通道智能识别与扩展功能

识别公司生产的智能传感器（即换能器），读取不同传感器的信息，自动完成传感器的设置与定标。

当 BL-420N 系统与具有多通道扩展功能的传感器连接时，BL-420N 系统会自动扩展这些新引入的采用通道。例如，当用户在 1 通道连接一个具有 3 个通道信号的传感器时，1 通道会自动扩展为 3 个采样通道，而整个系统则从 4 通道系统变成 6 通道系统。

另外，BL-420N 系统配套有人体生理信号无线连接器，可以将 HWS0601 人体无线生理信号采集器采集到的人体生理信号，如心电、血压、呼吸和血氧等信号传入到 BL-420N 系统进行显示和记录。

### 二、BL-420N 系统硬件

BL-420N 系统硬件分为内置和外置两种。内置硬件需要安装在 BL-420I 集成化信号采集与处理系统中。外置硬件通过 USB 接口和数据线与计算机相连。

#### （一）前面板结构及接口连接

**1. 前面板结构**　按照从左到右、从上到下的顺序介绍 BL-420N 系统外置硬件前面板结构（图 4-8）。

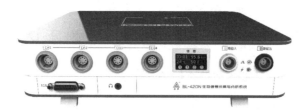

图 4-8　BL-420N 系统外置硬件前面板

（1）CH1、CH2、CH3、CH4：8 芯生物信号输入接口（可连接信号引导线、各种传感器等，4 个通道的性能指标完全相同）。

（2）信息显示屏：显示系统基本信息，包括温度、湿度及通道连接状况指示等。

（3）记滴输入：2 芯记滴输入接口。

（4）刺激输出指示灯（方波图标）：系统发出刺激指示。

（5）高电压输出指示灯（闪电图标）：当系统发出的刺激超过 30V 时，高电压输出指示灯点亮。

（6）刺激输出：2 芯刺激输出接口。

（7）全导联心电输入口：用于输入全导联心电信号。

（8）监听输出（耳机图标）：用于输出监听声音信号，某些电生理实验需要监听声音。

**2. 前面板接口连接**　前面板接口的连接应根据实验的需要而连接不同的信号输入或输出线。

（1）信号输入线的连接：将信号输入线圆形接头连接到 BL-420N 系统硬件信号输入口，另一端连接到信号源，信号源可以是心电、脑电或胃肠电等电信号。

（2）传感器的连接：将传感器圆形接头连接到 BL-420N 系统硬件信号输入口，另一端连接到信号源，信号源可以是血压、张力和呼吸等。

（3）全导联心电的连接：将全导联心电线的方形接头连接到 BL-420N 系统硬件的全导联输入口，另一端连接到动物的不同肢体处（红—右前肢，黄—左前肢，绿—左后肢，黑—右后肢）。

（4）刺激输出线的连接：将刺激输出线的圆形接头连接到 BL-420N 系统硬件的刺激输出口，另一端连接到生物体需要刺激的部位。

（5）监听输出：将电喇叭的输入线连接到 BL-420N 系统硬件的监听输出口。

（二）后面板结构及接口连接

**1. 后面板结构**　按照从左到右的顺序介绍 BL-420N 系统外置硬件后面板结构（图4-9）。

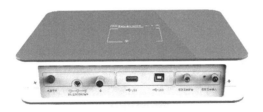

图 4-9　BL-420N 系统外置硬件后面板

（1）电源开关：BL-420N 系统硬件设备电源开关。

（2）电源接口：BL-420N 系统硬件电源输入接口（12V 直流）。

（3）接地柱：BL-420N 系统硬件接地柱。

（4）B 型 USB 接口（扁形）：BL-420N 系统硬件固件程序升级接口。

（5）A 型 USB 接口（方形）：BL-420N 系统硬件与计算机连接的通信接口。

（6）级联同步输入接口：多台 BL-420N 系统硬件设备级联同步输入接口。

（7）级联同步输出接口：多台 BL-420N 系统硬件设备级联同步输出接口。

**2. 后面板基本接口连接步骤**

（1）将 USB 连接线的一端连接到 BL-420N 系统的 A 型 USB 接口位置，另一端连接到计算机的 USB 接口，完成系统通信线路的连接。

（2）将接地线的一端连接到 BL-420N 系统的接地柱，另一端连接到实验室地线接头处，完成系统接地线的连接。如果实验室内部本身没有接地线，可以不连接地线，连接地线是为了获得更好的电生理实验效果。

（3）连接 12V 直流电源。上述连接接口为固定连接，只需连接一次。

（三）硬件启动

打开硬件电源开关（内置硬件在前面板，外置硬件在后面板）。前面板信息显示屏会提示启动进度，当听到 BL-420N 系统硬件发出"嘀"的声响，表明硬件启动完毕。此时，前面板信息显示屏上会显示当前环境的温度、湿度、大气压力以及当前信号通道的设备连接状况等信息。

**三、BL-420N 系统软件**

BL-420N 系统硬件启动完成后，双击桌面"BL-420N 信号采集与分析系统"图标，启动 BL-420N 系统软件。如果 BL-420N 系统硬件和软件之间通信正确，则 BL-420N 系统软件顶部功能区上的"开始"按钮变得可用，否则"开始"按钮为灰色，不可用。

（一）软件主界面介绍

BL-420N 系统软件主界面中包含 4 个主要的视图区，分别为功能区、波形显示区、文件视图区以及信息视图区（图4-10）。

**1. 功能区**　是指 BL-420N 系统主界面顶部的功能按钮选择区域，功能区相当于把传统软件中的菜单栏和工具栏合二为一。整个功能区共有 7 个栏目，分别是开始栏、实验模块栏、实验报告栏、网络栏、多媒体栏、工具栏和帮助栏。

功能区开始栏为用户提供最常用的功能，包括 6 个功能分类，即文件、视图、添加标记、信号选择、控制和实验报告。

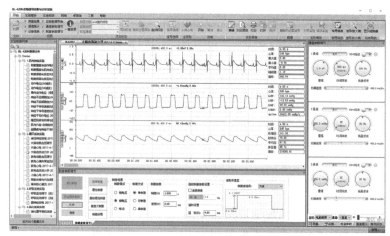

图 4-10　BL-420N 系统软件主界面

**2. 波形显示区**　显示采集到的或分析后的通道数据。该视图区中通常还会有被覆盖的刺激器视图区（刺激参数调节和刺激发出控制区）。

**3. 文件视图区**　默认位置的数据文件列表，双击文件名可直接打开该文件。

**4. 信息视图区**　显示连接设备信息、环境信息、通道信息等基础信息。该视图区中通常还会有其他被覆盖的视图，包括通道参数调节视图、快捷启动视图（快速启动和停止实验）以及测量数据显示视图等。

在 BL-420N 系统中，除了波形显示区不能隐藏之外，其余视图区均可显示或隐藏；视图区中除顶部的功能区之外，其余视图可以任意移动位置。

（二）开始实验

BL-420N 系统软件开始实验的方法有三种，分别是从实验模块开始实验、从信号选择对话框开始实验以及从快速启动"开始"按钮开始实验。

**1. 从实验模块开始实验**　首先点击功能选择区"实验模块"，然后在下拉菜单中点击相应系统的实验，最后再在下拉菜单中选择具体实验。如点击实验模块，选择"循环"，再在下拉菜单中选择"蛙心灌流"实验项目（图 4-11）。

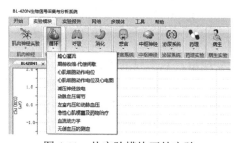

图 4-11　从实验模块开始实验

从实验模块启动实验时，系统会自动根据用户选择的实验项目配置各种实验参数，包括采样通道数、采样率、增益、滤波和刺激等参数，方便快速进入实验状态。实验模块通常根据教学内容配置，因此通常适用于教学实验。

**2. 从信号选择对话框开始实验**　首先点击功能区"开始"按钮，然后点击"信号选择"按钮（图 4-12），系统会弹出一个"信号选择"对话框（图 4-13），用户可根据自己的实验内容，为每个通道配置相应的实验参数，这是最灵活的一种实验启动方式，主要适用于科研工作。

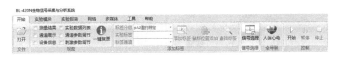

图 4-12 功能区开始栏中的"信号选择"功能按钮

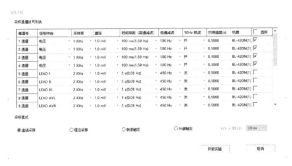

图 4-13 "信号选择"对话框

**3. 从快速启动"开始"按钮开始实验** 可以从启动视图中的"开始"按钮快速开始实验（图 4-14A），也可以从功能区"开始"菜单栏中的"开始"按钮快速开始实验（图 4-14B）。适用于快速打开上一次实验参数。

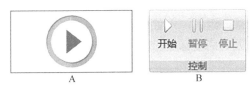

图 4-14 快速启动实验按钮

A. 启动视图中的"开始"按钮；B. 功能区开始栏中的"开始"按钮

（三）启动刺激器

在机能学实验中经常会用到刺激器。通过选择功能区开始栏中的"刺激器"选择框可以打开刺激参数调节视图。刺激参数调节视图可以按照水平方式排列，停靠在主显示视图下部（图 4-15），也可以按照垂直方式排列，停靠在主显示视图右边。

刺激参数调节视图从左到右或从上到下依次为"启动刺激"按钮、模式选择区、参数调节区和波形示意区等 4 个部分（图 4-15）。

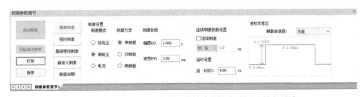

图 4-15 水平方式排列的刺激参数调节视图

（四）暂停实验、停止实验并保存数据

在"启动视图"中点击"暂停"或"停止"按钮（图 4-16A），或者选择功能区开始栏中的"暂停"或"停止"按钮（图 4-16B），都可以完成实验的暂停和停止操作。

暂停是指在实验过程中停止快速移动的波形，便于仔细观察、分析停留在显示屏上的一幅静止图像的数据，暂停时硬件数据采集的过程仍然在进行但数据不被保存；重新开始，采集的数据恢复显示并被保存。

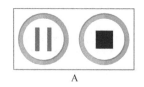 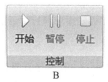

图 4-16　暂停和停止按钮

A. 启动视图中的"暂停"和"停止"按钮；B. 功能区开始栏中的"暂停"和"停止"按钮

停止是指停止整个实验。当单击停止实验按钮的时候，系统会弹出一个对话框询问是否停止实验，如果确认停止实验则系统会弹出"另存为"对话框，修改文件名后，点击"保存"即保存数据。

（五）数据反演

数据反演是指查看已保存的实验数据，有两种方法可以打开已保存的文件：一是在"实验数据列表"视图中双击要打开的文件；二是在功能区的开始栏中先点击"文件"按钮，再选择"打开"命令，最后在弹出的打开文件对话框中选中要打开的文件，然后单击"打开"按钮即可。

BL-420N 系统软件可以同时打开多个文件进行反演，最多可以同时打开 4 个反演文件。

（六）波形显示视图说明

**1. 波形显示视图区域的组成**　BL-420N 系统软件波形显示视图是采集到生物信号的主要显示区域，该区域主要由 7 个部分组成，分别为波形显示区、双视分隔条、标尺区、滚动条、顶部信息区、测量信息显示区以及时间坐标显示区（图 4-17）。各部分的功能说明见表 4-1。

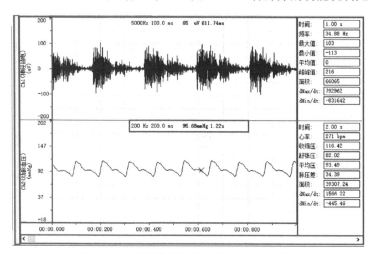

图 4-17　波形显示视图区域的 7 个组成部分

表 4-1　波形显示视图各部分功能说明

| 序号 | 组成部分 | 功能说明 |
| --- | --- | --- |
| 1 | 波形显示区 | 以通道为基础同时显示 $1\sim n$ 个通道的信号波形 |
| 2 | 双视分隔条 | 拖动双视分隔条可实现波形的双视显示，用于波形前后对比 |
| 3 | 标尺区 | 显示通道幅度标尺，幅度标尺用于对信号的幅度进行定量标识 |
| 4 | 滚动条 | 拖动定位反演文件中波形的位置 |
| 5 | 顶部信息区 | 显示通道基本信息，包括采样率、扫描速度和测量数据等 |
| 6 | 测量信息显示区 | 显示通道区间测量的结果 |
| 7 | 时间坐标显示区 | 显示所有通道的时间位置标尺，以 1 通道为基准 |

**2. 打开或关闭双视系统**　双视分隔条用于打开双视系统，这样，同一生物信号不同时期记录的波形可以分别在两套窗口系统中显示以便于前后对比（图 4-18）。

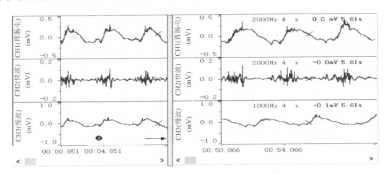

图 4-18　BL-420N 系统软件双视显示方式

打开和关闭双视系统的方式：在双视分隔条上按住鼠标左键，然后左右拖动双视分隔条即可打开或关闭双视系统，也可以调节双视系统的宽度占比。

**3. 单通道和多通道显示切换**　BL-420N 系统可以同时记录 1～$n$ 通道生物信号，$n$ 的最大值为 128（含分析通道）。波形显示视图根据用户选择的记录信号数自动设置相应的通道数，当多个通道同时显示时，每个通道平分整个显示区域，不易进行波形观察。在要观察通道上双击鼠标左键即可在单通道和多通道显示方式之间进行切换。

**4. 波形的调节**　为便于观察，可以对波形进行上下移动、放大和缩小、压缩和扩展。具体方法：在通道标尺区按住鼠标左键并上下移动鼠标，波形会跟随鼠标的上下移动而移动；将鼠标移动到通道标尺区中，向上滚动鼠标滚轮可放大波形，向下滚动鼠标滚轮可缩小波形，在标尺窗口中双击鼠标左键，波形会恢复到默认标尺大小；将鼠标移动到相应通道的波形显示区，向上滑动鼠标滚轮可扩展波形，向下滑动鼠标滚轮可压缩波形。

在某波形通道中向上或向下滑动鼠标滚轮，只影响该通道的压缩或扩展；如果在所有通道底部的时间显示区中向上或向下滑动鼠标滚轮，则影响所有通道的压缩或扩展。

**5. 复制波形**　实验完成后，需将记录的有效生理信号波形复制下来粘贴到实验报告中。按住鼠标左键拖动要选中的波形区域，波形选中的同时即被复制到了计算机内存中，然后就可以粘贴到 Word 文档或实验报告中进行编辑。

（郭　　忠）

# 第三节　常用的换能器和电极

## 一、换能器

换能器又称为传感器，是一种能将机械能、化学能和光能等非电能形式的信号转换为电信号的器件或装置。

在生物医学中，换能器能将机体各系统、器官和组织在生理功能活动过程中所产生的肌肉张力、血压、呼吸道气压、呼吸流量、心音、脉搏、胃肠运动和温度等非电信号转换为电信号，经放大后再通过电子测量仪器进行显示和记录。

（一）换能器的工作原理

机能学实验中常用的张力换能器、压力换能器和呼吸换能器均属于应变式换能器。这类换能器是根据导电材料在受力变形时材料电阻率发生变化的原理制成的。以张力换能器为例，用导电材料制成电阻丝或喷涂于弹性材料上制成应变片，用这种应变片制成的两组应变元件分别贴于悬梁臂的两侧，作为桥式电路的两对电阻（图4-19），当悬臂梁受力（如向下），悬臂梁向下位移变形，贴在悬臂梁上面的应变片受力被拉长，电阻增大；贴在悬臂梁下面的应变片受压而缩短，电阻减小，电桥平衡被改变，电桥就输出一个电压，这个电压的值与电阻应变片所受力的大小成比例，从而将力的变化转换成电桥输出电压的变化，经放大后再通过电子测量仪器进行显示和记录。

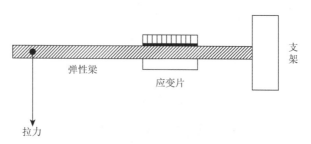

图4-19 张力换能器的基本结构

此外，能将各种流体的流量转换成电信号的换能器称为流量传感器，此类传感器是根据光电或磁电原理制成的。

（二）常用的换能器

**1. 张力换能器** 能将肌肉（骨骼肌、心肌和平滑肌）收缩的张力转换成电信号，以记录肌肉收缩的波形或呼吸运动的波形（图4-20A）。张力换能器有多种规格，根据被测张力的大小选用合适量程的换能器，常用的有5g、10g、50g和100g等。使用时，一般先将标本的一端固定，在保持标本自然长度的情况下，将标本另一端的结扎线穿过悬梁臂前端的小孔，结扎固定后再将张力换能器连接至信号采集与分析系统。

**2. 压力换能器** 能将各种压力如动、静脉压和心室内压转换成电信号，以记录血压波和心室内压波。压力换能器前端有两个侧管（分别连有一个三通管），一个是排气管，另一个是测压管（图4-20B）。使用前，先用注射器将肝素生理盐水通过排气管缓慢注入换能器和插管内，以排尽换能器和插管内的空气。

**3. 呼吸换能器** 能将呼吸过程中产生的气压或气体流量转换为电信号，以记录呼吸波。其分为插管式呼吸换能器和绑带式呼吸换能器。

（1）插管式呼吸换能器：由流量头和差压换能器组成（图4-20C），由于是直接与气管插管相连，所以测量较准确。通过插管式呼吸传感器可测量动物的呼吸波，也可以测量气体流量，但需对换能器进行定标，定标需要恒定的气源，如气泵或气瓶、吸氧用的流量计等。

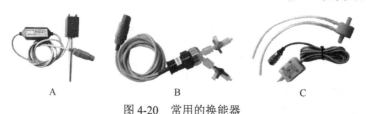

图4-20 常用的换能器

A. 张力换能器；B. 压力换能器；C. 插管式呼吸换能器

（2）绑带式呼吸换能器：专门为家兔设计的胸带式结构，用于测量呼吸波，使用时捆在家兔的胸腔，使用较方便。

（三）使用注意事项

**1.** 使用张力换能器时不能用手牵拉弹性悬梁臂或超量加载，否则会使弹性悬梁臂失去弹性而导致换能器损坏。

**2.** 张力换能器内部没有经过防水处理，在使用时须避免水和各种溶液进入换能器内部，以防换能器的电路损坏。

**3.** 压力换能器应轻拿轻放，不得碰撞。压力换能器的内部由应变丝构成电桥，应变丝盘绕在应变架上，当应变丝和应变架发生碰撞和振动时，会发生断丝或变形。

### 二、普通金属电极

机能学实验中对组织施加刺激或采集机体电信号时需要用到电极。电极的种类很多，根据安放的位置，可分为体表电极、皮下电极和植入电极等；根据电极的形状，可分为针状电极、片状电极和螺旋电极等；根据电极的粗细，可分为宏电极和微电极等；根据制作材料的不同，可分为普通金属电极和玻璃电极等。

普通金属电极是由银、铂、镍、不锈钢或钨制成的针形或片状电极，其尺寸一般是毫米级的，为了与微米级尺寸的微电极区别，又被称为宏电极。用于刺激的宏电极称为刺激电极；带有保护结构的刺激电极称为保护电极；而引导和记录生物电用的宏电极则称为记录电极。

**1. 刺激电极**　刺激离体组织时常用。电极前端的金属丝完全裸露，可直接接触到神经和肌肉等组织以便施加刺激（图4-21A）。

**2. 保护电极**　刺激在体组织时常用。为了避免电流刺激周围组织，电极前端的金属丝常呈钩状，且只裸露弯钩内侧的金属丝（图4-21B）。

**3. 记录电极**　又称为引导电极，能将离子电流转换成电子电流，以进行生物电信号的引导和采集，如神经干动作电位的引导，心电、脑电和肌电的记录等（图4-21C）。

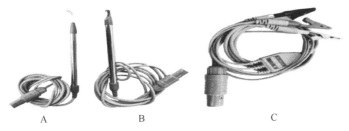

图 4-21　常用的电极

A. 刺激电极；B. 保护电极；C. 记录电极

（杨战利）

# 第四节　生化分析仪器

测定溶液或体液中某种物质的浓度含量或浓度，常需要借助生化分析仪器，机能学实验常用的生化分析仪器有分光光度计和血气分析仪等。

### 一、分光光度计

（一）工作原理

分光光度法是一种基于物质对光的选择性吸收而建立起来的一种分析方法。

分光光度计能在近紫外线和可见光谱（图4-22）区域内对样品物质进行定性和定量分析，是一种灵敏度高、实用性强、操作简便的分析仪器。

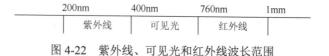

图4-22 紫外线、可见光和红外线波长范围

单色光通过吸光溶液后，吸光度与溶液的厚度及浓度之间为正比关系，即光吸收的Lamber-Beer定律（朗伯-比尔定律）。

透射比 $T$（transmittance）表示透射光强度 $I_t$ 与入射光强度 $I_o$ 之比，即 $T = I_t/I_o = 10^{-KLC}$。

吸光度 $A$（absorbance）用 $T$ 的负对数值表示，即 $A = -\lg T = -\lg I_t/I_o = KLC$。

从以上公式可以看出，当入射光、吸收系数 $K$ 和溶液的厚度即光径长度 $L$ 不变时，吸光度 $A$ 与溶液的浓度 $C$ 成正比（图4-23）。在测得吸光度 $A$ 后，可采用标准曲线法、比较法以及标准加入法等方法对测量物质进行定量分析。

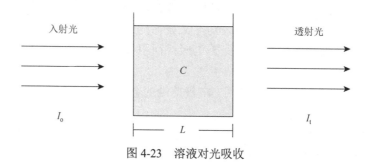

图4-23 溶液对光吸收

（二）基本结构及使用方法

教学实验中常用的可见光分光光度计是一种结构简单、使用方便的单光束分光光度计，基于样品对单色光的选择吸收特性可用于对样品进行定性和定量分析。定量分析是根据相对测量的原理，即参比样品作为标准试样，设定其透射比为100%，待测样品的透射比则相对于参比样品而得到。下面以722型分光光度计为例，简单介绍分光光度计的结构及其使用方法。

**1. 基本结构** 722型分光光度计内部有光源室、单色器（即分光系统，其中的色散元件为光栅，可获得波长范围狭窄的接近于一定波长的单色光）、样品室和光电检测系统等部件；外部主要有波长旋钮（其左侧为波长显示窗）、电源指示灯、液晶显示器（显示测量参数及测量信息，其右边有4个测试方式指示灯）、样品架拉杆和触摸式按键（包括测试方式设置键、100% $T$ 设置键、0% $T$ 设置键和打印键）（图4-24）。

**2. 使用方法**

（1）仪器预热：为使仪器内部达到热平衡，开机后预热时间不少于 30min。开机后预热时间少于 30min 时，应注意随时操作设置 0% $T$、100% $T$，确保测试结果有效。

（2）方式设置：用"MODE"键设置测试方式为透射比 $T$。测试方式还包括吸光度 $A$、浓度 $C$ 方式和斜率 $F$ 方式等。

（3）波长调整：转动波长旋钮，观察波长显示窗，调整至需要的测试波长。

（4）置入参比样品和待测样品：先将参比样品和待测样品分别倒入比色皿中，并保持比色皿透光表面干净。打开样品室盖（光门自动关闭），然后将盛有参比样品和待测样品的比色皿放到样品架比色皿槽中（参比样品一般放在第一个槽位中）。

（5）置 0% $T$：将遮光体置入样品架，合上样品室盖（光门自动打开），拉动样品架拉杆使遮光体进入光路，在透射比 $T$ 方式下按"0%"即自动置 0% $T$，此时显示器显示 000.0，完成置 0% $T$ 后取出遮光体。

（6）置 100% $T$：将参比样品推（拉）入光路中，按"100%"键即自动置 100% $T$，此时仪器显示"BL"，延时数秒后显示"100.0"。

（7）当显示器显示"100.0"后，推（拉）动样品架拉杆，使待测样品进入光路，然后便可从显示器上读取待测样品的测量数据。

（8）测试结束，关闭电源开关，取出比色皿清洗并晾干。

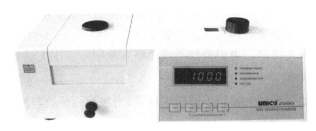

图 4-24 722 型分光光度计

（三）注意事项

**1.** 仪器应放置于室温 5~35℃，室内相对湿度小于 85% 的环境中，并远离电磁场、静电及其他干扰源；放置仪器的工作台应平坦、牢固，不应有振动或其他影响仪器正常工作的因素。

**2.** 为了防止光电管疲劳，不宜连续光照，预热仪器时和不测定时应将试样室盖打开以切断光路。

**3.** 比色皿透光部分表面不能有指印、溶液痕迹，被测溶液中不应有气泡、悬浮物，以免影响样品测试的准确性。

**4.** 每次使用后应检查样品室是否有溶液溢出，经常擦拭样品室，以防废液腐蚀机器部件。

**5.** 使用完毕后，应盖好防尘罩，可在样品室及光源室内放置硅胶袋（使用仪器前务必取出）以防潮。

## 二、血气分析仪

动脉血气分析是指对动脉血不同类型的气体和酸碱物质进行分析的过程，临床上常用于判断机体是否存在呼吸衰竭和酸碱平衡失调。

血气分析仪是采用高灵敏度的 pH 电极、$PO_2$ 电极和 $PCO_2$ 电极来测定动脉血 pH、二氧化碳分压（$PaCO_2$）和氧分压（$PaO_2$）等三项基本指标，并可根据血红蛋白值计算出如实际碳酸氢盐（AB）、标准碳酸氢盐（SB）、血液缓冲碱（BB）、碱剩余（BE）和血氧饱和度（$SaO_2$）等多项指标，以了解机体的呼吸功能与酸碱平衡状态。

（一）基本结构

血气分析仪主要由电极系统、管路系统和电路系统等三部分组成。

**1. 电极系统** 电极是血气分析仪的电化学传感器，包括 pH 电极、$PCO_2$ 电极、$PO_2$ 电极等三支测量电极和一支 pH 参比电极（为 pH 电极提供参照电势）。

**2. 管路系统** 是完成自动定标、自动测量和自动冲洗等功能的部分。

**3. 电路系统** 具有将仪器测量信号放大和模数转换，对仪器进行控制，显示和打印结果等功能。

（二）血样采集

常采集肱动脉、股动脉或前臂桡动脉血样，其能真实地反映体内的氧化代谢水平和酸碱平衡状态。

采血前，先排尽洁净注射器中的空气，然后吸取抗凝剂如肝素以湿润注射器内壁。注射器进入动脉管腔后，应使血液自动流入注射器，采集 0.5～1ml，血样内不能混入气泡。针头拔出后，不要将注射器回吸，而应稍向外推，排出第一滴血，并立即刺入橡皮塞内，以确保样品与外界空气隔绝。采集毛细血管血样时，须使用经过特殊处理、内壁涂有肝素的毛细血管采样管。

血样采集完毕后，应将注射器在手掌中来回搓动使血样与抗凝剂充分混匀，并应尽快测定。如 30min 内不能测定样品，可将样品存放于 4℃环境中，但不可超过 2h。

血气分析仪操作较为简单，可因型号不同而略有差别，请按说明书进行操作。

（三）使用注意事项

由于血气分析仪是以电极为传感器的精密仪器，电极是否灵敏与测定的准确性密切相关，因此，电极的日常保养至关重要。

**1.** 每周更换一次内电极液，定期更换电极膜。

**2.** 若电极使用时间过长，电极反应变慢，可用电极活化液对电极进行清洗。

**3.** 若短期不使用，应多次冲洗和抽空管道内的溶液，然后取下参比电极并关机。

**4.** 若长期不使用，应反复冲洗和抽空管道中的溶液，然后取下所有电极，松开泵管并关机。除参比电极以外，所有电极皆取出电极芯，倒出电极内液，再装回电极芯，保存。参比电极视情况加 KCl 溶液，不得干透。再次使用时应按说明书进行安装和操作。

（张丽景）

# 第二篇　医学机能学基础性及综合性实验

# 第五章　神经和骨骼肌实验

## 实验 1　坐骨神经–腓肠肌标本的制备

【实验目的】

　熟悉常用蛙类手术器械的使用方法；掌握坐骨神经–腓肠肌标本的制备方法；理解骨骼肌神经–肌接头处的兴奋传递过程。

【实验原理】

　两栖动物的基本生命活动与哺乳动物相似，且其离体组织保存所需理化条件相对简单，易于保持活性。因此，常用两栖动物标本观察组织的兴奋性、刺激强度和频率与骨骼肌收缩的关系以及动作电位的产生等。

【实验对象】

　蛙或蟾蜍。

【实验药品与器材】

　任氏液、金属探针、木质蛙板、蛙钉、锤子、粗剪刀、组织剪、无齿镊、有齿镊、玻璃分针、烧杯、培养皿、吸管、锌铜弓、纱布和手术线等。

【实验步骤】

　**1. 破坏脑和脊髓**　取蛙或蟾蜍一只并清洗。将其用纱布包住，露出头部，用左手示指按压其头部前端，拇指按压其背部脊柱，其余三指紧握其躯干及下肢；右手持金属探针沿正中线由头部前端向下划，触及凹陷的部位即为枕骨大孔所在之处（图 5-1A）。将探针由枕骨大孔垂直刺入，然后将探针向前刺入颅腔，并反复左右搅动，以彻底捣毁脑组织，若探针确在颅腔，术者可感觉到探针与颅腔壁的摩擦。脑组织捣毁后，将探针退至枕骨大孔处，然后向下垂直刺入椎管，以破坏脊髓。当蛙或蟾蜍呼吸消失、四肢松软时表示脑组织和脊髓已被破坏，否则应按上述方法反复进行破坏直至捣毁中枢。

　**2. 剪除躯干上部及内脏**　左手提起蛙或蟾蜍的脊柱，使其头部和内脏自然下垂，右手持粗剪刀在骶髂关节水平以上 0.5～1cm 处剪断脊柱，去除内脏及头胸部（图 5-1B）。

　**3. 剥皮**　左手持有齿镊夹住蛙或蟾蜍的脊柱，右手用粗剪刀剪开两后肢皮肤（因肛周皮肤粘连较紧，所以可先用粗剪刀剪去肛周皮肤），然后剥去两后肢皮肤，并将标本放入盛有任氏液的培养皿中。剥皮完成后洗手并清洗手术器械。

　**4. 分离两后肢**　用粗剪刀沿脊椎正中将标本的两后肢分离并放入盛有任氏液的培养皿中。

　**5. 制作坐骨神经–腓肠肌标本**　①游离坐骨神经：先将标本腹面朝上放置于木质蛙板上，游离腹侧坐骨神经；再将标本背面向上固定于木质蛙板，在股二头肌和半膜肌之间的坐骨神经沟内找到坐骨神经（图 5-1C），用玻璃分针游离坐骨神经至膝关节处（可用眼科剪剪断坐骨神经的细小分支），将游离的坐骨神经搭于腓肠肌上，在膝关节周围剪去股骨周围肌肉，然后于股骨中部（保留一段股骨，以利于标本固定）剪断股骨。②游离腓肠肌：游离腓肠肌至膝关节处，并在跟腱处穿线、结扎后剪断跟腱，然后剪去膝关节以下的骨骼和肌肉，完整的坐骨神经-腓肠肌标本如图 5-1D 所示。

**6. 检测标本活性**　用经任氏液浸湿的锌铜弓由上到下刺激坐骨神经，如果腓肠肌发生明显而灵敏的收缩，表明标本的兴奋性良好。

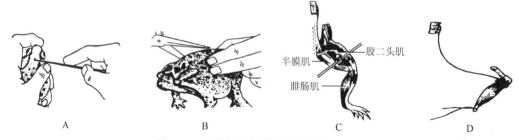

图 5-1　坐骨神经-腓肠肌标本制备示意图

A. 从枕骨大孔进针；B. 剪除躯干上部及内脏；C. 股二头肌和半膜肌之间即为坐骨神经沟；D. 完整的坐骨神经-腓肠肌标本

**【注意事项】**

**1.** 实验过程中应经常给标本滴加任氏液，以保持标本活性。

**2.** 使用玻璃分针游离神经，不要用手和金属器械触碰、牵拉神经，以免影响神经兴奋性。

**【思考题】**

**1.** 如何判断蛙或蟾蜍的脑和脊髓被完全破坏？

**2.** 为什么用锌铜弓刺激坐骨神经，腓肠肌会发生明显的收缩？

（杨战利）

## 实验 2　刺激强度和刺激频率对骨骼肌收缩的影响

**【实验目的】**

观察不同刺激强度与骨骼肌收缩幅度之间的关系，理解阈刺激与多纤维总和的概念；观察不同刺激频率与骨骼肌收缩形式之间的关系，理解强直收缩与频率总和的概念。

**【实验原理】**

可兴奋组织接收刺激产生兴奋通常须具备三个条件：足够的刺激强度、足够的刺激作用时间和适当的刺激强度-时间变化率。一般将引起活组织细胞产生反应的最小刺激强度称为阈强度，简称阈值。相当于阈强度的刺激称为阈刺激，小于或大于阈强度的刺激分别称为阈下刺激和阈上刺激。

阈值是衡量组织兴奋性高低的指标，阈值的大小与兴奋性的高低呈反向关系，组织或细胞产生兴奋所需的阈值越大，该组织的兴奋性越低；反之，该组织的兴奋性越高。不同种类的组织兴奋性高低不同，同一种组织的不同单位兴奋性的高低也不同，坐骨神经干中含有数十万条粗细不同的神经纤维，其兴奋性各不相同，阈刺激首先引起兴奋性较高的神经纤维兴奋，进而引起其所支配的肌纤维收缩；随着刺激强度的增大，肌纤维同步收缩呈现叠加效应，即为多纤维总和。当所有的肌纤维均兴奋收缩时，肌肉呈现最大收缩幅度。故在一定范围内，骨骼肌收缩的幅度取决于刺激强度。

频率总和是指提高骨骼肌收缩频率而产生的叠加效应。当刺激频率很低时，肌肉出现一次完整的收缩和舒张过程，称为单收缩。增加刺激频率，如刺激间隔短于单收缩持续时间，则前一收缩还未结束就开始后一个收缩，两次收缩就会叠加起来，产生收缩的总和。若后一次收缩过程叠加在前一次收缩过程的舒张期，所产生的收缩总和称为不完全强直收缩；如果后一次收缩过程叠加在前一次收缩过程的收缩期，所产生的收缩总和称为完全强直收缩，因此，不同的刺激频率可使肌肉呈现不同的收缩形式。在等长收缩条件下，完全强直收缩幅度大于单收缩，其产生的张力可达单收缩的 3～4 倍。

**【实验对象】**

蛙或蟾蜍。

**【实验药品与器材】**

任氏液、蛙类手术器械 1 套、BL-420N 系统、张力换能器、铁架台、双凹夹、肌动器、培养皿、手术线和纱布等。

**【实验步骤】**

**1. 制备坐骨神经-腓肠肌标本** 详见本章实验 1 步骤 1～5。

**2. 连接装置**

（1）将坐骨神经-腓肠肌标本的股骨置于肌动器的固定孔内或直接固定在木质蛙板上，坐骨神经置于刺激电极上。

（2）将腓肠肌跟腱处结扎线的另一端连于张力换能器的弹簧片上，并将张力换能器用双凹夹固定在铁架台上（有商标字样的一面朝上），然后上下调整张力换能器的高度，使手术线与张力换能器垂直且松紧合适（连线太松或太紧，肌肉收缩曲线均无法描记出来）。张力换能器数据线插头插入 BL-420N 系统面板 CH1（1 通道）。刺激电极与 BL-420N 系统面板的刺激输出接口相连（图 5-2）。

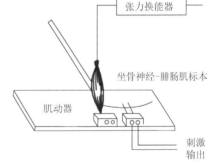

图 5-2 坐骨神经-腓肠肌标本装置连接示意图

（3）调试仪器：打开电源，启动计算机，打开 BL-420N 系统。

**3. 观察项目**

（1）不同刺激强度对骨骼肌收缩张力的影响：点击软件功能区菜单栏"实验模块"，先在下拉菜单中选择"神经肌肉实验"，然后选择"刺激强度与反应的关系"子菜单，在出现的对话框中设置参数，开始实验，记录收缩曲线（图 5-3）。

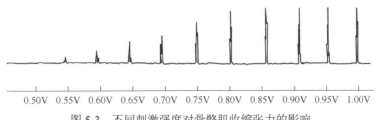

0.50V  0.55V  0.60V  0.65V  0.70V  0.75V  0.80V  0.85V  0.90V  0.95V  1.00V

图 5-3 不同刺激强度对骨骼肌收缩张力的影响

（2）不同刺激频率对骨骼肌收缩形式的影响：点击软件功能区菜单栏"实验模块"，先在下拉菜单中选择"神经肌肉实验"，然后再选择"刺激频率与反应的关系"子菜单，在出现的对话框中设置参数，开始实验，记录收缩曲线（图 5-4）。

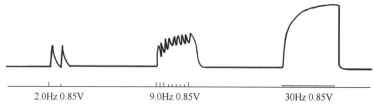

2.0Hz 0.85V          9.0Hz 0.85V          30Hz 0.85V

图 5-4    不同刺激频率对骨骼肌收缩形式的影响

上述实验项目完成后，点击软件"停止"按钮，保存实验结果。然后通过数据反演对各项实验结果进行编辑处理并打印。最后依次关闭 BL-420N 系统软件、计算机及 BL-420N 系统电源。

**【注意事项】**

**1.** 标本制作完成后须放入盛有任氏液的培养皿中 5～10min，待标本的兴奋性稳定后再行实验。

**2.** 两次实验之间应间隔 1～2min，以免肌肉疲劳而影响实验结果。

**【思考题】**

**1.** 在一定范围内，肌肉收缩幅度为何随着刺激强度的增强而增大？

**2.** 随着刺激频率的增加，骨骼肌的收缩形式发生了哪些变化？为什么？

（杨战利）

# 实验 3    神经干动作电位的引导、传导速度和不应期的测定

**【实验目的】**

掌握离体神经干动作电位的记录方法；理解神经干和单根神经纤维动作电位的区别；了解神经干动作电位传导速度及不应期的测定方法。

**【实验原理】**

动作电位是可兴奋组织兴奋的标志。神经细胞在接收有效刺激后可产生动作电位并沿神经纤维传导。神经干由多条神经纤维组成，在神经干上记录到的动作电位，是多条神经纤维产生的动作电位的总和，称为复合动作电位。在一定范围内，神经干动作电位的幅度随刺激强度的增强而增大，不具有单根神经纤维动作电位"全或无"的特点。神经干中神经纤维的兴奋性各不相同，阈刺激首先引起兴奋性较高的神经纤维兴奋，此时复合动作电位幅度较小；随着刺激强度的增强，神经干中兴奋的神经纤维数目增多，复合动作电位幅度增大，当神经干全部神经纤维均兴奋时，复合动作电位的幅度达到最大，此时的强度即为最大刺激强度。

将两个引导电极置于结构和功能完整的神经干表面，兴奋先后通过两个电极，便可引导出两个方向相反的电位波形，称为双相动作电位。若两个引导电极之间的神经纤维受损，兴奋只通过第一个引导电极，无法传导至第二个引导电极，则只能记录到一个方向的电位波形，称为单相动作电位。本次实验记录到的复合动作电位，并不是神经细胞内外的电位差，而是神经细胞传导动作电位过程中导致的两个记录电极之间的电位差。

神经纤维的主要功能是传导兴奋。其传导速度主要与神经纤维的直径、有无髓鞘和温度等因素有关。通过测量动作电位在神经干上传导的距离（$s$）及传导所需时间（$t$），根据公式 $v = s/t$ 即可求出动作电位的传导速度，蛙类坐骨神经干传导速度是 35～40m/s。

可兴奋组织在接收有效刺激兴奋后，其兴奋性将发生周期性的变化，包括绝对不应期、相对不应期、超常期和低常期，随后恢复到正常的兴奋性水平。利用双刺激可检测神经干对第二个刺激的反应，通过观察第二个动作电位的变化，从而判断神经组织兴奋性的变化。

**【实验对象】**

蛙或蟾蜍。

**【实验药品与器材】**

任氏液、蛙类手术器械 1 套、神经标本屏蔽盒、刺激电极、引导电极（记录电极）、BL-420N系统。

**【实验步骤】**

**1. 制备坐骨神经干标本** 标本制备方法与坐骨神经-腓肠肌标本制备方法大体相同（详见本章实验 1 步骤 1~5）。不同之处：①游离坐骨神经至腘窝处时，需继续向下游离至踝关节，神经干应尽可能分离得长一些（8cm 左右）。②本实验不需要保留股骨和腓肠肌。坐骨神经走行至膝关节附近的分支为胫神经和腓神经，剪断胫神经，保留腓神经，神经游离完成后，在其两端分别用任氏液浸湿的手术线结扎，完成坐骨神经-腓神经标本的制备。将制作好的标本放置于盛有任氏液的培养皿中 5~10min，待其兴奋性稳定后再开始实验。

**2. 连接装置** 刺激电极导线一端的正极（红）和负极（黑）分别连于神经标本屏蔽盒刺激电极 $S_1$、$S_2$ 的接线柱，另一端插入 BL-420N 系统面板刺激输出端口；两对引导电极导线一端的正极（红）和负极（绿）分别与标本屏蔽盒引导电极 $R_1$ 和 $R_1'$、引导电极 $R_2$ 和 $R_2'$ 的接线柱相连，另一端分别插入 BL-420N 系统面板 CH1 和 CH2 信号输入通道；接地导线连接至标本屏蔽盒接地电极的接线柱。用两把镊子夹住坐骨神经干标本两端的结扎线并将其放置于标本屏蔽盒的 7 根电极上，确保坐骨神经干中枢端与屏蔽盒内刺激电极接触，外周端与屏蔽盒内引导电极接触（图 5-5）。

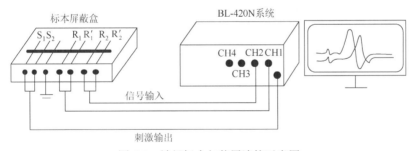

图 5-5 神经标本与装置连接示意图

**3. 调试仪器** 打开电源，启动计算机，打开 BL-420N 系统。

**4. 观察项目**

（1）神经干动作电位的引导：点击软件功能区菜单栏"实验模块"，先在下拉菜单中选择"神经肌肉实验"，然后选择"神经干动作电位的引导"子菜单，设置参数，开始刺激，观察神经干双相动作电位及其幅度变化，确定阈刺激和最大刺激。记录结束后，点击"停止"按钮，保存实验结果，回到 BL-420N 系统主界面。

（2）神经干动作电位传导速度的测定：点击软件功能区菜单栏"实验模块"，先在下拉菜单中选择"神经肌肉实验"，然后选择"神经干动作电位传导速度的测定"子菜单，设置刺激参数，开始刺激，可在 1、2 通道信号显示区分别记录到一个双相动作电位。按鼠标右键弹出菜单，选择"比较显示"，使两通道动作电位重叠，然后点击"区间测量"，将鼠标移至第一个动作电位波峰点击一下，按住鼠标左键移到第二个动作电位波峰，即可测得两动作电位之间的时间差 $t$(s)，再测量引导电极 $R_1$ 到引导电极 $R_2$ 之间的距离 $s$(m)，根据公式 $v = s/t$ 即可求出动作电位的传导速度。记录结束后，点击"停止"按钮，保存实验结果，回到 BL-420N 系统主界面。

（3）神经干动作电位不应期的测定：点击软件功能区菜单栏"实验模块"，先在下拉菜单中选择"神经肌肉实验"，然后再选择"神经干动作电位不应期的测定"子菜单，设置参数，调整为双脉冲刺激，通过程序控制逐渐缩短两个刺激之间的时间间隔，可观察到第二个动作电位（action potential，AP）向第一个 AP 靠近，当第二个刺激引起的 AP 幅度开始减小时，提示第二个刺激已落入第一次兴奋的相对不应期内，此时两个刺激伪迹之间的间隔时间为总不应期。继续缩短两个刺激之间的时间间隔，第二个 AP 的幅度越来越小，当第二个 AP 完全消失时，表明第二个刺激落入第一次兴奋的绝对不应期内，此时两个刺激伪迹之间的间隔时间为绝对不应期，总不应期与绝对不应期之差为相对不应期。

上述实验项目完成后，点击软件"停止"按钮，保存实验结果。然后通过数据反演对各项实验结果进行编辑处理并打印。最后依次关闭 BL-420N 系统、计算机及 BL-420N 系统电源。

**【注意事项】**

**1.** 坐骨神经干务必游离干净，并保证有足够的长度。在实验过程经常给坐骨神经干滴加任氏液，以保持其兴奋性。

**2.** 确保标本与电极接触良好，神经干两端的结扎线不得接触神经屏蔽盒。

**3.** 两对引导电极之间的距离不宜过短。

**【思考题】**

**1.** 神经干双相动作电位是如何产生的？如果用镊子将两个记录电极之间的神经夹伤或用药物（2%普鲁卡因）阻断，动作电位波形有何变化？为什么？

**2.** 随着刺激强度的增加，神经干动作电位的幅度有何变化？其与单根神经纤维的动作电位有何区别？

（杨战利）

# 第六章　血液系统实验

## 实验 1　影响血液凝固的因素

**【实验目的】**

熟悉哺乳动物常用手术器械的使用方法；掌握颈总动脉插管的方法；理解钙离子和纤维蛋白原等凝血因子在血液凝固中的作用。

**【实验原理】**

血液凝固是指血液由流动的液体状态变成不流动的凝胶状态的过程，需要多种凝血因子的参与，目前已知的凝血因子有 14 种，其中用罗马数字编码的有 12 种，此外还包括高分子激肽原和前激肽释放酶。

血液凝固的基本过程就是凝血因子按一定顺序相继激活进而生成凝血酶并最终使血浆中的可溶性纤维蛋白原变为不溶性纤维蛋白的过程。因此，各凝血因子是血液凝固的必要条件，凝血因子的缺乏将导致血液无法正常凝固。血液凝固受多种理化因素的影响，温度、接触面的粗糙程度、抗凝物质、凝血因子数量均可影响血液凝固的速度，甚至导致血液无法凝固。

血液凝固包括凝血酶原酶复合物的形成、凝血酶的激活和纤维蛋白的生成三个步骤。根据启动方式和参与的凝血因子不同，可将血液凝固分为内源性凝血途径和外源性凝血途径。内源性凝血系统是指参与凝血的因子全部来自血液，外源性凝血途径是血液之外的组织因子暴露于血液而启动的凝血过程。

本实验直接从颈总动脉取血，血液几乎未与组织因子接触，凝血过程可以认为是内源性凝血途径。

**【实验对象】**

成年健康家兔，雌雄不拘。

**【实验药品与器材】**

25%氨基甲酸乙酯溶液、3.8%枸橼酸钠溶液、生理盐水、5% $CaCl_2$ 溶液；哺乳类动物手术器械 1 套、注射器、兔手术台、动脉夹、动脉插管、试管、试管架、烧杯、吸管、橡皮刷、电子秤、电推剪和电动吸毛器等。

**【实验步骤】**

**1. 称重、麻醉与固定**　按 1g/kg 剂量即 25%氨基甲酸乙酯溶液 4ml/kg 计算所需药量，经家兔耳缘静脉（近身体侧的耳缘静脉，一般选用外缘静脉，因其表浅易固定）注射进行麻醉。术者先剪去家兔注射部位的被毛，并用手指轻弹家兔耳缘，使其静脉充盈扩张，然后用左手示指和中指夹住静脉的近心端以阻止静脉回流，同时用拇指和无名指固定家兔耳缘静脉的远心端，随后右手持注射器从静脉的远心端（即靠近耳尖处）刺入静脉内 0.5～1.0cm，再以左手拇指按压针头以免脱出，最后移动右手将药液注入静脉，如注射顺畅、阻力较小，并见到血液被药液冲走，表明进针成功。耳缘静脉注射应遵循"先快后慢"原则，即前 1/3 的麻醉剂量快速注射，以使家兔迅速度过兴奋期；后 2/3 的麻醉剂量应缓慢注射，同时密切观察家兔反应，若家兔呼吸深慢平稳、全身肌肉松弛、角膜反射消失或极为迟钝、疼痛反应（可用止血钳夹捏家兔跟腱）迟钝，则麻醉深度合适（实验过程中若需追加麻醉药，一次不宜超过总剂量的1/3）。待家兔彻底麻醉后，将家兔仰卧位固定于兔手术台上。

**2. 颈部手术**

（1）颈总动脉分离：用弯剪或电推剪紧贴颈部皮肤剪去家兔被毛，同时使用电动吸毛器吸取家兔被毛，以防家兔被毛飞散。术者用左手的拇指和示指将家兔颈部皮肤绷紧，右手持手术刀沿其颈部正中切开5～7cm长的皮肤切口，用止血钳逐层钝性分离皮下组织直至暴露气管，用左手拇指和示指捏住一侧颈部皮肤切口和部分颈前肌肉向外侧牵拉，中指和无名指从下面将皮肤顶起并稍向外翻，即可清晰显露颈总动脉（用手指压住后有搏动感），其外面有颈总动脉鞘，鞘内还有三根神经，其中迷走神经最粗，交感神经次之，减压神经最细。右手持止血钳或玻璃分针分离3～4cm长的颈总动脉，分离完成后于颈总动脉下方穿两根用生理盐水浸湿的手术线备用。

（2）颈总动脉插管：①插管前先将颈总动脉远心端的手术线结扎，再用动脉夹夹闭颈总动脉近心端，保证动脉夹与结扎线之间至少2cm的距离，近心端手术线置于结扎部位与动脉夹之间。②用左手示指或小指（也可用手术刀刀柄或镊子的柄部）自下方托起家兔颈总动脉，右手持眼科剪在结扎线下方约0.5cm处成45°向心脏方向做一"V"形切口，切口约为颈总动脉直径的1/3。③将动脉插管向心脏方向插入颈总动脉1～1.5cm（若动脉插管难以进入动脉管腔，可用弯头眼科镊经切口插入血管内并轻轻挑起血管后再行插管；插管过程中应使插管楔面向上，并尽量与血管保持平行，避免插管尖端戳破动脉），然后用近心端手术线结扎动脉与动脉插管，并将结扎线固定于插管前部的医用胶带上，以防插管滑脱（图6-1）。

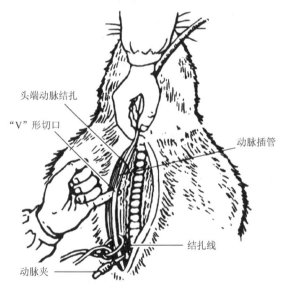

图6-1 颈总动脉插管示意图

插管完成后，用浸有温热生理盐水的纱布覆盖手术部位。

**3. 取血** 将烧杯置于动脉插管下方，放松动脉夹，接取20ml血液。随即将动脉结扎，及时拔出动脉插管并清洗干净，以免血液凝固堵塞动脉插管。

**4. 观察项目** 取5支试管并编号。用注射器或带刻度的吸管吸取烧杯内2ml血液加入1号试管；2号试管先加入3.8%枸橼酸钠溶液1ml，再吸取烧杯内4ml血液加入，并轻摇试管，使溶液充分混合，2号试管即为抗凝血；3号试管先加入2滴5% $CaCl_2$溶液，再从2号试管取 2ml 抗凝血加入，并轻摇试管，使溶液充分混合。然后，用橡皮刷在小烧杯内沿一个方向进行反复搅动，直至看见橡皮刷上有丝状物缠绕，随后用自来水冲洗橡皮刷，刷上残留的白色丝状物就是纤维蛋白，这样烧杯内剩余的血液即为去纤维蛋白血；吸取小烧杯内的 2ml 去纤维蛋白血加入 4 号试管；从 2 号试管和小烧杯内分别取 1ml 血液加入 5 号试管并摇匀。

观察 5 支试管中的血液是否凝固，将实验结果填入表 6-1 中。

表 6-1　血液凝固结果观察

| 试管编号 | 观察项目 | 实验结果 |
| --- | --- | --- |
| 1 | 颈动脉血 2ml | |
| 2 | 抗凝血 5ml | |
| 3 | 5%CaCl$_2$ 2 滴 + 抗凝血 2ml | |
| 4 | 去纤维蛋白血 2ml | |
| 5 | 去纤维蛋白血 1ml + 抗凝血 1ml | |

【注意事项】

**1.** 若无家兔固定箱或固定盒，应由一位术者实施静脉注射，另外 2~3 位术者务必抓紧家兔的四肢和头部，以免家兔剧烈挣扎而影响麻醉。

**2.** 家兔耳缘静脉注射时应先从耳缘静脉远心端（靠近耳尖处）进针，若进针失败或麻醉不成功，再依次向下进针直至耳根部。

**3.** 确保注射器针头刺入家兔血管内，避免刺入皮下。可通过观察回抽有无回血、注射是否顺畅、局部有无肿胀等判断针头是否进入血管内。若注射阻力较大、局部肿胀发白，则表明针头进入皮下，此时应立即停止注射，并重新进针。

**4.** 注射完毕后须先用棉球按住针眼，再将针头抽出，并继续按压止血。

**5.** 实验过程中应规范操作，以免被家兔抓伤、针头刺伤或手术刀割伤。

**6.** 取血后应尽快取出动脉插管并清洗，以免血液凝固堵塞动脉插管；采血后应尽快进行实验项目的观察，以免血液凝固。

【思考题】

**1.** 如何判断注射器针头是否进入静脉血管内？

**2.** 根据影响血液凝固的因素分析如何加速或延缓血液凝固？

**3.** 临床上常用的抗凝剂有哪些？抗凝机制分别是什么？

（杨战利）

# 实验 2　红细胞渗透脆性的测定

【实验目的】

学习红细胞渗透脆性的测定方法；观察红细胞在不同浓度的低渗 NaCl 溶液中的形态，理解渗透压在维持细胞正常形态与功能中的重要作用。

【实验原理】

在正常生理状态下，红细胞内的渗透压与血浆渗透压相等，红细胞保持双凹圆碟形。临床上和生理实验中使用的与血浆渗透压相等的溶液称为等渗溶液，如 0.9% NaCl 溶液，红细胞在其中可保持正常的形态和大小。将红细胞置于低渗溶液中，水将在渗透压差的作用下进入细胞内，其形态由双凹圆碟形逐渐膨大呈球形，直至破裂而发生溶血，这就是红细胞的渗透脆性。

正常情况下，红细胞对低渗盐溶液有一定的抵抗力，其大小可用刚刚引起红细胞溶血的低渗盐溶液的浓度来表示。本实验将血液滴入不同浓度的 NaCl 溶液中，开始出现溶血现象的低渗 NaCl 溶液浓度为该血液红细胞的最小抵抗力，即红细胞的最大脆性（通常为 0.42%～0.46% NaCl 溶液）；出现完全溶血现象的低渗 NaCl 溶液浓度为该血液红细胞的最大抵抗力，即红细胞的最小脆性（通常为 0.28%～0.32% NaCl 溶液）；当 NaCl 浓度降至 0.28%～0.32%时，则全部红细胞发生溶血。红细胞对低渗盐溶液的抵抗力小，表示脆性高；反之，表示脆性低。临床上有些疾病可影响红细胞的脆性，故测定红细胞的脆性有助于某些疾病的诊断。

**【实验对象】**

成年健康家兔，雌雄不拘。

**【实验药品与器材】**

25%氨基甲酸乙酯溶液、3.8%枸橼酸钠溶液、1% NaCl 溶液和蒸馏水；哺乳类动物手术器械 1 套、试管、试管架、吸管和动脉插管等。

**【实验步骤】**

**1.** 配制不同浓度的低渗 NaCl 溶液，取 10 支试管并编号，排列在试管架上，如表 6-2 所示，分别加入不同的试剂，配制成不同浓度的低渗 NaCl 溶液。

**2.** 采集颈总动脉血 2ml。取 1 支试管，先加入 3.8%枸橼酸钠溶液 0.4ml，再加入 1.6ml 颈总动脉血，轻轻摇匀，避免剧烈振荡，以免破坏红细胞。向 10 支编号试管内分别加入抗凝血 1 滴，血滴的大小应尽量保持一致，轻摇使试管中的盐溶液与血液充分混合，静置 1h 后观察以下三种实验结果：

（1）试管内液体分层，下层为混浊红色，上层为无色或淡黄色的透明液体，表明红细胞没有溶血。

（2）试管内液体分层，下层为混浊红色，上层为红色的透明液体，表明部分红细胞破裂，称为不完全溶血。

（3）试管内液体不分层，完全变成透明红色，表明全部红细胞破裂，称为完全溶血。

**3.** 记录红细胞脆性范围，即开始溶血时的 NaCl 溶液浓度到完全溶血时的 NaCl 溶液浓度。认真观察并记录各项实验结果。

表 6-2　不同浓度 NaCl 溶液的配制

| 试剂 | 试管编号 | | | | | | | | | |
|---|---|---|---|---|---|---|---|---|---|---|
| | 1 | 2 | 3 | 4 | 5 | 6 | 7 | 8 | 9 | 10 |
| 1% NaCl（ml） | 1.40 | 1.30 | 1.20 | 1.10 | 1.00 | 0.90 | 0.80 | 0.70 | 0.60 | 0.50 |
| 蒸馏水（ml） | 0.60 | 0.70 | 0.80 | 0.90 | 1.00 | 1.10 | 1.20 | 1.30 | 1.40 | 1.50 |
| NaCl 浓度（%） | 0.70 | 0.65 | 0.60 | 0.55 | 0.50 | 0.45 | 0.40 | 0.35 | 0.30 | 0.25 |

**【注意事项】**

**1.** 应靠近试管液面滴加血液，轻轻摇匀、勿剧烈振荡，以免红细胞破坏。

**2.** 勿将试管从试管架上拿出，应水平端起试管架在光线明亮处观察结果。

**【思考题】**

**1.** 测定红细胞渗透脆性有何临床意义？

**2.** 同一份血液中的红细胞渗透脆性是否一样？为什么？

（杨战利）

# 实验 3　家兔急性弥散性血管内凝血

**【实验目的】**

学习静脉注射家兔脑浸液复制弥散性血管内凝血（DIC）动物模型的方法；通过实验室和血液学相关指标的测定和分析，理解实验室诊断 DIC 的指标和方法；理解 DIC 的发病原因和发病机制。

**【实验原理】**

DIC 是指在某些致病因子作用下，大量促凝物质入血，凝血因子和血小板被激活，形成广泛的微血栓。微血栓的形成消耗了大量凝血因子和血小板，同时继发纤溶亢进，进而出现出血、休克、多器官功能障碍和溶血性贫血的危重病理生理过程。前列腺、肺、胎盘和脑等组织富含组织因子，各种原因导致的组织损伤，均会使大量的组织因子释放入血，从而启动 DIC。组织因子启动外源性凝血的同时会激活内源性凝血系统，促进 DIC 的进展。

本实验通过静脉注射家兔脑浸液，复制 DIC 动物模型。通过测定纤维蛋白原含量、血小板计数（blood platelet count，BPC）、血浆鱼精蛋白副凝试验（3P 试验）和血浆凝血酶原时间（PT），学习 DIC 的诊断指标。

饱和盐水比浊法测定纤维蛋白原含量：用盐析的方法析出血浆中的蛋白质。血浆中含量最多的是纤维蛋白原，其他蛋白质的量在 DIC 发生前后无明显变化，而纤维蛋白原会明显减少，故析出物的多少反映纤维蛋白原的变化。

3P 试验：DIC 时血浆中增多的纤维蛋白单体（FM）和纤维蛋白（原）降解产物（FDP）增多并形成可溶性复合物，将鱼精蛋白加入此种血浆中，上述复合物解离，游离出的 FM 重新聚合形成絮状、颗粒状或胶冻状沉淀。这种无须酶而引起纤维蛋白凝固的作用称为副凝现象，DIC 患者 3P 试验呈阳性。

PT 测定：在受检血浆中加入过量的组织凝血活酶（人脑、家兔脑、胎盘、肺等组织的浸出液）和 $Ca^{2+}$，激活凝血酶原转化为凝血酶，血液凝固性增强，促使大量的纤维蛋白原转变为纤维蛋白而发生凝固；其凝固时间的长短即反映血浆中各种凝血因子、凝血酶原及纤维蛋白原的水平。

**【实验对象】**

成年健康家兔，雌雄不拘。

**【实验药品与器材】**

25% 氨基甲酸乙酯溶液、3.8% 枸橼酸钠溶液、2% 家兔脑浸液、饱和生理盐水、1% 肝素生理盐水、1% 鱼精蛋白液（4℃存放）和血小板稀释液；哺乳动物手术器械 1 套，兔手术台，电子秤，输液装置，连有三通管的动脉插管，气管插管，动脉夹，注射器（2ml、5ml、50ml），烧杯（50ml、200ml），电热恒温水浴箱，台式离心机，分光光度计，秒表，显微镜和试管等。

**【实验步骤】**

**1. 称重、麻醉与固定** 按 1g/kg 剂量即 25%氨基甲酸乙酯溶液 4ml/kg 计算所需药量，经家兔耳缘静脉注射进行麻醉。待家兔麻醉后，仰卧位固定于兔手术台上。

**2. 颈部备皮、手术、分离气管和左侧颈总动脉并插管** ①做颈部正中切口 5～7cm，钝性分离气管，穿粗棉线备用，在甲状软骨下方第 3～4 软骨环之间做一倒"T"形切口，插入气管插管并结扎固定。②分离左侧颈总动脉，并穿两根手术线备用。结扎远心端，动脉夹夹闭近心端，插入连有三通管、注入肝素的动脉插管并结扎固定。

**3. 采集正常血标本，检测相应指标**

（1）松开动脉夹，丢弃最初的几滴血，取 9ml 血液加入事先已加入 1ml 3.8%的枸橼酸钠溶液的离心管中，轻轻摇匀（混匀过程中动作需轻柔，避免发生溶血）并离心（2500r/min，离心 5min），用于纤维蛋白原定量和 3P 试验。

（2）取 2～3 滴血液于洁净载玻片上，同时按动秒表，立即用 10μl 定量移液器吸取 10μl 血液于 2ml 血小板稀释液中，混匀待计数；载玻片上的余血用挑丝法做血浆凝血酶原时间的测定。

**4. 复制 DIC 模型** 用 10ml 注射器抽取 2%家兔脑浸液（按 60mg/kg、3ml/kg）以 2ml/min 速度经耳缘静脉缓慢注射，边注射边观察，如家兔出现呼吸急促、躁动不安、剧烈挣扎等濒死现象时，应立即停止注射，迅速进行第二次采血。

**5. 采集家兔 DIC 后的血标本** 注射完家兔脑浸液 3min 后或出现上述濒死现象时，立即采集 DIC 后的动脉血，方法同上，并做下述 4 项检测。

（1）纤维蛋白原含量测定实验方法：①取 10ml 试管 4 支并编号。②1、2 号试管各加入正常血浆 0.5ml；3、4 号试管各加入 DIC 血浆 0.5ml。③1、3 号试管各加入生理盐水 4.5ml，立即混匀，置 37℃水浴孵育 3min，作为对照管。④2、4 号试管各加入饱和生理盐水 4.5ml，操作同第③步，作为测定管。⑤用分光光度计（波长 520nm）测量各管光密度值（OD），以 1 号对照管调零，读取 2 号测定管 OD 值，同样以 3 号对照管调零，读取 4 号 OD 值。⑥计算纤维蛋白原含量：测定管光密度（OD）/0.5×1000＝纤维蛋白原。各试管试剂加入情况见表 6-3。

表 6-3　试剂加入情况表　　　　　　　　　　　　　　　　　（单位：ml）

| 试剂 | 1 号对照管 | 2 号对照管 | 3 号对照管 | 4 号对照管 |
| --- | --- | --- | --- | --- |
| 正常血浆 | 0.5 | 0.5 | — | — |
| DIC 血浆 | — | — | 0.5 | 0.5 |
| 生理盐水 | 4.5 | — | 4.5 | — |
| 饱和生理盐水 | — | 4.5 | — | 4.5 |

（2）BPC 实验方法：①吸取少许上述备好混匀的血液-血小板稀释液，滴入计数板的计数池内，放在加盖的平皿内静置 15min（为防止水分蒸发，平皿内需放一湿棉球）。②在高倍镜下计数中央大方格（即 25 个中方格，400 个小方格）（图 6-2）内血小板数，压中格线者取左上，弃右下。得到的数值乘以 2000 即为 1mm$^3$ 的血小板数。

（3）3P 试验方法：①分别抽取家兔正常和造模后的 0.5ml 血浆加入洁净试管中，加入 1%鱼精蛋白溶液 50μl，轻轻摇匀，置 37℃水浴中。②15min 后取出，观察是否有沉淀物，有沉淀的即为 3P 试验阳性。

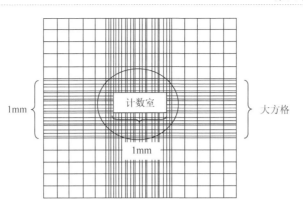

图 6-2　计数板示意图

（4）PT 挑丝实验方法：①37℃水浴锅内预热清洁平皿。②用移液器吸取 20μl 血浆滴加在预热平皿上预热 1～2min，再吸取 PT 试剂 40μl（含 CaCl₂）滴加在血浆中，启动秒表计时。用清洁针头不断混匀并向一个方向挑拨，当挑出丝状物时，终止计时，记录的时间即为 PT，将结果记录在表 6-4 中。

表 6-4　家兔实验性 DIC 指标观察及检测结果

| 观察指标 | PT | 纤维蛋白原 | 血小板计数 | 3P 试验 |
|---|---|---|---|---|
| 正常 | | | | |
| 造模后 | | | | |

附：家兔脑粉制备和 2% 家兔脑浸液制备

**1. 家兔脑粉制备**　取新鲜家兔脑，去除软脑膜及血管网，生理盐水清洗后置乳钵研碎，清除不能研碎的杂质。加入 3 倍量丙酮，再次轻轻研磨 20s，静置 5min，仔细倒去上清液，再加适量丙酮，反复该操作 5 次，使脑组织脱水成为灰白色粉末状，滤纸过滤。摊开脑粉待其自然干燥成为无黏着性的颗粒状粉末，也可置于 37℃温箱 1h 干燥。分装密封，普通冰箱 4℃保存。

**2. 2% 家兔脑浸液制备**　称取家兔脑粉 200mg，加入生理盐水 10ml，充分搅匀后置 37℃水浴箱温浴 60min，每 15min 搅拌一次。取出离心（1000r/min，离心 5min），吸取上清液滤纸过滤备用。实验前应检测活力，方法是以浸液作 PT 测定，PT 值不超过 12s 即可用。

【注意事项】

1. 血小板计数时，需注意辨认血小板，勿错数其他细胞。血小板体积极小，为红细胞的 1/5～1/3，呈圆形或不规则形，染成淡黄色，有轻度折光性。

2. 造模前需做好第二次采血的所有准备工作，防止家兔猝死而来不及采血。

3. 造模注射家兔脑浸液时，速度不可过快，需边注射边观察，避免家兔猝死。

【思考题】

1. 根据实验过程分析家兔脑浸液引起 DIC 的发生机制。

2. 比较 DIC 发生前后各项指标的变化，并分析原因。

3. 结合临床，探讨 DIC 的诊断指标和治疗措施。

（张丽景）

# 第七章　循环系统实验

## 实验 1　蛙心起搏点的分析

**【实验目的】**

熟悉蛙心的结构；通过斯氏结扎法观察蛙心不同部位搏动频率的变化，分析蛙心起搏点。

**【实验原理】**

自律性是指心肌在无外来刺激存在的条件下能自动产生节律性兴奋的能力或特性。正常情况下仅小部分心脏具有自律性。能产生自律性的细胞属于特殊传导系统，包括窦房结、房室结、房室束以及心室内的浦肯野纤维网，心房和心室肌细胞不具有自律性。

生理情况下，心脏的活动总是按照自律性最高组织的兴奋节律进行搏动。哺乳动物以窦房结（在两栖类动物为静脉窦）的自律性为最高，故窦房结是心脏活动的正常起搏点，正常的心脏节律称为窦性节律。当正常起搏点的下传冲动受阻时，自律性较低组织的自律性才能表现出来。本实验通过斯氏结扎法比较蛙心不同部位搏动频率的变化，进而分析蛙心不同部位自动节律性的高低及正常起搏点。

**【实验对象】**

蛙或蟾蜍。

**【实验药品与器材】**

任氏液、蛙类手术器械 1 套、蛙心夹、吸管和手术线等。

**【实验步骤】**

**1. 破坏脑和脊髓**　取蛙或蟾蜍一只并清洗。将蛙用纱布包住，露出头部，术者用左手示指按压其头部前端，拇指按压背部脊柱，其余三指紧握躯干及下肢；右手持金属探针沿正中线由头部前端向下划，触及凹陷的部位即为枕骨大孔所在之处。将探针由枕骨大孔处垂直刺入，然后将探针向前刺入颅腔，并反复左右搅动，以彻底捣毁脑组织，若探针确在颅腔，术者可感觉到探针与颅腔壁的摩擦。脑组织捣毁后，将探针退至枕骨大孔处，然后向下垂直刺入椎管，以破坏脊髓。当蛙或蟾蜍呼吸消失、四肢松软时表示脑和脊髓已被破坏，否则应按上述方法反复进行破坏直至捣毁中枢。

**2. 暴露蛙心**　用蛙钉将蛙或蟾蜍仰卧位固定于蛙板。从胸骨剑突处向左右锁骨处剪开皮肤，用镊子提起剑突下的腹肌并用组织剪将其剪开，然后将剪刀紧贴胸壁伸入胸腔，剪开胸壁，剪断左右锁骨。最后用镊子提起心包膜，再用眼科剪小心剪开心包膜，暴露心脏。

**3. 辨认蛙心结构**　在心脏的腹面可以看到蛙心有一个心室，两个心房。心室右上方有一动脉圆锥，是动脉根部的膨大。用蛙心夹夹住心尖部，将心脏轻轻翻向头侧观察心脏背面，在心房下面可见到紫色的、呈节律性搏动的膨大结构，称为静脉窦，其与心房之间有一白色半月形界线即为窦房沟（图 7-1）。

**4. 观察项目**

（1）结扎前，仔细观察并记录静脉窦、心房和心室的搏动频率。

（2）斯氏第一结扎，即结扎窦房沟。在主动脉下穿一手术线备用，在心脏背面找到窦房

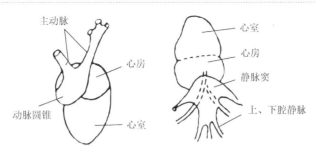

图 7-1　蛙心结构示意图

沟，结扎窦房沟以阻断静脉窦和心房之间的兴奋传导，观察心脏各部分搏动节律的变化。待心房和心室恢复跳动后，记录静脉窦、心房和心室的搏动频率。

（3）斯氏第二结扎：待心房和心室恢复搏动后，再在房室沟做第二次结扎以阻断心房和心室之间的兴奋传导，观察心室是否停止跳动。待心室恢复跳动后，记录静脉窦、心房和心室的搏动频率。

认真观察并将上述实验结果填入表 7-1。

表 7-1　结扎前后心脏跳动频率　　　　　　　　　　　　　　　（单位：次/分）

| 结扎前后 | 静脉窦 | 心房 | 心室 |
| --- | --- | --- | --- |
| 结扎前 | | | |
| 结扎窦房沟后 | | | |
| 结扎房室沟后 | | | |

【注意事项】

**1.** 实验过程中注意滴加任氏液。剪开胸骨和肌肉时应紧贴胸壁，避免剪破心脏和血管。

**2.** 剪开心包膜时要小心，避免损伤心脏。

**3.** 结扎窦房沟时切勿扎住静脉窦，扎线要紧。

【思考题】

**1.** 结扎窦房沟后，心房为何突然停止跳动？

**2.** 根据结扎前后蛙心各处跳动频率的变化分析蛙心的起搏点。

（杨战利）

# 实验 2　期前收缩与代偿间歇现象的观察

【实验目的】

学习在体蛙心心脏搏动曲线记录方法；通过施加人工刺激，观察心室肌期前收缩和代偿间歇现象，理解心肌兴奋过程中兴奋性的周期性变化及特点。

【实验原理】

心肌细胞每产生一次兴奋，由于离子通道经历激活、失活和复活等过程，其膜电位也将发生一系列的规律性变化，兴奋性也随之发生周期性改变：包括有效不应期、相对不应期和超长期。

心肌兴奋性变化的重要特点是心肌有效不应期特别长，一直延续到心肌收缩活动的舒张早期，相当于心动周期的整个收缩期和舒张早期。在有效不应期内，无论给予多强的刺激都不会产生新的动作电位。若在心室肌有效不应期之后，下一次窦房结兴奋到达之前，给予心室一次有效的人工刺激，则可提前产生一次兴奋和收缩，分别称为期前兴奋和期前收缩。期前兴奋也有其自身的有效不应期，当紧接在期前兴奋的一次窦房结兴奋到达时，正好落在期前兴奋的有效不应期内，则此次窦房结兴奋不能引起心室的兴奋和收缩，须待下一次窦房结兴奋传来时才能引起兴奋和收缩，这样，在一次期前收缩之后会出现一段较长的心室舒张期，称为代偿间歇。

**【实验对象】**

蛙或蟾蜍。

**【实验药品与器材】**

任氏液；蛙类手术器械 1 套、蛙心夹、吸管、铁架台、手术线、张力换能器、刺激电极和 BL-420N 系统等。

**【实验步骤】**

**1. 破坏脑和脊髓**　取蛙或蟾蜍一只并清洗。将蛙用纱布包住，露出头部，术者用左手示指按压其头部前端，拇指按压背部脊柱，其余三指紧握躯干及下肢；右手持金属探针沿正中线由头部前端向下划，触及凹陷的部位即为枕骨大孔所在之处。将探针由枕骨大孔处垂直刺入，然后将探针向前刺入颅腔，并反复左右搅动，以彻底捣毁脑组织，若探针确在颅腔，术者可感觉到探针与颅腔壁的摩擦。脑组织捣毁后，将探针退至枕骨大孔处，然后向下垂直刺入椎管，以破坏脊髓。当蛙或蟾蜍呼吸消失、四肢松软时表示脑和脊髓已被破坏，否则应按上述方法反复进行破坏直至捣毁中枢。

**2. 暴露蛙心**　用蛙钉将蛙或蟾蜍仰卧位固定于蛙板上。从胸骨剑突处向左右锁骨处剪开皮肤，用镊子提起剑突下的腹肌并用组织剪将其剪开，然后将剪刀紧贴胸壁伸入胸腔，剪开胸壁，剪断左右锁骨。最后用镊子提起心包膜，再用眼科剪小心剪开心包膜，暴露心脏。

**3. 连接装置**　①先在心室舒张期用系有手术线的蛙心夹夹住心尖约 1mm，再将手术线连接至张力换能器的弹簧片上，上下调整张力换能器的高度，使手术线与张力换能器垂直且松紧合适（太松或太紧均无法正常描记心脏搏动曲线），最后将张力换能器数据线的信号输入插头插入 BL-420N 系统面板 1 通道（CH1）；②将刺激电极用双凹夹固定于铁架台上，并使其两极和心室密切接触，刺激电极的另一端连接至 BL-420N 系统面板刺激输出端口（图 7-2）。

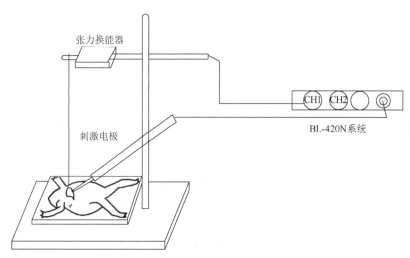

图 7-2　期前收缩和代偿间歇实验装置连接示意图

**4. 调试仪器** 打开电源，启动计算机，打开 BL-420N 系统。

**5. 观察项目**

（1）描记正常心搏曲线：点击软件功能区菜单栏"实验模块"，先在下拉菜单中选择"循环实验"，然后再选择"期前收缩和代偿间歇"子菜单，调节参数、波形大小及疏密程度以获取理想的心搏曲线，辨别曲线的收缩相和舒张相。

（2）在心室的收缩期和舒张早期给予心室有效刺激，观察心搏曲线有无变化。

（3）在心室舒张中期、晚期分别给予心室有效刺激，观察有无期前收缩和代偿间歇现象的产生。

上述实验项目完成后，点击软件"停止"按钮，保存实验结果。然后通过数据反演对各项实验结果进行编辑处理并打印。最后依次关闭 BL-420N 系统、计算机及 BL-420N 系统电源。

**【注意事项】**

**1.** 经常对心脏滴加任氏液，以保持心脏的活性。

**2.** 确保蛙心夹与张力换能器的连线垂直，且松紧合适。

**3.** 刺激心室之前，可先刺激胸腹部骨骼肌，观察肌肉是否收缩以检查刺激电极有无刺激信号输出。

**【思考题】**

**1.** 期前收缩之后一定会产生代偿间歇吗？为什么？

**2.** 心肌有效不应期特别长的生理意义是什么？

（杨战利）

# 实验 3 家兔动脉血压的神经与体液调节

**【实验目的】**

通过颈总动脉插管直接测量家兔血压，以观察神经和体液因素对动脉血压的影响，理解心血管活动调节的基本过程。

**【实验原理】**

动脉血压的高低是衡量心血管活动的重要指标，动脉血压的高低反映了心血管活动的水平。机体动脉血压受多种因素的影响：搏出量、心率、外周阻力以及主动脉和大动脉的弹性贮器作用等。在一定范围内，机体主要通过神经和体液调节维持动脉血压的稳定。神经调节的机制是通过心血管反射改变心交感神经和心迷走神经的紧张性，影响心脏和血管的活动，进而改变搏出量、心率和外周阻力，达到调节动脉血压的目的。交感神经活动增强使心脏产生正性变时、变力和变传导作用，即心率加快、心肌收缩力增强和兴奋传导加速，最终使心输出量增加、血压升高；交感神经兴奋还可通过收缩血管、增加外周阻力而使血压升高。迷走神经作用则相反。体液调节是指血液和组织液中一些化学物质对动脉血压的影响，如肾上腺素和去甲肾上腺素。肾上腺素主要与心肌 $\beta_1$ 受体结合，使心率加快、心输出量增加、血压上升，临床上可用作强心药；去甲肾上腺素主要与血管平滑肌 $\alpha$ 受体结合，使全身血管广泛收缩，外周阻力增加，血压升高，临床上可用作升压药。

**【实验对象】**

成年健康家兔，雌雄不拘。

**【实验药品与器材】**

25%氨基甲酸乙酯溶液、1∶10 000 肝素、1∶10 000 肾上腺素、1∶10 000 去甲肾上腺素、1∶100 000 乙酰胆碱和生理盐水；BL-420N 系统、哺乳动物手术器械 1 套、压力换能器、兔手术台、铁架台、刺激电极、动脉插管、动脉夹、手术线、纱布、注射器、电子秤、电推剪和电动吸毛器等。

**【实验步骤】**

**1. 称重、麻醉与固定** 取家兔 1 只，称重，并按 1g/kg 剂量即 25%氨基甲酸乙酯溶液 4ml/kg 计算所需药量，经家兔耳缘静脉注射进行麻醉。麻醉完成后，将家兔仰卧位固定于兔手术台上。

**2. 颈部手术** 用弯剪或电推剪紧贴颈部皮肤剪去家兔被毛，同时使用电动吸毛器吸取家兔被毛，以防家兔被毛飞散。术者用左手的拇指和示指将家兔颈部皮肤绷紧，右手持手术刀沿其颈部正中切开 5～7cm 长的皮肤切口，用止血钳钝性分离皮下组织直至暴露气管。用左手拇指和示指捏住家兔一侧颈部皮肤切口和部分颈前肌肉向外侧牵拉，中指和无名指从其下面将皮肤顶起并稍向外翻，即可清晰显露颈总动脉（用手指压住后有搏动感），其外面有颈总动脉鞘，鞘内还有三根神经。按照"先辨认后分离、先神经后血管、先细后粗"的原则，辨别并分离两侧颈总动脉、迷走神经和减压神经。三根神经中迷走神经最粗，交感神经次之，减压神经最细，因此应先分离减压神经和迷走神经，后分离颈总动脉（游离长度：颈总动脉 3～4cm；神经 2～3cm）。游离完成后于一侧颈总动脉下方穿两根手术线备用，另一侧减压神经和迷走神经下方分别穿一根手术线备用。

**3. 颈总动脉插管**

（1）插管前，先旋动三通管旋钮使压力换能器和插管相通（图 3-21），再用注射器将肝素生理盐水缓慢注入压力换能器和动脉插管内，以排空换能器和插管内的气体，同时检查其是否漏液，最后关闭三通管。

（2）将颈总动脉远心端的手术线结扎，再用动脉夹夹闭颈总动脉近心端，保证动脉夹与结扎线之间至少 2cm 的距离，近心端手术线置于结扎部位与动脉夹之间。术者用左手示指或小指（也可用手术刀刀柄或镊子的柄部）自下方托起颈总动脉，右手持眼科剪在结扎线下方约 0.5cm 处成 45°向心脏方向做一"V"形切口，切口长度约为颈总动脉直径的 1/3。

（3）将充满肝素生理盐水并连有三通管和压力换能器的动脉插管向心脏方向插入颈总动脉 1～1.5cm（若动脉插管难以进入动脉管腔，可用弯头眼科镊经切口插入到血管内轻轻挑起血管后再行插管；插管过程中应使插管楔面向上，并尽量与血管保持平行，避免插管尖端戳破动脉），然后用近心端手术线结扎动脉与动脉插管，并将结扎线固定于插管前部的医用胶带上，以防插管滑脱。剪除多余手术线，松开动脉夹，若血液冲进动脉插管说明插管成功，手术完成后，用浸有温热生理盐水的纱布覆盖手术部位。

**4. 连接装置** 将压力换能器固定在铁架台上，并使压力换能器与家兔心脏平齐。压力换能器数据线与 BL-420N 系统面板的 CH1 信号输入通道相连，刺激电极与系统的刺激输出接口连接。

**5. 调试仪器** 打开电源，启动计算机，打开 BL-420N 系统。

**6. 观察项目**

（1）点击软件功能区菜单栏"实验模块"，先在下拉菜单中选择"循环实验"，然后选择"动脉血压的调节"子菜单。调节三通管使动脉插管与压力换能器相通，在信号显示区调节波形大小及疏密程度以获取理想曲线，观察正常血压曲线，辨认血压一级波和二级波

（图 7-3），三级波一般不明显。一级波即心搏波，由心脏的搏动引起，心脏收缩时血压升高，舒张时血压下降，其频率与心率一致；二级波即呼吸波，与周期性呼吸运动有关，吸气时血压下降，呼气时血压上升，其频率与呼吸频率一致；三级波不常见，可能与心血管中枢紧张性活动的周期性变化有关。

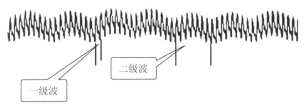

图 7-3 血压波示意图

（2）夹闭一侧颈总动脉：用动脉夹夹闭未插管一侧的颈总动脉，观察血压曲线的变化。

（3）刺激减压神经中枢段：血压稳定后，结扎减压神经，并在结扎线的外周端剪断减压神经，将减压神经中枢端置于刺激电极上，启动刺激信号，观察血压曲线的变化，待血压波出现明显变化后停止刺激。

（4）刺激迷走神经外周端：血压稳定后，结扎迷走神经，并在结扎线的中枢端剪断迷走神经，将迷走神经外周端置于刺激电极上，启动刺激，观察血压曲线的变化，待血压波出现明显变化后停止刺激。

（5）注射肾上腺素：待血压稳定后，通过家兔耳缘静脉注射 1：10 000 肾上腺素 0.2ml，观察血压曲线的变化。

（6）注射去甲肾上腺素：待血压稳定后，通过家兔耳缘静脉注射 1：10 000 去甲肾上腺素 0.3ml，观察血压曲线的变化。

（7）注射乙酰胆碱：待血压稳定后，通过家兔耳缘静脉注射 1：100 000 乙酰胆碱 0.1ml，观察血压曲线的变化。

上述实验项目完成后，点击软件"停止"按钮，保存实验结果。然后通过数据反演对各项实验结果进行编辑处理并打印。最后依次关闭 BL-420N 系统、计算机及 BL-420N 系统电源。

【注意事项】

1. 因后续需注射多种药物，麻醉时应注意保护耳缘静脉或将输液针留置于耳缘静脉，以便后续给药。

2. 动脉插管前需通过三通管向压力换能器和动脉插管内注射含有肝素的生理盐水，排出压力换能器和插管内空气，同时检查压力换能器是否漏液和漏气。

3. 耳缘静脉注射药物后，应及时滴注或注射少量生理盐水，使药物尽快进入血液循环。

4. 对神经施加刺激之前，可先刺激颈部手术部位的肌肉，观察骨骼肌是否收缩以检查刺激电极有无刺激信号输出。

5. 一个实验项目结束后，须待曲线平稳后再进行下一项实验，并对每一项结果添加实验标记；截取实验结果时，须保留一段对照曲线。

【思考题】

1. 肾上腺素和去甲肾上腺素升高血压的机制有何不同？

2. 刺激减压神经和迷走神经引起血压下降的机制有何不同？

（杨战利）

## 实验 4　化学物质对离体蛙心活动的影响

**【实验目的】**

掌握离体蛙心插管的方法；观察 $K^+$、$Ca^{2+}$、肾上腺素（E）和乙酰胆碱（ACh）等化学物质对离体蛙心活动的影响，理解稳态是心脏正常节律活动的必要条件。

**【实验原理】**

心肌细胞具有自律性，因此，将蛙心离体后，用与其内环境相似的任氏液灌流，在一定时间内心脏仍能保持节律性的收缩和舒张活动。当用含有不同成分的灌流液灌流离体蛙心时，心脏跳动的幅度和频率将发生改变，说明心脏正常节律性活动需要一个相对稳定的理化环境。

**【实验对象】**

蛙或蟾蜍。

**【实验药品与器材】**

任氏液、0.65% NaCl 溶液、2% $CaCl_2$ 溶液、1% KCl 溶液、1∶10 000 肾上腺素和 1∶100 000 乙酰胆碱；蛙类手术器械 1 套、蛙心插管、蛙心夹、试管夹、张力换能器、铁架台、手术线、刺激电极、注射器、烧杯、吸管和记号笔等。

**【实验步骤】**

**1. 破坏脑和脊髓**　取蛙或蟾蜍一只并清洗。将蛙用纱布包住，露出头部，用左手示指按压其头部前端，拇指按压背部脊柱，其余三指紧握躯干及下肢；右手持金属探针沿正中线由头部前端向下划，触及凹陷的部位即为枕骨大孔所在之处。将探针由枕骨大孔处垂直刺入，然后将探针向前刺入颅腔，并反复左右搅动，以彻底捣毁脑组织，若探针确在颅腔，术者可感觉到探针与颅腔壁的摩擦。脑组织捣毁后，将探针退至枕骨大孔处，然后向下垂直刺入椎管，以破坏脊髓。当蛙或蟾蜍呼吸消失、四肢松软时表示脑和脊髓已被破坏，否则应按上述方法反复进行破坏直至捣毁中枢。

**2. 暴露蛙心**　用蛙钉将蛙或蟾蜍仰卧位固定于蛙板上。从胸骨剑突处向左右锁骨处剪开皮肤，用镊子提起剑突下的腹肌并用组织剪将其剪开，然后将剪刀紧贴胸壁伸入胸腔，剪开胸壁，剪断左右锁骨。最后用镊子提起心包膜，再用眼科剪小心剪开心包膜，暴露心脏。

**3. 蛙心插管**　分别在主动脉干和左侧主动脉下穿一根手术线，并结扎左侧主动脉。提起结扎线，在左侧主动脉靠近动脉分叉处剪一"V"形切口，将盛有任氏液的蛙心插管从切口插入动脉至动脉圆锥，随之将蛙心插管稍向后退并向左下于心室收缩期插入心室，若插管成功插入心室，则插管内液面上下波动（若无波动，需反复试插直至液面波动），随后尽快用吸管将泵入插管内的血液吸出，并反复用任氏液冲洗以免血液凝固堵塞插管，最后将主动脉下方的手术线扎紧并固定在蛙心插管的侧钩上，以免蛙心插管滑脱（图 7-4）。

**4. 摘取蛙心**　先剪断左、右主动脉，再用连有手术线的蛙心夹夹住心尖并提起，在静脉窦与腔静脉交界处穿线并结扎（结扎时勿伤及静脉窦），随后剪断与心脏相连的所有组织，摘取心脏（图 7-5）。

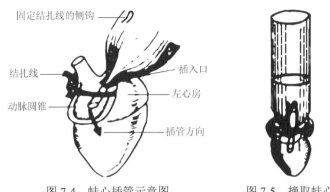

图 7-4 蛙心插管示意图　　　图 7-5 摘取蛙心

**5. 连接装置**　将连有蛙心的蛙心插管用试管夹和双凹夹固定在铁架台上,同时将张力换能器固定在铁架台上(有商标字样的一面朝下)。然后将手术线的另一端连在张力换能器的弹簧片上,上下调整张力换能器的高度,使手术线与张力换能器垂直且松紧合适(连线太松或太紧,心搏曲线均无法正常描记),最后将张力换能器数据线插头插入 BL-420N 系统面板 CH1(图 7-6)。

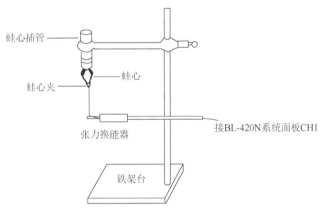

图 7-6 蛙心灌流装置连接示意图

**6. 调试仪器**　打开电源,启动计算机,打开 BL-420N 系统软件。

**7. 观察项目**

(1)点击软件功能区菜单栏"实验模块",先在下拉菜单中选择"循环实验",然后再选择"蛙心灌流"子菜单,观察正常心搏曲线。

(2)将蛙心插管内的任氏液全部更换为 0.65% NaCl 溶液,记录并观察心跳变化。当心搏曲线出现明显变化后应立即吸出灌流液,用任氏液反复换洗 2～3 次至心搏曲线平稳后进行下一项实验。

(3)加 2% $CaCl_2$ 溶液 1～2 滴于插管内的任氏液中,记录并观察曲线变化。当心肌收缩曲线出现明显变化后应立即吸出灌流液,用任氏液反复换洗至心搏曲线平稳后进行下一项实验。

(4)加 1% KCl 溶液 1～2 滴于插管内的任氏液中,记录并观察曲线变化。当心搏曲线出现明显变化后应立即吸出灌流液,用任氏液反复换洗至心搏曲线平稳后进行下一项实验。

(5)加 1∶10 000 肾上腺素溶液 1～2 滴于插管内的任氏液中,记录并观察曲线变化。当心搏曲线出现明显变化后应立即吸出灌流液,用任氏液反复换洗至心搏曲线平稳后进行下一项实验。

（6）加 1 : 100 000 乙酰胆碱 1～2 滴于插管内的任氏液中，记录并观察曲线变化。

上述实验项目完成后，点击软件"停止"按钮，保存实验结果。然后通过数据反演对各项实验结果进行编辑处理并打印。最后依次关闭 BL-420N 系统、计算机及 BL-420N 系统电源。

**【注意事项】**

**1.** 蛙心插管时应轻柔，以免戳穿心室。

**2.** 摘取蛙心时勿伤及静脉窦。

**3.** 在蛙心插管上用记号笔作一标记，确保每次灌流液面高度保持一致。

**4.** 当某种灌流液作用明显时应立即吸出灌流液，并用任氏液反复换洗数次，以免心肌受损而影响后续实验。

**5.** 一个实验项目结束后，须待曲线平稳后再进行下一项实验，并对每一项结果添加实验标记；截取实验结果时，须保留一段对照曲线。

**【思考题】**

**1.** KCl 对心脏活动有何影响？机制是什么？

**2.** 临床上常用肾上腺素抢救心搏骤停患者，为什么？

（杨战利）

# 实验 5  药物对家兔动脉血压的影响

**【实验目的】**

观察传出神经系统药物对家兔动脉血压的影响及药物之间的相互作用；能用受体学说分析药物作用的机制。

**【实验原理】**

血压形成与心室射血、血管阻力和循环血量三个基本因素相关，机体通过神经-体液调节机制维持正常血压，因此，凡影响心输出量和外周阻力的因素均能影响动脉血压。

心血管活动受交感和副交感神经支配。心交感神经兴奋时，其末梢释放去甲肾上腺素，作用于心肌细胞膜上的 $\beta_1$ 受体，使心率增快，收缩力增强，导致心输出量增加，动脉血压升高。心脏迷走神经兴奋时，其末梢释放乙酰胆碱，作用于心肌细胞膜上的 M 受体，使心率减慢，心肌收缩力减弱，导致心输出量减少，动脉血压降低。交感缩血管神经兴奋时其末梢释放去甲肾上腺素，作用于血管平滑肌的 $\alpha$ 受体，使血管收缩，导致外周阻力增加，动脉血压升高。

心血管活动还受肾上腺素和去甲肾上腺素等体液因素的调节。肾上腺素对 $\alpha$ 与 $\beta$ 受体均有激活作用，主要作用于心脏的 $\beta_1$ 受体发挥强心作用；去甲肾上腺素主要作用于血管平滑肌 $\alpha$ 受体，使血管收缩，外周阻力增加，动脉血压升高，但对心脏的作用较肾上腺素弱；异丙肾上腺素主要激动 $\beta$ 受体，对 $\beta_1$ 和 $\beta_2$ 受体选择性很低，作用于 $\beta_2$ 受体可以舒张冠状动脉血管，主要用于治疗哮喘和房室传导阻滞。

酚妥拉明为非选择性 $\alpha$ 受体阻断剂，提前给药可将肾上腺素的升压作用反转为降压作用；可取消或减弱去甲肾上腺素的升压作用但无反转作用；不影响异丙肾上腺素的作用。

普萘洛尔是一种非选择性 $\beta$ 受体阻断剂，对心脏的 $\beta_1$ 受体阻断作用较强，可使心率减慢、心肌收缩力减弱；阻断 $\beta_2$ 受体，可使支气管平滑肌收缩，从而诱发支气管哮喘或加重其急性发作。

【实验对象】

成年健康家兔，雌雄不拘。

【实验药品与器材】

生理盐水、25%氨基甲酸乙酯溶液、0.5%肝素、0.01%肾上腺素、0.01%去甲肾上腺素、0.025%异丙肾上腺素、0.1%普萘洛尔和 0.1%酚妥拉明；BL-420N 系统；哺乳类动物手术器械 1 套、兔手术台、气管插管、动脉插管、动脉夹、压力换能器、三通管、输液装置、手术线、纱布和注射器等。

【实验步骤】

**1. 称重、麻醉与固定**　取家兔 1 只，称重，并按 1g/kg 剂量即 25%氨基甲酸乙酯溶液 4ml/kg 计算所需药量，经家兔耳缘静脉注射进行麻醉。麻醉完成后，将家兔仰卧位固定于兔手术台上。

**2. 颈部备皮及气管分离**　用弯剪或电推剪紧贴颈部皮肤剪去家兔被毛，同时使用电动吸毛器及时将家兔被毛吸干净，以防家兔被毛飞散。用左手的拇指和示指将颈部皮肤绷紧，用手术刀自甲状软骨处向下沿颈正中线至胸骨上缘作一个 5～7cm 的纵行切口，用止血钳向下作钝性分离，分开颈部正中的肌群后即可暴露气管，分离气管下方的肌肉群，并在气管下方穿一根粗棉线以备插管结扎时使用。

**3. 颈总动脉分离**　颈总动脉位于气管两侧深部，气管分离后，在其两侧可见到颈总动脉鞘结构，用血管钳或玻璃分针轻轻划开左侧的血管鞘膜结构，颈总动脉便自动游离出来，辨认神经后（三根神经中迷走神经最粗，交感神经次之，减压神经最细），分离出 3～4cm 长的动脉，在动脉下穿两根用生理盐水浸润过的手术线备用。辨认颈总动脉：其呈深红色，相对较细，壁较厚，弹性大。若有颈总动脉的分支，应将分支两端结扎，沿其中间剪断。

**4. 颈外静脉分离**　颈外静脉位于颈部皮下，位置表浅。皮肤切开后，用左手拇指和示指捏住一侧颈部皮肤切口向外侧牵拉，中指和无名指从下面将皮肤顶起并稍向外翻，即可在胸锁乳突肌外缘见到附着于皮肤的粗大、紫蓝色的颈外静脉。右手持蚊式血管钳或玻璃分针分离颈外静脉周围结缔组织（颈外静脉与皮肤粘连较紧，分离时应耐心、轻柔，不可盲目用力，以防撕裂血管），游离颈外静脉 3～5cm，并在其下方穿两根用生理盐水浸过的手术线备用。

**5. 气管插管**　术者左手轻提棉线，右手持组织剪在甲状软骨下缘约 1cm 处的气管环状软骨之间横向剪开气管前壁，剪口长度约 1/3 气管直径，再于剪口上缘向头侧剪开 0.5cm 长的纵行切口，使切口呈"⊥"形（即倒"T"形），向心脏方向插入气管插管，将棉线结扎并固定于插管"Y"形分叉处，以防滑脱。插管前须用医用棉签清理气管内的血液和分泌物，确保气道通畅。

**6. 颈总动脉插管**　目的在于测量血压或放血。

（1）仪器连接和调试：动脉插管前，旋动三通管旋钮，向压力换能器和动脉插管内注射含有肝素的生理盐水，排出换能器和插管内空气，再关闭三通管。将连有动脉插管的压力换能器与 BL-420N 系统面板的 1 通道相连，打开 BL-420N 系统，在菜单栏选择实验模块→循环实验→兔动脉血压的调节（或者用通道模式：信号选择→勾选 1 通道→选"压力"→动脉血压→开始实验），单击鼠标右键，选择"自动回零"。

（2）插管并记录血压的变化：结扎左侧颈总动脉远心端，用动脉夹夹闭其近心端，两端间距需 3cm 左右。用左手小指或用镊子的柄部垫于动脉下方，用眼科剪在结扎线下方约

0.5cm 处剪一"V"形切口，向心脏方向插入动脉插管，用备好的手术线结扎固定，为防止插头滑出，应将结扎线再固定于事先粘在动脉插管的胶布上。小心打开动脉夹，即可通过 BL-420N 系统记录血压变化。

**7. 颈外静脉插管** 用于注射药液、输血、输液和测量中心静脉压。将静脉周围的结缔组织分离后，用动脉夹夹住游离段的近心端，结扎其远心端，用眼科剪在靠结扎线 0.5cm 处剪一"V"形切口（长度约为管径的 1/3），插入与输液装置相连的、充满肝素溶液的静脉插管 3～4cm，结扎固定，打开动脉夹即可输注药液（若插管用于测量中心静脉压，导管插入深度应为 5～8cm）。插管时若有阻力，不可盲目插管，应稍向后退出一些，再旋转向前插管。

**8. 观察项目** 描记一段正常血压，之后按下列步骤给药（药物对动脉血压的影响见图 7-7）：

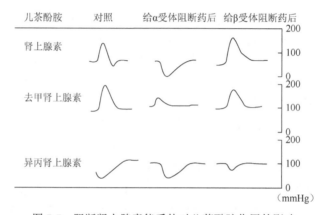

图 7-7 阻断肾上腺素能受体对儿茶酚胺作用的影响

（1）0.01%肾上腺素 0.1ml/kg。颈外静脉给药后，将输液器调至最大，快速将药液输入静脉，以便观察肾上腺素的作用。待血压平稳后，再给下一个药物。

（2）0.01%去甲肾上腺素 0.1ml/kg。

（3）0.025%异丙肾上腺素 0.1ml/kg。

（4）酚妥拉明 0.5ml/kg 缓慢注射，待血压平稳后，重复（1）、（2）、（3）。

（5）普萘洛尔 0.5ml/kg 缓慢注射，待血压平稳后，重复（1）、（2）、（3）。

单击 BL-420N 系统软件菜单栏"文件"，在下拉菜单中选择"打开"，选择刚保存的实验结果，打开后在信号显示区对结果进行放大或缩小调整，选中需要截取的部分，然后粘贴到新建的 Word 文档并打印。同时将相关数据填入表 7-2。

表 7-2 心血管药物对家兔血压的作用 （单位：mmHg）

| 拟肾上腺素药物 | 对照 | | 酚妥拉明 | | 普萘洛尔 | |
|---|---|---|---|---|---|---|
| | 给药前 | 给药后 | 给药前 | 给药后 | 给药前 | 给药后 |
| 肾上腺素 | | | | | | |
| 去甲肾上腺素 | | | | | | |
| 异丙肾上腺素 | | | | | | |

**【注意事项】**

**1.** 做到分工明确、密切配合、各尽其责。

**2.** 注意检测麻醉效果，避免麻醉药注射过快，造成家兔呼吸抑制而死亡。

**3.** 手术时动作轻柔，避免误伤组织引起出血；动脉和静脉分离时需小心，尤其是分离颈外静脉时应避免用力撕扯造成大出血。

**4.** 注意区分动脉插管（硬）和静脉插管（软）；动、静脉插管时须保持插管楔面朝上，以防戳破血管。

**5.** 两个观察项目之间应间隔一定时间，须待血压平稳后再进行下一项实验。

**【思考题】**

**1.** 肾上腺素、去甲肾上腺素和异丙肾上腺素对心血管作用有何异同？

**2.** 应用酚妥拉明后，再注入肾上腺素、去甲肾上腺素、异丙肾上腺素，血压反应与第一次给药有何不同，试述其原理。

**3.** 应用普萘洛尔后，再注入儿茶酚胺类药物，血压和心率有何变化？为什么？

（张丽景）

# 实验 6　家兔高钾血症及抢救

**【实验目的】**

学习家兔高钾血症模型的复制方法和抢救治疗措施；学习家兔体表心电图的描记方法；理解高钾血症对心脏电生理的影响；掌握高钾血症时心电图改变的特征和机制。

**【实验原理】**

本实验通过静脉滴注氯化钾复制高钾血症动物模型，高钾血症对心肌有很强的毒性作用，促使心电活动发生改变，具体表现为：兴奋性呈双相变化，轻度升高，重度降低，自律性、传导性和收缩性均降低。另外，高钾血症时有效不应期缩短引起兴奋折返而导致心律失常发生；血钾急剧增高时，可引起严重的传导阻滞和兴奋性消失，进而导致心跳停止。

高钾血症时心电图也会发生相应的改变：由于心室肌 3 期 $K^+$ 外流增加，3 期复极时间和有效不应期缩短，复极 3 期的 T 波狭窄高耸，相当于心室动作电位时间的 QT 间期轻度缩短；由于心室肌的传导性降低，代表心房去极化的 P 波压低、消失或增宽，代表房室传导时间的 PR 间期延长；相当于心室内传导的 QRS 综合波增宽。

对抗高钾血症的毒性作用，可以用葡萄糖酸钙或碳酸氢钠溶液。葡萄糖酸钙的解救原理是：增大细胞外 $Ca^{2+}$ 浓度，可以减小膜对 $Na^+$ 的通透性，进而促进阈电位（$E_t$）上移，使静息电位和阈电位（$E_m - E_t$）间距增大甚至恢复正常，最终使心肌兴奋性恢复正常；另一方面，细胞外 $Ca^{2+}$ 浓度增大时，2 期 $Ca^{2+}$ 竞争性内流增加，以提高心肌收缩性。碳酸氢钠（$Na^+$）作用：细胞外 $Na^+$ 增多，促使 0 期去极化 $Na^+$ 内流增加，使 0 期上升的速度和幅度增高，传导性增加。

**【实验对象】**

成年健康家兔，雌雄不拘。

**【实验药品与器材】**

25%氨基甲酸乙酯溶液，2%氯化钾溶液，4%氯化钾溶液，10%氯化钾溶液和 10%葡萄糖酸钙 1 支（或 10%氯化钙溶液、4%碳酸氢钠溶液）；哺乳类动物手术器械 1 套、注射器、输液装置 1 套、粗剪刀、气管插管、呼吸机硅胶管 2 根、兔手术台和 BL-420N 系统。

**【实验步骤】**

**1. 称重、麻醉与固定**　取家兔 1 只，称重，并按 1g/kg 剂量即 25%氨基甲酸乙酯溶液 4ml/kg

· 73 ·

计算所需药量，经家兔耳缘静脉注射进行麻醉。麻醉完成后，将家兔仰卧位固定于兔手术台上。

**2. 连接心电导联并描记正常心电图** 取针型电极或针头 3 枚，插入动物踝部皮下，将与心电导联线相连的鳄鱼夹按右前肢（白）、右后肢（黑）、左后肢（红）的顺序接于电极或针头上，再将导线的另一端连接至 BL-420N 系统面板。打开 BL-420N 系统软件，在功能区菜单栏选择实验模块→循环实验→家兔高钾血症（或者用通道模式：信号选择→勾选 1 通道→选"心电图"→家兔心电图→开始实验），描记一段正常心电图（图 7-8）。

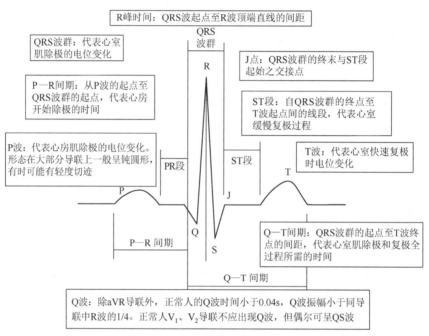

图 7-8 正常心电图波形及其含义

**3. 滴注氯化钾溶液** 用 2%氯化钾溶液经耳缘静脉滴注约 5min，滴速严格控制在 15～20 滴/分。若无典型心电图改变可改用 4%氯化钾溶液滴注直至出现高尖的 T 波，同时，在另一侧耳缘静脉准备注射抢救药物的通路。

**4. 高钾血症导致的严重心律失常及其抢救** 出现高尖 T 波后重新调整静脉滴入 2%氯化钾溶液，检测心电图变化。待家兔出现心动过速、心室扑动或心室颤动时，停止滴注氯化钾溶液，并立即注射抢救药物（10%葡萄糖酸钙 5ml/kg 或 10%氯化钙溶液 2ml/kg 或 4%碳酸氢钠溶液 5ml/kg）。抢救成功后心电图恢复正常。

心室扑动常是心室颤动的前奏。心室扑动时，正常的 QRS 波被连续快速且相对规则的大幅波代替，频率达 200～250 次/分，心脏已失去泵血功能；心室颤动时，频率增快，可达到 200～500 次/分，此时出现大小不等、极不均齐的低小波，心脏完全失去泵血功能，是心脏停搏前的短暂征象。家兔一旦发生心室扑动或心室颤动，必须及时解救，否则家兔将出现意外死亡。

**5. 处死家兔并观察心肌纤颤** 注射 10%氯化钾溶液（8ml/kg），观察高钾血症的致死作用。颈部手术并做气管插管，在"Y"形插管的上端套上硅胶管，并连接 BL-420N 系统的呼吸机。用手摸到左侧胸腔处心脏搏动的位置，在心脏下方肋间隙处用手术刀割破皮肤，沿此处与肋骨垂直用两把大号止血钳夹闭肋骨（注意止血钳不能插入过深，也不要夹住心脏包膜，避免兔产生意外），持粗剪刀于两把止血钳中间剪断肋骨，打开家兔胸腔看见心脏搏动后，注射 10%氯化钾溶液，边注射边观察心肌纤颤及心脏停止时的状态，并记录死亡前的心电图。

单击 BL-420N 系统软件菜单栏"文件",在下拉菜单中选择"打开",选择刚保存的实验结果,打开后在信号显示区对结果进行放大或缩小调整,选中需要截取的部分,然后粘贴到新建的 Word 文档并打印。

**【注意事项】**

1. 在整个实验过程中,计算输入的氯化钾溶液总量。

2. 动物对注入氯化钾溶液的耐受性有个体差异,注意适当调整注入氯化钾溶液的浓度和间隔时间。

3. 将针形电极或针头刺入家兔踝部皮下时,不能插入过深,不得插入肌肉内,以免影响心电图的描记。

4. 家兔一旦出现心室扑动或心室颤动的心电图时,解救一定要及时并迅速,否则将导致家兔死亡,实验失败。

**【思考题】**

1. 高钾血症可引起心脏的哪些变化?其机制是什么?

2. 高钾血症另一种抢救措施是注射葡萄糖和胰岛素溶液,这种解救方法的原理是什么?你还能想到哪些抢救方法?

3. 除了细胞内外钾离子的转移可以代偿高钾血症,机体还能通过什么途径代偿高钾血症?

(张丽景)

## 实验 7　利多卡因对氯化钡诱发家兔心律失常的治疗作用

**【实验目的】**

学习动物体表心电图的描记方法;学习室性心律失常的制备方法;观察氯化钡对家兔致心律失常的作用并理解其机制;观察利多卡因抗心律失常的作用。

**【实验原理】**

诱发实验性心律失常的常用药物有氯仿、氯仿-肾上腺素、乌头碱、强心苷类(如哇巴因)和氯化钡等。一方面,氯化钡是 $K^+$ 通道阻滞剂,$K^+$ 外流减少使细胞内 $K^+$ 增多,导致最大负电位减小,静息电位上移,与阈电位的距离拉近(心肌细胞的兴奋性取决于静息电位与阈电位之间的距离),使心肌兴奋性增加,导致心律失常。另一方面,$Ba^{2+}$ 阻滞 $K^+$ 的通道,抑制 $K^+$ 外流,4 期净内向电流相对增快(心肌自律性取决于自律细胞的 4 期净内向电流),心房传导阻滞和房室束-浦肯野纤维系统等快反应细胞的自律性升高,从而诱发心律失常的发生。

利多卡因属于 $I_b$ 类轻度阻滞钠通道的抗心律失常药物,具有抑制 $Na^+$ 内流,促进 $K^+$ 外流,降低非自律组织的自律性,消除折返激动的作用,是临床上防治急性心肌梗死室性心律失常的首选药物。利多卡因对心室肌及浦肯野纤维有较高的选择性,对心房肌作用不明显,故属于窄谱类,主要用于治疗各类室性心律失常。

本实验通过观察利多卡因拮抗氯化钡诱发家兔心律失常的作用,进一步加深对心律失常的发生机制及抗心律失常药物作用机制的理解。

**【实验对象】**

成年健康家兔,雌雄不拘。

**【实验药品与器材】**

25%氨基甲酸乙酯溶液、0.4%氯化钡溶液、0.5%利多卡因溶液；注射器（20ml、5ml），动脉夹，针形电极和 BL-420N 系统等。

**【实验步骤】**

**1. 称重、麻醉与固定** 取家兔 1 只，称重，并按 1g/kg 剂量即 25%氨基甲酸乙酯溶液 4ml/kg 计算所需药量，经耳缘静脉注射进行麻醉。麻醉完成后，将家兔仰卧位固定于兔手术台上。家兔耳缘静脉留置静脉输液针，并用医用胶带或动脉夹固定，缓慢滴注生理盐水，以保持静脉通畅。

**2. 连接仪器** 将针形电极插入家兔脚踝皮下，将心电导联线按右前肢（白）、右后肢（黑）、左后肢（红）的顺序接于针形电极上，再将导线的另一端连接 BL-420N 系统面板 1 通道。

**3. 以Ⅱ导联描记一幅正常心电图** 记录 P—P 间期、R—R 间期、Q—T 间期以及 P 波、QRS 波、T 波的波宽和振幅（如果测出来的心电图倒置，则需要将右前肢和左后肢的电极对调）。

**4. 分组** 将家兔随机分为甲组和乙组。

**5. 模型复制** 静脉注射 0.4% $BaCl_2$ 溶液（按 1ml/kg 给药），甲组：随后连续记录心电图和心律失常持续的时间（若 5min 后无变化，再给一次上述剂量直至出现室性心律失常为止）；乙组：出现明显室性心律失常改变时（二联律或三联律），立即缓慢静脉注射 0.5%利多卡因 5mg/kg（按 1ml/kg 给药），观察上述心电图有何变化（若无效，间隔 5min 再给 1/2 剂量）。

注：快速静脉注射 $BaCl_2$ 溶液后大多数动物在给药过程中或给药后 3min 内出现心律失常，主要表现为快速性室上性心律失常，有些动物可出现二联律或三联律，心律失常平均维持 24.5min（轻者数分钟至十几分钟内恢复为窦性心律）。

单击 BL-420N 系统软件菜单栏"文件"，在下拉菜单中选择"打开"，选择刚保存的实验结果，打开后在信号显示区对结果进行放大或缩小调整，选中需要截取的部分，然后粘贴到新建的 Word 文档并打印，测量记录典型心电图的下列指标于表 7-3 中。

**表 7-3　心电图各波段测量值**

| 组别 | P—P 间期（s） | P—R 间期（s） | Q—T 间期（s） | P 波 | | QRS 波 | | T 波 | |
|---|---|---|---|---|---|---|---|---|---|
| | | | | 波宽（s） | 振幅（mV） | 波宽（s） | 振幅（mV） | 波宽（s） | 振幅（mV） |
| 给药前 | | | | | | | | | |
| 造模后 | | | | | | | | | |
| 治疗后 | | | | | | | | | |

**【注意事项】**

**1.** 针形电极需插在皮下，如果插入过深至肌肉中，会对心电图造成严重干扰。

**2.** 利多卡因拮抗氯化钡诱发心律失常的作用非常快，因而在注射利多卡因期间即可开始记录心电图，避免错失时机而观察不到结果。

**【思考题】**

**1.** 利多卡因对何种心律失常的治疗效果较好，为什么？

**2.** 抗心律失常的药物如何分类？

（张丽景）

# 实验 8　家兔失血性休克及抢救

**【实验目的】**

学习失血性休克动物模型的复制方法；观察失血性休克后，动脉血压、中心静脉压及呼吸等生理指标的变化；加深对休克各期的主要临床表现及其发生机制的理解；通过病因（回输血、输液）及药物治疗，了解治疗休克的基本措施，并结合临床思考防治休克的最佳方法。

**【实验原理】**

失血性休克是由于血容量急剧减少，使组织器官血液灌注量不足，微循环功能障碍，引起组织细胞缺血缺氧、各重要生命器官功能、代谢障碍及结构损伤的病理生理过程。本实验通过颈总动脉放血减少循环血量，若 15min 内快速大量失血超过总血量的 20%时，则超出了机体的代偿能力，从而引起失血性休克，多见于失血失液、烧伤创伤等。

血量减少导致静脉回流不足，心输出量下降，血压降低，进而刺激交感神经兴奋，外周血管收缩，组织灌注量进一步减少，加重休克的进展。休克的发展导致肺脏、肾脏、胃肠道、大脑及心脏的灌注量减少，从而引发相应的临床表现。

补充血容量是治疗失血性休克的关键，是提高心输出量和改善组织灌注的有效措施；另外，在补充血容量的基础上，合理选择血管活性药物（间羟胺、去甲肾上腺素或肾上腺素）有利于休克的恢复好转。

**【实验对象】**

成年健康家兔，雌雄不拘。

**【实验药品与器材】**

25%氨基甲酸乙酯溶液、0.5%肝素溶液、0.01%间羟胺、0.01%异丙肾上腺素和生理盐水；BL-420N 系统；哺乳类动物手术器械 1 套，兔手术台，连接动脉插管的压力换能器，连接静脉插管的压力换能器，张力换能器，输液装置，气管插管，导尿管，肛温表，注射器（5ml、10ml 和 50ml 各 1 支），纱布 3 块和白纱带条（4～5 根）等。

**【实验步骤】**

**1. 称重、麻醉与固定**　取家兔一只，称重，经家兔耳缘静脉注射 25%氨基甲酸乙酯溶液（按 4ml/kg 给药）。待全身麻醉后，将家兔仰卧位固定在兔手术台上。

**2. 颈部备皮、气管分离及气管插管术**　用弯剪或电推剪紧贴颈部皮肤剪去家兔被毛，同时使用电动吸毛器吸取家兔被毛，防止家兔被毛飞散。术者和助手合作将颈部皮肤绷紧，用手术刀沿颈正中线，从甲状软骨处向下至胸骨上缘作一个 5～7cm 的纵行切口，然后用止血钳向下作钝性分离，分开颈部正中的肌群后即可暴露气管，分离气管下方的肌肉群，将气管游离，并在气管下方穿一根粗棉线备用。在甲状软骨下 0.5～1cm 处两个软骨环之间剪开气管，再向头端作一纵行切口，使之呈"⊥"形，插入气管插管，并用穿在气管下方的粗棉线结扎、固定，为防滑脱，应再将结扎线固定在插管"Y"形分叉处。插管前，如发现家兔气管内有血液或气泡，应使用小号针管将气管异物处理干净后再行插管术，以保持家兔呼吸通畅。

**3. 左侧颈总动脉分离、插管，并描记血压**

（1）动脉分离：颈总动脉呈深红色，相对静脉较细，壁较厚，弹性大。其位于气管两侧深部，气管分离后，用拇指、示指和中指外翻顶起左侧的肌肉组织即可看到颈总动脉。辨认神经后（三根神经中迷走神经最粗，交感神经次之，减压神经最细），用止血钳轻轻划开颈总动脉鞘，游离动脉 3～4cm，在动脉下方穿两根用生理盐水湿润过的手术线备用。

（2）连接装置，调试仪器：将连有动脉插管和三通管的压力换能器与 BL-420N 系统面板的 1 通道相连，打开电脑和 BL-420N 系统软件，选通道模式：信号选择→勾选 1 通道→选"压力"→动脉血压→开始实验→单击鼠标右键→选择"自动回零"。

（3）动脉插管：结扎左侧颈总动脉远心端，动脉夹夹闭近心端。用左手小指垫起结扎线和动脉夹之间游离的动脉，用眼科剪在结扎线下方约 0.5cm 处剪一"V"形切口，向心脏方向插入动脉插管，用手术线结扎固定。小心打开动脉夹，即可记录血压波形。

**4. 右侧颈外静脉分离及插管术，并描记中心静脉压**

（1）静脉分离：颈外静脉表浅，位于颈部皮下。相对于颈总动脉，颈外静脉粗大且呈暗紫色，壁较薄，弹性小。用手将家兔右侧切口处外翻，将组织轻轻顶起，在胸锁乳突肌外缘可清晰辨认颈外静脉。沿其走向，用止血钳分离右侧颈外静脉 3～4cm，分离时用手拉紧肌肉，用止血钳在静脉血管下方左右滑动分离，切勿用镊子撕扯以防出血，在分离好的静脉下方穿两根湿润的手术线备用。

（2）连接装置，调试仪器：将连有静脉插管和三通管的压力换能器与 BL-420N 系统面板的 2 通道相连。打开 BL-420N 系统软件，选通道模式：信号选择→勾选通道 2→选"压力"→中心静脉压→开始实验→单击鼠标右键→选择"自动回零"。

（3）静脉插管：用动脉夹夹住游离段的近心端，结扎远心端，用眼科剪在靠结扎线 0.5cm 处剪一"V"形小口（长度约为管径的 1/3），插入静脉插管 5～8cm。插入 3～4cm 处若遇有阻力，不可盲目用力，应稍往后退出一些，再旋转向前插管，插好后结扎固定，打开动脉夹，即可描记中心静脉压曲线。若插管用于输血输液，导管插入 3～4cm 即可。

**5. 连接张力换能器，描记呼吸曲线**

（1）连接装置，调试仪器：将张力换能器与 BL-420N 系统面板的 3 通道相连。打开 BL-420N 系统软件，选通道模式：信号选择→勾选通道→选"呼吸运动"→开始实验→单击鼠标右键→选择"自动回零"。

（2）在剑突下胸廓起伏最明显的部位备皮，切开皮肤 1～2cm，将大头针尖端打弯，钩住浅层肌肉，将手术线的一端系住大头针，另一端连在张力换能器的弹簧片上，用双凹夹将张力换能器固定在铁架台上（有商标字样的一面朝上），并确保手术线与张力换能器垂直且松紧合适（连线太松或太紧，呼吸曲线均无法正常描记），即可观察到软件信号显示区描记的呼吸曲线。

**6. 记录尿量变化**　　自家兔尿道插入导尿管，观察其尿量的变化，插管前需用液体石蜡润滑尿道插管的一端，然后辨认家兔的雌雄，若是雄性家兔：用左手拇指和示指剥开尿道口，右手将插管顺着尿道轻轻插入 10cm 左右以进入膀胱，若有尿液流出则插管成功；若是雌性家兔，用左手拇指和示指拨开阴道（雌性家兔尿道口开口于阴道前庭），先将插管顺阴道轻轻插入 1～2cm 后再成 20°斜向下、向前推进 7～8cm 进入膀胱，若导管内有尿液则插管成功。

**7. 记录体温变化**　　自家兔肛门插入肛温表，另一端连在 BL-420N 系统，记录家兔的体温变化。

**8. 观察和记录放血前家兔正常指标**　　包括血压、中心静脉压、呼吸、心率、肛温、尿量及皮肤黏膜颜色，并记录在表 7-4 中。

**9. 复制失血性休克模型**　　打开左侧颈总动脉处的三通管缓慢放血，使平均动脉压维持在 40mmHg 左右，同时密切观察血压和中心静脉压等各项指标的变化。停止放血后若血压回升，继续放血，保证血压维持在 40mmHg 的水平 10min，则休克模型复制成功。然后记录失血总量及上述各项指标。注：放出的血中必须及时加入抗凝剂，防止凝固，以备输血。

**10. 失血性休克的抢救**

（1）静脉输入含间羟胺的生理盐水溶液 50ml（0.2mg/kg），10min 内输完，观察上述各项指标的变化。

（2）静脉回输血：将上述动脉放出的抗凝血液经颈外静脉进行回输（10min 内），记录各项指标。

（3）静脉输液：快速从颈外静脉处输入生理盐水（50 滴/分），记录各项指标，若指标正常，则抗休克治疗成功，实验结束；若心率降低明显，继续下一步实验。

（4）颈外静脉注射异丙肾上腺素（ISO，按 0.2mg/kg 给药）后用生理盐水冲洗管道，观察上述各项指标是否恢复正常。

单击 BL-420N 系统软件菜单栏"文件"，在下拉菜单中选择"打开"，选择刚保存的实验结果，打开后在信号显示区对结果进行放大或缩小调整，选中需要截取的部分，然后粘贴到新建的 Word 文档并打印。同时将相关数据填入表 7-4 中。

**表 7-4　家兔失血性休克过程中观察指标及检测结果**

| 项目 | 血压（mmHg） | 中心静脉压（cmH$_2$O） | 呼吸（次/分） | 心率（次/分） | 肛温（℃） | 尿量（滴/分） | 皮肤黏膜颜色 |
| --- | --- | --- | --- | --- | --- | --- | --- |
| 正常 | | | | | | | |
| 放血 | | | | | | | |
| 间羟胺 | | | | | | | |
| 输血 | | | | | | | |
| 输液 | | | | | | | |
| ISO | | | | | | | |

**【注意事项】**

1. 组内应分工明确、各尽其责、密切配合，以保证手术顺利进行。

2. 手术时，动作要敏捷、轻柔，尽量减少创伤和出血。

3. 放血前，注意需在 50ml 注射器内抽吸 2ml 的肝素溶液，防止抽出的血液凝固。放血时，注意把握速度，避免放血太快导致家兔死亡。

**【思考题】**

1. 失血性休克的发生发展过程中，血压和微循环有何变化？能否以血压下降作为判断早期休克的指标，为什么？

2. 抗休克的治疗过程中，先用间羟胺，输血输液后再使用异丙肾上腺素，为什么？

（张丽景）

# 实验 9　家兔急性右心衰竭

**【实验目的】**

学习复制急性右心衰竭的模型；观察右心衰竭后体循环淤血的主要改变；通过对实验的观察分析，加深对心力衰竭的发病机制及病理生理变化的理解。

**【实验原理】**

急性右心衰竭是右心室肌舒缩功能障碍和（或）心脏前后负荷过重而引起的临床综合征。主要临床特征：明显的体循环淤血、静脉压升高，肝脾大、胃肠淤血和明显的水肿（腹水、胸腔积液、心包积液）。

本实验通过静脉缓慢注射液体石蜡，导致家兔急性肺小动脉和肺毛细血管栓塞，使肺循环流出受阻，引起右心后负荷增加。此时心肌通过加强收缩力和收缩速度代偿，在此基础上通过大量静脉输液，引起右心前负荷增加，最终导致家兔心脏"前拥后堵"的状态，使右心前、后负荷过度增加，造成右心室收缩和舒张功能降低，右心室肌由代偿性的紧张源性扩张转变为失代偿性的肌源性扩张，从而导致急性右心衰竭。

**【实验对象】**

成年健康家兔，雌雄不拘。

**【实验药品与器材】**

25%氨基甲酸乙酯溶液、0.3%肝素溶液、生理盐水和液体石蜡等；哺乳类动物手术器械1套，兔手术台，BL-420N系统，输液装置，连接三通管和压力换能器的静脉插管，连接三通管和压力换能器的动脉插管，张力换能器，气管插管，动脉夹，听诊器，粗剪刀，注射器（50ml、20ml、1ml各1支）和大头针等。

**【实验步骤】**

**1. 称重、麻醉与固定** 取家兔一只，称重，经家兔耳缘静脉注射25%氨基甲酸乙酯溶液（按4ml/kg给药）。待全身麻醉后，将家兔仰卧位固定在兔手术台上。

**2. 颈部备皮** 分离家兔气管、颈总动脉和颈外静脉。

（1）用弯剪或电推剪剪去颈部被毛，然后从甲状软骨起至胸骨上方沿正中线切开皮肤5～7cm，用止血钳钝性分离皮下筋膜、肌肉，即暴露出气管。用弯头止血钳分离气管与其背后的结缔组织，在气管下方穿一根棉线备用。

（2）颈总动脉位于气管两侧，用手触之有搏动感。颈总动脉与颈部神经被束在颈总动脉鞘内，用止血钳细心分离右侧的颈总动脉鞘膜，游离出长3～4cm的颈总动脉，在其下穿两根用生理盐水浸润过的手术线备用。

（3）颈外静脉分布较浅，在皮下胸锁乳突肌外缘。分离右侧颈外静脉时，用手指在皮肤外面向上顶起，即可见到呈暗紫色的粗大血管，该血管即是颈外静脉。用止血钳沿血管走行方向钝性分离，分离长度3～5cm，穿两根手术线备用。

**3. 连接装置，调试仪器** 打开BL-420N系统和计算机，将连有动脉插管的压力换能器连接于1通道，连有静脉插管的压力换能器连接于2通道，张力换能器连接于3通道。用通道模式：信号选择→勾选1、2、3通道→分别选"血压""中心静脉压""呼吸运动"→开始实验→分别单击鼠标右键→选择"自动回零"。

**4. 插管并描记相应的曲线** 按前述方法进行气管插管、动脉插管和静脉插管，分别记录血压、中心静脉压和呼吸曲线。

**5. 观察并记录家兔正常生理指标** 包括血压，中心静脉压，呼吸（频率、幅度），心率和心音，并注意听诊背部有无水泡音，将观察结果记录在表7-5中。

**6. 复制家兔急性右心衰竭模型**

（1）增大右心后负荷：用1ml注射器抽取预先加温至38℃的液体石蜡1ml，以每分钟0.2ml的速度缓慢注入耳缘静脉（可将1ml的液体石蜡溶解在盛有生理盐水的20ml注射器中，并用带翼的小儿头皮输液针穿刺耳缘静脉，用胶布固定翼片，在5min内缓慢将20ml液体注入静脉），同时密切观察家兔血压、呼吸等指标的变化。如有血压明显下降或中心静脉压明显上升，即停止注射。待家兔血压和中心静脉压又恢复到原来水平时，再缓慢注入液体石蜡，直至血压有轻度下降，或中心静脉压有明显升高为止（一般液体石蜡用量为0.5～1ml，不超过0.5ml/kg）。

（2）增大右心前负荷：注射液体石蜡5min后，以120～180滴/分的速度快速由家兔颈外静脉输入生理盐水，直至家兔死亡（需 30min 左右）。输液过程中密切观察各项生理指标的变化。

**7. 解剖家兔，观察体循环淤血的表现**

（1）家兔死亡后，挤压胸壁，观察气管内有无分泌物溢出。

（2）剖开胸腔，观察胸腔积液、肺水肿、心脏外形、各腔室体积及腔壁厚度有何改变。

（3）剖开腹腔，观察腹水、肝脏淤血、肠系膜血管淤血和肠壁水肿等情况。

单击 BL-420N 系统软件菜单栏"文件"，在下拉菜单中选择"打开"，选择刚保存的实验结果，打开后在信号显示区对结果进行放大或缩小调整，选中需要截取的部分，然后粘贴到新建的 Word 文档并打印。同时将相关数据填入表 7-5 中。

**表 7-5　家兔急性右心衰竭过程中观察指标及检测结果**

| 项目 | 呼吸（次/分） | 血压（mmHg） | 中心静脉压（cmH$_2$O） | 心率（次/分） | 听诊水泡音 |
| --- | --- | --- | --- | --- | --- |
| 正常 | | | | | |
| 注入栓塞剂半量 | | | | | |
| 注入栓塞剂全量 | | | | | |
| 全速输液 15min | | | | | |
| 全速输液 30min | | | | | |

**【注意事项】**

**1.** 颈外静脉壁薄，易损伤出血，分离时应细心、轻柔。

**2.** 静脉导管的插入深度为 5～8cm，在插管过程中如遇阻力，可将导管稍微退出，调整方向后再插，切忌盲目插管而刺破血管。

**3.** 注射液体石蜡时一定要缓慢，出现血压明显降低时应立即停止注射，否则家兔死亡导致实验失败。

**4.** 全麻不宜过深，麻醉过深可因动物排尿增加而致实验时间延长。

**5.** 尸检时注意不要损伤胸腔、腹腔血管，以免影响对胸腔积液、腹水的观察。

**【思考题】**

**1.** 右心前后负荷的增大导致右心衰竭，本实验为什么强调缓慢输注液体石蜡？输注液体的速度太快为什么会导致家兔死亡？

**2.** 家兔尸解结果是否与理论相符？解释出现相应临床表现的机制。

（张丽景）

# 实验 10　家兔急性左心衰竭及抢救

**【实验目的】**

学习制备急性左心衰竭的动物模型；理解左心衰竭时常用指标的变化、抗心力衰竭药物的作用及其机制、左心衰竭的发病机制及临床变化的病理生理过程。

**【实验原理】**

心力衰竭是由于心肌收缩和（或）舒张功能障碍，导致心脏泵血功能障碍，从而引起心输出量绝对或相对下降，不能满足机体组织代谢需要的病理生理过程。本实验经右侧颈总动脉插管入左心室，通过监测左心室内压及相关指标的变化，熟悉左心衰竭的临床特征并理解其发病机制。左心衰竭动物模型的观察指标主要包括心输出量、血压和左心室功能。将心导管插入左心室，可以测量反映左心室收缩、舒张功能的一系列参数，是研究药物对心功能影响的常用手段。

常用的观察指标：①左心室内压（LVP），即左心室内血液对心室壁的侧压力。②左心室收缩压（LVSP），即左心室内压的最高值，即快速射血期末的心室内压，当前、后负荷升高或心肌收缩力加强时左心室收缩压上升。③左心室舒张最低压（LVDP），即左心室内压的最低值，即快速充盈期末的心室内压。④左心室舒张末压（LVEDP），即左心室舒张期末或心房收缩期末或快速射血期开始时的室内压，代表左心室前负荷。⑤左心室内压变化速率（d$p$/d$t$），即对左心室内压一阶求导后得到，是反映心肌收缩力的较好指标。⑥左心室内压最大变化速率（±d$p$/d$t_{max}$），分两种，左心室内压最大上升速率（+d$p$/d$t_{max}$）与左心室内压最大下降速率（−d$p$/d$t_{max}$）。+d$p$/d$t_{max}$出现在等容收缩期，受心率及前后负荷的影响并与其呈正相关。−d$p$/d$t_{max}$出现在等容舒张期，反映心肌舒张时收缩成分延长的最大速率，是测定心肌舒张功能最常用的指标之一。⑦$T$值（$t$−d$p$/d$t_{max}$），即左心室开始收缩至左心室内压最大上升速率的时间，当心肌收缩力加强、心率增快，以及外周阻力下降时，该值减小。

【实验对象】

成年健康家兔，雌雄不拘。

【实验药品与器材】

25%氨基甲酸乙酯溶液、1%普鲁卡因溶液、0.3%肝素生理盐水、生理盐水、去乙酰毛花苷注射液、2%戊巴比妥钠和0.25%维拉帕米注射液；哺乳类动物手术器械1套，兔手术台，连有动脉插管的压力换能器，气管插管，股动脉插管，心导管插管，注射器（1ml、10ml、50ml）和BL-420N系统等。

【实验步骤】

**1. 称重、麻醉与固定**　取家兔1只，称重，并按1g/kg剂量即25%氨基甲酸乙酯溶液4ml/kg计算所需药量，经耳缘静脉注射进行麻醉。麻醉完成后，将家兔仰卧位固定于兔手术台上。

**2. 游离左侧股动脉并插入动脉插管，记录动脉血压**　剪去家兔后肢股三角处被毛。切开皮肤前可先用手指感触股动脉搏动，以明确其走向，然后沿血管走行方向切开皮肤3～5cm。随后用蚊式止血钳顺血管走行方向钝性分离筋膜和肌肉，充分暴露股三角，即底在上、尖朝下的三角形凹陷，其底边为腹股沟韧带，外侧边为缝匠肌内侧缘，内侧边为长收肌内侧缘。股三角由外向内分别为股神经、股动脉和股静脉。一般股神经位于股动脉背外侧；股动脉又在股静脉背外侧，可被其掩盖，红色，有搏动；股静脉在股动脉腹内侧，紫蓝色，较粗。用玻璃分针顺血管方向轻轻划开神经、血管鞘和血管之间结缔组织，游离股动脉2～3cm，并在其下方穿过两根用生理盐水浸过的手术线备用。

用动脉夹夹闭股动脉的近心端，将远心端用手术线结扎。用左手示指或小指（也可用手术刀刀柄或镊子的柄部）自下方托起股动脉，在靠近结扎处，右手持眼科剪朝心脏方向以45°作一"V"形切口，切口长度约为血管直径的1/3。然后将充满抗凝剂的插管插入动脉1～1.5cm，最后用另一根手术线结扎固定插管。

打开系统和计算机，将连有插管的压力换能器连接于BL-420N系统的1通道，用通道模式：信号选择→勾选1通道→选"压力"→动脉血压→开始实验→单击鼠标右键→选择"自动回零"。打开动脉夹，观察血压波。

**3.** 颈部备皮，分离气管并插管，保持呼吸通畅。

4. 经耳缘静脉注射 0.3%肝素生理盐水（2ml/kg），准备心室插管。

**5. 左心室插管** 分离右侧颈总动脉 3～4cm，穿线备用，结扎远心端，用动脉夹夹闭近心端。打开 BL-420N 系统和计算机，将连有心导管插管的压力换能器连接于系统的 2 通道，用通道模式：信号选择→勾选通道 2→选"压力"→左室内压→开始实验→单击鼠标右键→选择"自动回零"。在靠近远心端结扎线 0.5cm 处用眼科剪剪一"V"形切口，先行动脉插管，动脉插管成功后 BL-420N 系统软件信号显示区即显示动脉血压的波形。然后结扎动脉插管，结扎后既要保证血管不渗血，又能让导管继续顺利插入。当导管进入主动脉入口处时，可感觉到很大的阻力并有搏动感，此时，可将导管稍微提起，调整方向待主动脉瓣开放时，顺势将导管插入心室，当有明显的"落空感"、观察到动脉血压的波形突然变为左心室内压的波形时，说明插管成功。对左心室内压进行微分，显示于另外一个通道，得到左心室内压变化速率信号。

**6. 观察记录生理指标** 家兔状态稳定 10min 后，观察并记录动脉血压、左心室收缩压、左心室舒张末压、左心室内压最大变化速率和 $T$ 值，将以上生理指标记录在表 7-6 中。

**7. 复制家兔左心衰竭模型** 经家兔耳缘静脉注射 2%戊巴比妥钠（1ml/kg），以 0.5ml/min 速度缓慢注射，待收缩压、LVSP 下降后减慢速度，以缓慢速度维持输入，使±d$p$/d$t_{max}$ 下降 40%为左心衰竭的指标。观察记录上述各项指标。

**8. 左心衰竭的抢救及过量药物的作用观察**

（1）经耳缘静脉注射去乙酰毛花苷溶液（0.1ml/kg），观察上述指标的改变。

（2）待各项指标稳定后，经耳缘静脉继续注射过量的去乙酰毛花苷溶液，观察记录上述指标。

单击 BL-420N 系统软件菜单栏"文件"，在下拉菜单中选择"打开"，选择刚保存的实验结果，打开后在信号显示区对结果进行放大或缩小调整，选中需要截取的部分，然后粘贴到新建的 Word 文档并打印。同时将相关数据填入表 7-6 中。

表 7-6 家兔急性左心衰竭过程中观察指标及检测结果

| 观察指标 | 血压（mmHg） | LVSP（mmHg） | LVEDP（mmHg） | ±d$p$/d$t_{max}$（Hg/s） | $T$ 值（Hg/s） |
|---|---|---|---|---|---|
| 正常 | | | | | |
| 造模后 | | | | | |
| 正常量强心苷 | | | | | |
| 过量强心苷 | | | | | |

**【注意事项】**

1. 左心室插管是难点，当心导管到达左心室口时，因为主动脉瓣的阻挡而不易进入左心室，此时动作应轻柔，需反复尝试，避免盲目插管刺破心脏而导致大出血。插管成功的标志是血压曲线的最低值突然接近基线。

2. 造模前、后分别给去乙酰毛花苷溶液（0.1ml/kg），可对比观察强心苷对正常心脏和衰竭心脏的作用（强心苷不能过量）。

**【思考题】**

1. 家兔左心衰竭模型复制方法还有哪些？每项观察指标的意义是什么？

2. 去乙酰毛花苷既能"治病"也能"致病"的原因是什么？注射不同剂量的去乙酰毛花苷后各项指标有何改变？

（张丽景）

# 第八章　呼吸系统实验

## 实验 1　呼吸运动的调节及药物对呼吸的影响

**【实验目的】**

掌握气管插管的方法；理解各种生理性化学因素（$CO_2$、$N_2$、$H^+$）对呼吸运动的影响及其调节机制。

**【实验原理】**

呼吸运动是指呼吸肌收缩和舒张引起胸廓节律性扩大和缩小，包括吸气运动和呼气运动。呼吸运动是实现肺通气的原动力，是整个呼吸过程的基础。呼吸肌的节律性舒缩活动主要产生于延髓，其发出冲动到达脊髓，再通过脊髓发出的膈神经及肋间神经将冲动传至膈肌和肋间外肌，使之收缩和舒张，形成呼吸运动。

当机体内外环境变化时，呼吸运动的频率和深度可发生相应的变化，这主要与体内外环境的各种刺激作用于化学感受器和机械感受器引起的呼吸的反射性调节有关。呼吸的反射性调节主要是化学感受性呼吸反射，如机体在剧烈运动或身处高原缺氧环境时，动脉血中$PCO_2$升高、$H^+$升高以及$PO_2$下降，可通过刺激外周化学感受器（颈动脉体和主动脉体）和延髓腹外侧浅表部的中枢化学感受器反射性引起呼吸运动加深加快，从而使血液中的$CO_2$、$O_2$和$H^+$保持在一定水平，以适应机体需要并维持内环境的稳定。

此外，在某些动物如家兔，肺牵张反射起着重要的呼吸调节作用。当肺扩张或萎陷时，气道平滑肌中的牵张感受器受到刺激，经迷走神经传入延髓，加速吸气和呼气的相互转换，使呼吸频率增加。

临床上有些药物可对呼吸运动产生影响，盐酸吗啡为强效中枢性镇痛药，可作用于呼吸中枢而抑制呼吸；尼可刹米通过作用延髓呼吸中枢及外周化学感受器而兴奋呼吸。

**【实验对象】**

成年健康家兔，雌雄不拘。

**【实验药品与器材】**

25%氨基甲酸乙酯溶液、3%乳酸、1%盐酸吗啡、10%尼可刹米、生理盐水、二氧化碳和氮气等；哺乳类动物手术器械 1 套，BL-420N 系统，张力换能器或呼吸传感器，兔手术台，铁架台，气管插管，注射器（20ml、5ml），50cm 长的橡皮管，气囊，刺激电极，电子秤，医用棉签，电推剪和电动吸毛器等。

**【实验步骤】**

**1. 称重、麻醉与固定**　取家兔 1 只，称重，并按 1g/kg 剂量即 25%氨基甲酸乙酯溶液 4ml/kg 计算所需药量，经耳缘静脉注射进行麻醉。麻醉完成后，将家兔仰卧位固定于兔手术台上。

**2. 颈部手术**

（1）暴露气管：用弯剪或电推剪紧贴颈部皮肤剪去家兔被毛，同时使用电动吸毛器吸取家兔被毛，以防家兔被毛飞散。用左手的拇指和示指将颈部皮肤绷紧，右手持手术刀沿颈部正中切开 5～7cm 长的皮肤切口，用止血钳逐层钝性分离皮下组织直至暴露气管，然后将气管和周围组织分离（从甲状软骨向下分离出气管 3～4cm），并在气管下方穿一根粗棉线备用。

（2）游离迷走神经：用左手拇指和示指捏住一侧颈部皮肤切口和部分颈前肌肉向外侧牵拉，中指和无名指从下面将皮肤顶起并稍向外翻，在气管两侧找到颈总动脉鞘，辨别并游离两侧迷走神经，于两侧迷走神经下各穿两根用生理盐水浸过的手术线备用。

（3）气管插管：术者左手轻提棉线，右手持组织剪在甲状软骨下缘约 1cm 处的气管环状软骨之间横向剪开气管前壁，剪口约 1/3 气管直径，再于剪口上缘向头侧剪开 0.5cm 长的纵行切口，使切口呈"⊥"形（即倒"T"形），向心脏方向插入气管插管（插管前须用医用棉签清理气管内的血液和分泌物，确保气道通畅），随后将棉线结扎并固定于插管"Y"形分叉处，以防滑脱。

手术完成后，用温热生理盐水纱布覆盖手术部位。

**3. 连接装置**　先剪去胸骨剑突处胸廓起伏最明显部位的被毛，并切开皮肤 1～2cm，再将系有手术线的大头针（将尖端打弯呈钩状）钩住浅层肌肉，手术线的另一端连在张力换能器的弹簧片上。用双凹夹将张力换能器固定在铁架台上（有商标字样的一面朝上），并确保手术线与张力换能器垂直且松紧合适（连线太松或太紧，呼吸曲线均无法正常描记）。

然后将张力换能器数据线插头插入 BL-420N 系统面板 1 通道（或将与气管插管相连的呼吸换能器连接至 BL-420N 系统面板 1 通道）、刺激电极与 BL-420N 系统面板的刺激输出插口连接。

**4. 调试仪器**　打开电源，启动计算机，进入 BL-420N 系统主界面。

**5. 观察项目**

（1）描记正常呼吸曲线：点击软件功能区菜单栏"实验模块"，先在下拉菜单中选择"呼吸实验"，然后再选择"呼吸运动的调节"子菜单，调节参数、波形大小及疏密度以获取理想的呼吸曲线，辨别曲线的呼气相和吸气相。

（2）吸入 $CO_2$：将装有 $CO_2$ 的气囊管口移到距气管插管的侧管约 1cm 处，打开气囊弹簧夹，缓慢释放 $CO_2$，呼吸曲线发生明显改变后立即关闭气囊。

（3）吸入 $N_2$：待呼吸平稳后，将装有 $N_2$ 的气囊管口插入气管插管的侧管，打开气囊弹簧夹，观察呼吸曲线的变化，随后夹闭气囊，观察呼吸恢复正常的过程。

（4）增大无效腔：待呼吸平稳后，将 50cm 长的橡皮管连于气管插管的侧管，将气管插管的另一侧管夹闭，观察呼吸曲线的变化。

（5）增加血液 $H^+$ 浓度：待呼吸平稳后，由耳缘静脉注射 3%乳酸溶液 2ml，观察呼吸曲线的变化。

（6）注射盐酸吗啡：待呼吸平稳后，由耳缘静脉注射 1%盐酸吗啡，剂量为 1.5～2ml/kg，观察呼吸曲线的变化。

（7）注射尼可刹米：待呼吸平稳后，由耳缘静脉注射 10%尼可刹米，剂量为 1ml/kg，观察呼吸曲线的变化。

（8）剪断迷走神经：待呼吸平稳后，先结扎一侧迷走神经，并于结扎线中间剪断迷走神经，观察呼吸曲线的变化；再结扎并剪断另一侧迷走神经，观察呼吸曲线的变化。

（9）刺激一侧迷走神经中枢端：待呼吸平稳后，刺激一侧迷走神经的中枢端，观察呼吸曲线的变化（刺激参数为强度 5～10V，连续单刺激）。

上述实验项目完成后，点击软件"停止"按钮，保存实验结果。然后通过数据反演对各项实验结果进行编辑处理并打印。最后依次关闭 BL-420N 系统软件、计算机及 BL-420N 系统电源。

**【注意事项】**

**1.** 气管插管前，需先清理渗入气管内的血液和分泌物，确保气道通畅。

**2.** 家兔耳缘静脉注射乳酸时，避免外漏，以免家兔因疼痛挣扎影响实验结果。

**3.** 勿直接将 $CO_2$ 气囊与气管插管相连，以防高浓度 $CO_2$ 使家兔挣扎影响实验结果。

**4.** 对神经施加刺激之前，可先刺激颈部手术部位的肌肉，观察骨骼肌是否收缩以检查刺激电极有无刺激信号输出。

**5.** 一个实验项目结束后，需待曲线平稳后再进行下一项实验，并对每一项结果添加实验标记；截取实验结果时，需保留一段对照曲线。

**【思考题】**

**1.** 为什么说 $CO_2$ 是调节呼吸运动最重要的生理性化学因素？

**2.** 为何刺激迷走神经中枢端而不是外周端？

（杨战利）

## 实验 2　缺氧类型及影响缺氧耐受性的因素

**【实验目的】**

学习复制乏氧性、血液性和组织中毒性缺氧模型的方法；理解各类缺氧的发病原因和机制；熟悉条件因素在缺氧发病中的重要性和临床应用、冬眠和低温治疗的实用意义；了解外界环境温度、机体神经系统功能状态以及年龄对缺氧耐受性的影响。

**【实验原理】**

将小鼠放入盛有钠石灰的缺氧瓶内，随着时间的推移，瓶内氧分压降低不能满足机体需要时，造成乏氧性缺氧。

使小鼠吸入 CO 或腹腔内注射亚硝酸钠，复制血液性缺氧模型。CO 中毒机制：①Hb-CO 亲和力约是 $Hb-O_2$ 亲和力的 210 倍；②CO 增加其余血红蛋白对氧的亲和力，使已结合的氧释放减少；③CO 抑制红细胞糖酵解，使 2, 3-DPG 合成减少，致使氧解离曲线左移，进一步加重组织缺氧。

亚硝酸盐中毒的原理：亚硝酸盐是强氧化剂，与血红蛋白结合后，将 $Fe^{2+}$ 氧化成 $Fe^{3+}$，形成高铁血红蛋白，当高铁血红蛋白的量超过血红蛋白总量的 10% 时，即引起中毒。高铁血红蛋白抑制携氧和释氧的功能，致使组织缺氧；亚甲蓝有氧化型和还原型两种，实验中用的是氧化型。解救机制：氧化型亚甲蓝在还原型辅酶Ⅱ（NADPH）的催化下，还原为还原型亚甲蓝，其将高铁血红蛋白还原为血红蛋白，恢复携氧能力。如解救时亚甲蓝过量，因体内的 NADPH 生成不足，过量的氧化型亚甲蓝从 Hb 的 $Fe^{2+}$ 接受电子，使 $Hb-Fe^{2+}$ 转变为 $Hb-Fe^{3+}$，加重 $NaNO_2$ 的毒性作用。

给小鼠注入氰化钾，复制组织性缺氧模型。氰化物中毒的机制：氧化磷酸化是细胞生成 ATP 的重要途径，线粒体则是氧化磷酸化的主要场所。任何影响线粒体电子传递或氧化磷酸化的因素都可引起组织性缺氧。$CN^-$ 与可传递电子的氧化型细胞色素氧化酶 $Cytaa_3Fe^{3+}$ 结合后，使其转化为氰化高铁细胞色素氧化酶 $Cytaa_3Fe^{3+}-CN$，失去了传递电子的能力，使内呼吸中断，用氧障碍。

一般情况下，临床需用亚硝酸盐硫代硫酸钠疗法治疗氰化物中毒：亚硝酸钠与体内的血红蛋白迅速生成高铁血红蛋白。高铁血红蛋白便能从氰化高铁细胞色素氧化酶中把细胞色素氧化酶置换出来，从而恢复其活性。残余的 $CN^-$ 用硫代硫酸钠清扫，生成无毒的硫氰酸盐排出体外。

影响机体对缺氧耐受性的因素很多，包括机体的代谢功能状况、年龄及锻炼适应等。抑制动物中枢神经系统功能和降低动物所处的环境温度时，因其代谢率下降，降低组织细胞耗氧量；如果增强机体的缺氧耐受性，则可延长其死亡时间。

**【实验对象】**

体重相近、性别相同的成年小鼠。

**【实验药品与器材】**

钠石灰、甲酸、浓硫酸、10%氢氧化钠、5%亚硝酸钠、1%亚甲蓝、0.1%氰化钾、10%硫代硫酸钠、生理盐水和碎冰块等；密封广口瓶、CO 发生装置、吸管、蛙板、剪刀、镊子、1ml 和 2ml 注射器、小鼠缺氧瓶 7 个（其中磨口瓶 4 个、带有橡皮管的缺氧瓶 3 个）、温度计、500ml 烧杯、天平，酒精灯和计时器等。

**【实验步骤】**

**1. 动物编号**　取体重相近、性别相同的成年小鼠 9 只，并编号。

**2. 乏氧性缺氧**

（1）取钠石灰少许（约 5g）和 1 号小鼠放入乏氧装置内（图 8-1A），观察和记录动物缺氧前的一般状况，呼吸频率（次/10s）、节律和深度、皮肤和口唇颜色。随后塞紧瓶塞，记录时间，以后每 3min 重复观察上述指标 1 次，并记录小鼠存活的时间。如有其他变化随时记录，直至动物死亡。

（2）小鼠死亡后，立即打开腹腔，观察和比较其血液与肝脏颜色。用组织剪剪下一小块肝脏放在小鼠头顶上方，并按顺序摆放在蛙板上以便最后颜色的比较，并记录在表 8-1 中。

**3. CO 中毒性缺氧**

（1）准备 CO 发生装置（图 8-1B）：用刻度吸管取甲酸 3ml 放于试管内，沿管壁缓慢加入浓硫酸 2ml（催化剂）（$HCOOH \rightarrow H_2O + CO$），塞紧瓶塞后与装有 2 号小鼠的广口瓶连接，可用酒精灯稍加热，以加速 CO 的产生，但不可过热，以免 CO 产生过多过快，加速小鼠死亡，使肝脏血液颜色的改变不典型（在 CO 发生装置中，须确保盛放小鼠的广口瓶放入小鼠前没有 CO 的富集，否则出现小鼠刚放进去就迅速死亡而观察不到实验结果的现象）。

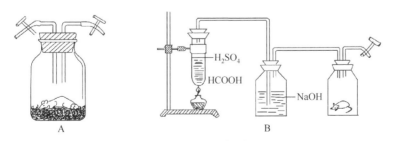

图 8-1　复制缺氧模型装置

A. 小鼠乏氧装置；B. CO 发生装置

（2）观察指标与方法同"乏氧性缺氧"，并记录在表 8-1 中。

**4. 亚硝酸钠（NaNO$_2$）中毒性缺氧**

（1）取 3 号和 4 号小鼠，同上观察正常表现后，每只腹腔内注射 5% NaNO$_2$ 0.3ml，其中 3 号小鼠注入 NaNO$_2$ 后立即再向腹腔内注入 1%亚甲蓝溶液 0.3ml，4 号小鼠腹腔内注射生理盐水 0.3ml。

（2）观察指标同"乏氧性缺氧"，并记录在表 8-1 中。

**5. 氰化钾（KCN）中毒性缺氧**

（1）取 5 号和 6 号小鼠，同上观察正常表现后，每只小鼠腹腔各注入 0.1% KCN 0.2ml，其中 5 号小鼠腹腔内注入 10%硫代硫酸钠溶液 0.4ml，6 号小鼠腹腔内注入等量生理盐水。

（2）观察指标与方法同"乏氧性缺氧"，并记录在表 8-1 中。

**6. 外界环境温度对缺氧耐受性的影响**

（1）取 500ml 烧杯 3 个，一个烧杯中加入碎冰块及少许冷水将水温调至 0～4℃；第二个烧杯中加入热水并调节水温到 40～42℃，如温度达不到可用酒精灯加热；第三个烧杯盛有等量的常温水。

（2）取体重相近、性别相同的小鼠 3 只（7 号、8 号和 9 号鼠），在观察正常的生命活动情况后，分别将其放入三个盛有钠石灰的缺氧瓶中，同时将瓶塞塞紧，并立即将三个缺氧瓶放入不同温度的烧杯中，记录时间。

（3）持续观察各鼠在瓶中活动情况，口唇、耳壳和鼠尾等部位颜色，呼吸变化，待小鼠死亡后计算存活时间，并记录在表 8-1 中。

表 8-1　缺氧观察指标及结果

| 小鼠编号 | 呼吸（次/10s） | | | 口唇、皮肤颜色 | | 解剖时肝脏、血液颜色 | 存活时间（min） |
| --- | --- | --- | --- | --- | --- | --- | --- |
| | 缺氧前 | 代偿性增快时 | 全面抑制时 | 前 | 后 | | |
| 1 | | | | | | | |
| 2 | | | | | | | |
| 3 | | | | | | | |
| 4 | | | | | | | |
| 5 | | | | | | | |
| 6 | | | | | | | |
| 7 | | | | | | | |
| 8 | | | | | | | |
| 9 | | | | | | | |

**【注意事项】**

**1.** 实验中缺氧瓶一定要密闭。钠石灰有吸收 $CO_2$ 的作用，注意勿在空气中暴露过久，以免失效。

**2.** 小鼠在缺氧早期，会出现代偿性呼吸急促、急躁不安，有的会在缺氧瓶内跳动；缺氧后期，小鼠处于抑制状态。观察记录需详尽全面。

**3.** NaNO$_2$ 和 KCN 有剧毒，如不慎污染皮肤和黏膜，应立即用流动水清洗。

**4.** 小鼠死亡后应立即解剖观察相应部位的颜色，不应待所有小鼠死亡后统一解剖比较，以免影响实验结果的观察记录。

**【思考题】**

**1.** 实验中各种缺氧的原因和发病机制分别是什么？

**2.** 各种缺氧时，小鼠尾、耳、口唇黏膜及血液颜色的改变为何不同？

（张丽景）

# 实验 3　普萘洛尔对小鼠耐缺氧力的影响

【实验目的】

观察普萘洛尔提高心肌耐缺氧力的作用；学习耗氧量的测量方法和计算耗氧率的方法。

【实验原理】

普萘洛尔为 β 受体阻断剂，它主要通过阻断心肌的 $β_1$ 受体而产生负性肌力作用，使心率减慢，心输出量降低，冠状动脉血流量下降，从而降低心肌耗氧量，提高心肌耐缺氧能力。临床上用于治疗心律失常、心绞痛、高血压以及甲状腺功能亢进等。本实验以动物在缺氧环境中的生存时间为指标，比较给药组动物与对照组动物的缺氧耐受能力的差别。

异丙肾上腺素为 β 受体激动剂，可用于治疗支气管哮喘及心脏房室传导阻滞。

普萘洛尔在 β 受体兴奋时（心肌耗氧量增加时）方能发挥明显作用。血压正常时，普萘洛尔无降压作用。

【实验对象】

体重相近、性别相同的成年小鼠。

【实验药品与器材】

生理盐水、0.05%异丙肾上腺素溶液和 0.1%盐酸普萘洛尔溶液；密封广口瓶、测耗氧装置、吸管、1ml 和 2ml 注射器各 3 支。

【实验步骤】

**1. 动物编号**　取体重相近（同组内相差小于 2g）、性别相同的小鼠 3 只，编号。

**2. 药物注射**　1 号小鼠和 2 号小鼠皮下注射 0.05%异丙肾上腺素溶液 0.4ml/10g；3 号小鼠皮下注射生理盐水 0.4ml/10g（所需药量比较大，操作时需分开两个部位注射）。

**3. 再次药物注射**　观察 15min 后，1 号小鼠腹腔内注射 0.1%盐酸普萘洛尔溶液 0.2ml/10g；2 号小鼠和 3 号小鼠腹腔内注射生理盐水 0.2ml/10g。

再观察 3min，将 3 只小鼠同时放入广口瓶中，每瓶放 1 只小鼠，塞紧瓶塞，连接好小鼠测耗氧装置（图 8-2）。注意橡胶管塞进量筒底部，且保证每个量筒的液面高度保持一致（50ml），立即启动秒表，记录各鼠呼吸停止时间，比较三只小鼠存活时间、耗氧量（$A$）即量筒液面下降的毫升数和耗氧率（$R$），并记录在表 8-2 中。

$$R\,[ml/(g·min)] = A\,(ml) ÷ 体重\,(g) ÷ 存活时间\,(min)$$

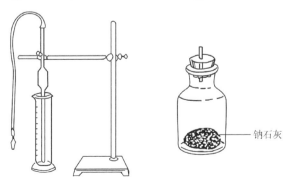

图 8-2　小鼠测耗氧装置

钠石灰

**表 8-2　不同药物作用的小鼠耗氧率比较**

| 小鼠编号 | 体重（g） | 给药及剂量（ml/10g） | 15min 后给药及剂量（ml/10g） | 存活时间（min） | 耗氧量（ml） | 耗氧率 [ml/(g·min)] |
|---|---|---|---|---|---|---|
| 1 | | | | | | |
| 2 | | | | | | |
| 3 | | | | | | |

【注意事项】

**1.** 所有广口瓶必须等容量，并配有瓶塞。

**2.** 瓶塞必须涂凡士林，以便密封。

**3.** 保证各橡皮管道畅通；小鼠死亡后需准确记录耗氧量后再移动缺氧装置及小鼠，避免漏气导致橡皮管里的液体回流而无法记录耗氧量。

**4.** 结果分析时：$R_2>R_1$，则说明普萘洛尔可降低耗氧率；$R_2>R_3$，则说明异丙肾上腺素可以提高小鼠耗氧率。

【思考题】

**1.** 普萘洛尔与异丙肾上腺素对心肌耐缺氧力的影响及其机制分别是什么？

**2.** 如果实验设计为：三只小鼠分别注射普萘洛尔、异丙肾上腺素和生理盐水，然后比较耗氧率，这样是否合理？为什么？

**3.** 如果通过比较耗氧量的高低来说明药物提高耐缺氧力的作用，是否可行？为什么？

（张丽景）

# 实验 4　实验性肺水肿及治疗

【实验目的】

复制急性肺水肿的动物模型；观察肺水肿的表现，并分析其发病机制；制订急性肺水肿的治疗方案。

【实验原理】

肺水肿是指过多的液体在肺组织间隙积聚并（或不合并）溢入肺泡腔的病理过程。根据发病部位，肺水肿可分为间质性肺水肿和肺泡性肺水肿。根据发病机制可分为三类：①压力性肺水肿：各种原因导致肺静脉回流受阻致使肺毛细血管内流体静压增高，当组织液的生成大于回流，并超过淋巴回流的代偿能力时便可发生肺水肿。②通透性增高性肺水肿：分为伴和不伴有肺泡损伤两种。前者见于各种原因导致的肺泡-毛细血管膜损伤，后者主要见于各种炎症介质引起的肺水肿。③混合性肺水肿：兼有流体静压和通透性增高。

本实验通过静脉快速大量输入生理盐水并注入大剂量肾上腺素来复制急性肺水肿模型。短时间内给家兔静脉快速大量输入生理盐水，使家兔血压升高，血浆胶体渗透压降低，肺毛细血管流体静压升高，有效滤过压升高，组织液生成增加；之后静脉注射肾上腺素，其正性的变时、变力和变传导作用，可兴奋心脏、收缩血管、增加回心血量，进而使肺循环血容量急剧增加，肺毛细血管流体静压升高，微血管通透性增加，从而引发肺水肿。

【实验对象】

成年健康家兔，雌雄不拘。

【实验药品与器材】

生理盐水、25%氨基甲酸乙酯溶液、0.1%肾上腺素溶液、呋塞米和山莨菪碱；哺乳动物手术器械 1 套，兔手术台，气管插管，静脉导管，静脉输液装置，呼吸流量传感器，连有压力换能器和三通管的动脉插管，电子秤，天平，听诊器，注射器（1ml、2ml 和 20ml 各 2 个），纱布，手术线，烧杯，滤纸和 BL-420N 系统等。

**【实验步骤】**

**1. 称重、麻醉与固定**　取家兔 1 只，称重，经耳缘静脉注射 25%氨基甲酸乙酯溶液，剂量为 4ml/kg，待家兔麻醉后仰卧位固定于兔手术台上。

**2. 颈部手术，分离气管、颈总动脉和颈外静脉并插管**　颈部备皮，从甲状软骨向下切开颈前正中部皮肤及皮下筋膜 5～7cm，向下作钝性分离，分离气管。气管下穿一根棉线备用，在环状软骨下 0.5～1cm 处作倒"T"形切口，插入气管插管并结扎固定，将气管插管与呼吸流量传感器相连，并连接于 BL-420N 系统 1 通道，描记正常的呼吸曲线。分离左侧颈总动脉，结扎远心端，动脉夹夹闭近心端，插入连有压力换能器的动脉插管结扎固定，并连接于 BL-420N 系统 2 通道，描记正常的血压曲线。分离右侧的颈外静脉，插入充满肝素的静脉导管并结扎固定，将静脉输液装置连接于静脉导管，以便进行连续性输液。

**3. 观察记录家兔的正常生理指标**　血压，呼吸（节律、频率），呼吸音及气管插管处有无粉红色泡沫样液体等，并将结果记录在表 8-3 中。

**4. 复制肺水肿模型**

（1）经颈外静脉快速输入 37℃生理盐水，按 120ml/kg、160～200 滴/分输入，边输液边观察并听诊，当肺底部出现湿啰音时停止输液。

（2）从输液器小壶内加入肾上腺素溶液（按 0.5mg/kg 给药）继续滴注，直到液体输完。

（3）继续输入少量生理盐水，以 10～15 滴/分的速度保持静脉通畅。观察家兔的呼吸及气管插管口是否有液体流出，听诊肺部是否有湿啰音。

（4）当发现气管插管内出现粉红色泡沫样液体时，立即夹住气管，处死家兔，打开胸腔并在气管分叉处结扎气管，避免水肿液流出。在结扎线上方切断气管并将双肺完整取出，用滤纸吸干肺表面的水分后，称取肺重量并计算肺系数。肺系数 = 肺重量（g）/家兔重量（kg），正常肺系数为 4～5。

**5. 设置对照组，探究不同的治疗方案，比较肺系数**

（1）液体输注同上，输完后，静脉注射呋塞米（按 1ml/kg），观察疗效，待动物状态平稳后，其他处理同上。

（2）液体输注同上，输完后，静脉注射山莨菪碱（按 1.5ml/kg），观察疗效，待动物状态平稳后，其他处理同上。

**6. 观察比较**　观察比较肺的大体改变，切开肺脏，观察切面是否有液体外溢，液体的量、颜色等有何不同，并用显微镜对比观察肺水肿和正常肺的组织切片。

表 8-3　家兔肺水肿过程中的观察指标及检测结果

| 观察指标 | 血压（mmHg） | 呼吸（次/分） | 呼吸音 | 插管处是否有泡沫 | 肺系数 |
|---|---|---|---|---|---|
| 正常 | | | | | |
| 造模后 | | | | | |
| 呋塞米 | | | | | |
| 山莨菪碱 | | | | | |

**【注意事项】**

1. 选取家兔时，避免使用有基础肺病的患兔，以免影响实验结果的可靠性。

**2.** 输液速度应控制在 160～200 滴/分为宜，避免过快或过慢。

**3.** 第一次使用肾上腺素后如果肺水肿不明显，可重复使用，但注意两次用药需间隔 10～15min，避免过于频繁。

**4.** 剖取肺脏时，操作要轻柔，防止造成肺表面损伤，引起水肿液外流，影响肺系数的准确性。

【思考题】

**1.** 本实验肺水肿的发病机制包括哪些？肾上腺素在造模过程中的作用是什么？

**2.** 造模成功后，气管插管内为什么有液体流出？

（张丽景）

# 实验 5　急性呼吸衰竭

【实验目的】

复制不同病因引起的急性呼吸功能不全的动物模型，观察记录不同原因所导致的呼吸衰竭动脉血的血气改变有何不同；探讨呼吸衰竭的发生机制及功能代谢改变的病理生理过程。

【实验原理】

呼吸功能不全是由于外呼吸［肺通气和（或）肺换气］功能障碍，致使不能进行有效的气体交换，导致动脉血氧分压（$PaO_2$）低于 60mmHg，伴或不伴有二氧化碳分压（$PaCO_2$）高于 50mmHg 的病理生理过程。呼吸功能不全和呼吸衰竭的本质是一致的，只是程度不同，呼吸衰竭是呼吸功能不全的失代偿阶段。根据 $PaCO_2$ 的高低将呼吸衰竭分为两类：①低氧血症型，即只有 $PaO_2 < 60$mmHg。②低氧血症伴高碳酸血症型，$PaO_2 < 60$mmHg 且 $PaCO_2 > 50$mmHg。

引起肺通气功能障碍的原因有限制性通气不足和阻塞性通气不足；引起肺换气功能障碍的原因有三种：弥散障碍，通气血流比失调（功能性分流和无效腔样通气）及真性分流增加。本实验通过复制不同原因导致呼吸衰竭的动物模型，加深理解呼吸衰竭的发病机制和功能代谢改变的病理生理过程。

【实验对象】

成年健康家兔，雌雄不拘。

【实验药品与器材】

25%氨基甲酸乙酯溶液、0.2%肝素生理盐水、生理盐水、10%葡萄糖溶液和油酸；哺乳类动物手术器械 1 套，兔手术台，连有压力换能器和三通管的动脉插管，气管插管，呼吸流量传感器，动脉夹，听诊器，橡皮管，注射器（50ml、10ml、5ml、2ml 和 1ml），血气分析仪和 BL-420N 系统。

【实验步骤】

**1. 称重、麻醉与固定**　取家兔 1 只，称重，经耳缘静脉注射 25%氨基甲酸乙酯溶液，剂量为 4ml/kg，待家兔麻醉后仰卧位固定于兔手术台上。

**2. 颈部手术，分离气管和颈总动脉并插管**　于甲状软骨下缘至胸骨上缘之间，作颈部正中切口 5～7cm，分离气管和左侧颈总动脉，然后进行插管。气管插管连接呼吸流量传感器并连接于 BL-420N 系统 1 通道，描记呼吸曲线，连有动脉插管的压力换能器连接 BL-420N 系统 2 通道，描记血压曲线，并采血作血气分析。

**3. 正常指标的测定**　待家兔稳定 10～15min 后，记录呼吸曲线，测定呼吸频率和每分通气量。2 通道描记血压曲线，然后打开动脉插管的三通管，用 0.2%肝素生理盐水将 1ml 的注射器肝素化，并放 0.5ml 血于针管内，迅速作血气分析（pH、$PaO_2$ 和 $PaCO_2$）。

**4. 模型复制方法与观察项目**

（1）复制急性阻塞性通气障碍：①用弹簧夹（血管钳）将"Y"形气管插管上端的橡皮管完全夹闭，使动物处于完全窒息 30s。取动脉血作血气分析，并将上述各项指标的数据记录在表 8-4 中。②取血后恢复通气，让家兔稳定 10min，再进行下一步实验。

（2）复制限制性通气障碍：用 16 号钝头针头插入家兔右胸第 4～5 肋间，造成右侧气胸，10min 后取动脉血作血气分析，观察并记录各项指标，记录在表 8-4 中。

（3）复制渗透性肺水肿：将注射器套在上一步中插在胸膜腔的针头上，先抽空胸腔内的气体，再用注射器抽取 10%葡萄糖溶液 1～2ml，从家兔气管分叉处缓慢（5min）匀速滴入。观察家兔的呼吸（节律、频率）、背部听诊是否出现湿啰音，当观察到气管内有泡沫样液体流出时，即肺水肿模型复制成功。取动脉血作血气分析，并观察记录上述指标。

（4）复制肺泡-毛细血管损伤所致的呼吸衰竭：经耳缘静脉缓慢注入油酸（按 0.3～0.6ml/kg 给药），观察家兔的呼吸（节律、频率）、背部听诊是否出现湿啰音及气管内是否有泡沫样液体流出，并在注入药物后 30min、60min 后分别取动脉血作血气分析。

单击 BL-420N 系统软件菜单栏"文件"，在下拉菜单中选择"打开"，选择刚保存的实验结果，打开后在信号显示区对结果进行放大或缩小调整，选中需要截取的部分，然后粘贴到新建的 Word 文档并打印。同时将相关数据填入表 8-4 中。

表 8-4　急性呼吸衰竭过程中观察指标及检测结果

| 观察指标 | 血压（mmHg） | 呼吸（次/分） | 肺通气量（ml/min） | pH | $PaO_2$（mmHg） | $PaCO_2$（mmHg） |
| --- | --- | --- | --- | --- | --- | --- |
| 正常 | | | | | | |
| 阻塞性通气不足 | | | | | | |
| 限制性通气不足 | | | | | | |
| 渗透性肺水肿 | | | | | | |
| 油酸致呼吸衰竭 30min | | | | | | |
| 油酸致呼吸衰竭 60min | | | | | | |

**【注意事项】**

**1.** 保证气管插管前气道通畅，如气管内有血液或分泌物，须用医用棉签或注射器清理干净。

**2.** 应反复抽吸内含肝素的注射器针芯，确保注射器针管内壁被充分肝素化，避免针管内血液凝固而堵塞血气分析仪的管道。

**3.** 作血气分析的动脉血不能与空气接触，否则影响结果。

**4.** 胸膜腔插管时用力应适度，防止过度用力造成气胸。

**5.** 限制性通气不足致人工气胸后，在开始下一步实验之前，务必将胸膜腔内的气体抽空，待动物呼吸和血压稳定后，方能开始下一步实验。

**【思考题】**

**1.** 试分析上述四种呼吸衰竭的模型哪些属于Ⅰ型呼吸衰竭，哪些属于Ⅱ型呼吸衰竭？

**2.** 油酸引起呼吸衰竭的具体机制是什么？

（张丽景）

# 第九章  消化系统实验

## 实验 1  影响消化道运动的神经和体液因素

【实验目的】

观察胃肠道运动的形式；理解神经和体液因素对胃肠道运动的影响及其机制。

【实验原理】

在整个消化道中，除口、咽和食管上端的肌组织以及肛门外括约肌为骨骼肌外，其余部分的肌组织均为平滑肌。消化道平滑肌具有自律性，能自发进行节律性收缩和舒张，但其兴奋性较低，收缩缓慢。消化道平滑肌具有紧张性收缩、蠕动等多种运动形式。在整体情况下，消化道的运动受到神经和体液因素的调节。支配消化道的外来神经包括副交感神经和交感神经，前者兴奋时，其节后纤维末梢释放乙酰胆碱，作用于消化道平滑肌上的 M 受体，促进消化道的运动；后者兴奋时，其节后纤维末梢释放去甲肾上腺素，作用于消化道平滑肌上的 $\alpha_2$ 或 $\beta_2$ 受体，抑制消化道的运动。

【实验对象】

成年健康家兔，雌雄不拘。

【实验药品与器材】

25%氨基甲酸乙酯溶液、生理盐水或台氏液、1∶100 000 乙酰胆碱、1∶10 000 肾上腺素、新斯的明注射液、阿托品注射液和 1% $BaCl_2$ 溶液；哺乳类动物手术器械 1 套、BL-420N 系统、兔手术台、保护电极、电子秤、电推剪和电动吸毛器等。

【实验步骤】

**1. 称重、麻醉与固定**  取家兔 1 只，称重，经耳缘静脉注射 25%氨基甲酸乙酯溶液，剂量为 4ml/kg，待家兔麻醉后仰卧位固定于兔手术台上。

**2. 腹部手术**  用弯剪或电推剪紧贴腹部皮肤剪去家兔被毛，同时使用电动吸毛器吸取家兔被毛，以防家兔被毛飞散。用左手的拇指和示指将腹部皮肤绷紧，右手持手术刀自剑突下沿腹部正中线切开约 8cm 长的皮肤切口，用止血钳提起腹白线两侧的腹壁肌肉，沿腹白线剪开腹壁及腹膜，打开腹腔，暴露胃和肠。在膈下食管的末端用玻璃分针分离迷走神经的前支 1～2cm，穿线备用。

**3. 连接装置**  将保护电极连接到 BL-420N 系统面板的刺激输出插口。

**4. 调试仪器**  打开电源，启动计算机，进入 BL-420N 系统软件主界面。

**5. 观察项目**

（1）消化道正常运动：观察正常情况下胃肠道的紧张度（可用手指触及胃肠以感受其紧张度）、蠕动以及小肠的分节运动。

（2）刺激迷走神经：打开刺激器控制窗口，调整刺激参数为强度 3～5V，频率 20～30Hz，连续刺激迷走神经 1～3min，观察胃肠运动的变化。

（3）滴加乙酰胆碱：在胃肠道局部滴加 1∶100 000 乙酰胆碱 2～3 滴，观察胃肠运动的变化。

（4）滴加肾上腺素：在胃肠道局部滴加 1：100 000 肾上腺素 2～3 滴，观察胃肠运动的变化。

（5）注射新斯的明：耳缘静脉注射新斯的明 0.2～0.3ml，观察胃肠运动的变化。

（6）注射阿托品：耳缘静脉注射阿托品 0.5ml，观察胃肠运动的变化。

（7）滴加氯化钡：在胃肠道局部滴加 1% $BaCl_2$ 溶液 1～2 滴，观察胃肠运动的变化。

认真观察并记录每项实验结果。最后依次关闭 BL-420N 系统软件、计算机及 BL-420N 系统电源。

**【注意事项】**

**1.** 剪开腹壁时，组织剪应紧贴腹壁，以免伤及内脏。

**2.** 实验过程中，应经常用温热的生理盐水纱布湿润胃肠道，以免腹腔温度下降和胃肠表面干燥而影响胃肠运动。

**3.** 应将乙酰胆碱和 $BaCl_2$ 溶液滴加到胃肠运动相对较弱的局部，肾上腺素滴加到胃肠运动相对较强的局部，以利于作用效果的观察。

**【思考题】**

**1.** 在胃肠道局部滴加 $BaCl_2$ 溶液，胃肠运动有何变化？为什么？

**2.** 耳缘静脉注射新斯的明和阿托品后胃肠运动分别有何变化？为什么？

（杨战利）

# 实验 2  消化道平滑肌的生理特性及药物对其运动的影响

**【实验目的】**

学习离体小肠平滑肌灌流及其运动的记录方法；通过观察各种理化因素刺激对小肠运动的影响，理解消化道平滑肌的生理特性。

**【实验原理】**

在整个消化道中，除口、咽和食管上端的肌组织以及肛门外括约肌为骨骼肌外，其余部分的肌组织均为平滑肌。

消化道平滑肌除具有兴奋性、传导性和收缩性等肌组织的共同生理特性外，还有其自身的特点：兴奋性较低、收缩缓慢、收缩期和舒张期均较长，且变异较大；具有紧张性，即经常保持一种微弱的持续收缩状态，使消化道管腔保持一定的形状和位置；富有伸展性，使消化道不因进食而发生明显的压力改变；对电刺激较不敏感，而对温度、机械扩张和各种化学刺激特别敏感。如乙酰胆碱可作用于小肠平滑肌上的 M 受体，使其运动增强；阿托品为 M 受体的阻断剂，可拮抗乙酰胆碱的作用。肾上腺素可作用于小肠平滑肌上的 $\alpha_2$ 或 $\beta_2$ 受体，使其运动减弱；酚妥拉明为 $\alpha$ 受体的阻断剂，可拮抗肾上腺素的作用。

此外，消化道平滑肌还具有自律性（节律较慢、不规则），离体后，用与其内环境相似的台氏液灌流，在一定时间内平滑肌仍能保持节律性舒缩活动。因此，将离体小肠平滑肌置于适宜的环境中进行灌流，可观察不同理化因素对其节律性收缩和舒张的影响。

**【实验对象】**

成年健康家兔，雌雄不拘。

**【实验药品与器材】**

台氏液、1：100 000 乙酰胆碱、1：10 000 肾上腺素、0.05%硫酸阿托品、1%酚妥拉明、1%

$CaCl_2$ 溶液、1mol/L HCl 溶液和 1mol/L NaOH 溶液；哺乳类动物手术器械 1 套、BL-420N 系统、恒温平滑肌槽、张力换能器、兔手术台、温度计、培养皿、电子秤、电推剪和电动吸毛器等。

**【实验步骤】**

**1. 准备恒温平滑肌槽**　中央标本管内加入台氏液至浴槽高度的 2/3 处；外部电热水浴槽加入自来水至浴槽高度的 2/3 处。打开电源，设置恒温工作点为 38℃；开启供氧开关，标本管内可见气泡，调节供氧旋钮使气泡均匀、连续冒出（每秒 1～2 个气泡为宜）。

**2. 制备离体小肠标本**　提起家兔两后肢将其倒悬，持木槌猛击头后部致其昏迷，将其仰卧位固定于兔手术台上，立即进行腹部手术，打开腹腔，找到胃幽门部与十二指肠交界处，以此为起点分离 20～30cm 长的小肠。先将与该肠段相连的肠系膜结扎，沿肠缘剪去肠系膜；再将该肠段两端用手术线作双结扎，剪取肠段。然后在盛有 38℃台氏液的培养皿中，用注射器清洗肠管。肠管清洗完毕后，每间隔 3cm 作双结扎（结扎线不可系得太紧，相邻肠段结扎线相距 1cm），分别从相距 1cm 的结扎线中间剪断，即获得若干长 3cm 的离体肠段标本，置于 38℃的台氏液中备用。

**3. 连接装置**　将离体家兔小肠标本一端的结扎线系于标本管底部的固定点上；另一端的结扎线与张力换能器相连，确保连线垂直，并调节换能器的高度，使连线松紧合适。最后将张力换能器连接到 BL-420N 系统面板的 CH1。

**4. 调试仪器**　打开电源，启动计算机，进入 BL-420N 系统软件主界面。

**5. 观察项目**

（1）描记自动节律性收缩曲线：点击软件功能区菜单栏"实验模块"，先在下拉菜单中选择"消化实验"，然后再选择"消化道平滑肌生理特性"子菜单，根据需要调节参数以获取理想曲线。注意观察小肠收缩的节律和幅度，曲线的基线表示小肠平滑肌的紧张性；曲线的幅度代表小肠收缩活动的强弱。

（2）温度的影响：将标本管中的台氏液更换为 25℃的台氏液，并确保换液前后标本管液面高度一致，观察小肠收缩活动的变化。

（3）乙酰胆碱的作用：在标本管中加入 1：100 000 乙酰胆碱 1～2 滴，观察小肠平滑肌收缩幅度和节律的改变，待曲线发生明显变化后，立即放掉标本管中的台氏液，并用预先准备好的 38℃台氏液反复冲洗 3 次，待小肠收缩曲线平稳后再进行下一项实验。

（4）阿托品的作用：在标本管中加入 0.05%硫酸阿托品 3～4 滴，2min 后再加入 1：100 000 乙酰胆碱 1～2 滴，观察小肠平滑肌收缩幅度和节律的改变，并与项目（3）进行比较，按上述方法冲洗换液。

（5）肾上腺素的作用：在标本管中加入 1：10 000 肾上腺素 1～2 滴，观察小肠平滑肌收缩幅度和节律的改变，待曲线发生明显变化后，按上述方法冲洗换液。

（6）酚妥拉明的作用：在标本管中加入 1%酚妥拉明 3～4 滴，2min 后再加入 1：10 000 肾上腺素 1～2 滴，观察小肠平滑肌收缩幅度和节律的改变，并与项目（5）进行比较，按上述方法冲洗换液。

（7）$CaCl_2$ 的作用：在标本管中加入 1% $CaCl_2$ 1～2 滴，观察小肠平滑肌收缩幅度和节律的改变，待曲线发生明显变化后，按上述方法冲洗换液。

（8）酸碱的作用：在标本管中加入 1mol/L HCl 3～4 滴，观察小肠平滑肌收缩幅度和节律的改变，待曲线发生明显变化后再加入 1mol/L NaOH 3～4 滴，观察小肠平滑肌活动的改变。

上述实验项目完成后，点击软件"停止"按钮，保存实验结果。然后通过数据反演对各项实验结果进行编辑处理并打印。最后依次关闭 BL-420N 系统软件、计算机及 BL-420N 系统电源。

**【注意事项】**

**1.** 小肠及其结扎线不得与标本槽管壁接触，以免摩擦而影响实验结果。

**2.** 标本槽中的台氏液须没过肠段，并保持灌流液面高度一致。

**3.** 加药出现反应后，须立即更换标本槽内的台氏液数次，待小肠活动稳定后方可进行下一个实验项目。实验过程中对每一项结果添加实验标记；截取实验结果时，须保留一段对照曲线。

**【思考题】**

**1.** 实验过程中为何要给离体小肠持续供氧？

**2.** 为何离体小肠和离体心脏置于合适的环境中均可进行节律性收缩和舒张？两者节律性活动的特点及产生机制有何不同？

（杨战利）

# 实验 3　氨在肝性脑病发病机制中的作用

**【实验目的】**

学习复制血氨增高导致肝性脑病的动物模型；观察肝性脑病时动物的功能代谢改变，理解肝脏的解毒功能、肝性脑病的发病机制以及氨中毒学说；学习暴露肝脏、肝叶大部分结扎术和十二指肠置管的方法并辨认肝脏各叶；探讨复方谷氨酸钠治疗肝性脑病的病理生理机制。

**【实验原理】**

肝性脑病是指在排除其他已知脑病的前提下，继发于肝功能紊乱的一系列严重的神经精神综合征。肝性脑病的发病机制包含四种学说：氨中毒学说、GABA 学说、假性神经递质学说和氨基酸失衡学说。四种学说分别从不同的角度解释了肝性脑病的发病过程，其中氨中毒学说已成为解释肝性脑病的中心学说，被更多学者公认。该学说认为：由于肝功能受损，使血氨生成增多和（或）清除不足（后者是主要原因），增多的血氨通过血-脑屏障进入脑组织，通过改变脑内神经递质、干扰脑能量代谢及影响神经细胞膜的功能等作用，引起脑功能障碍，从而出现全身抽搐、角弓反张等一系列神经精神症状。

本次实验采用家兔肝脏大部分结扎术造成肝衰竭，在此基础上经十二指肠注入复方氯化铵溶液，使家兔血氨迅速升高，并出现震颤、抽搐、昏迷等肝性脑病症状，通过与对照组家兔比较，证明氨在肝性脑病发生机制中的重要作用及肝脏强大的解毒功能。谷氨酸钠可与体内过多的氨结合生成无毒的谷氨酰胺，从而降低血氨，进而消除动物肝性脑病的症状。另外，谷氨酸钠也参与脑细胞代谢，改善中枢神经系统的功能。

**【实验对象】**

成年健康家兔，雌雄不拘。

**【实验药品与器材】**

1%普鲁卡因、25%氨基甲酸乙酯溶液、0.3%肝素、2.5%复方氯化铵溶液、复方氯化钠溶液和 2.5%复方谷氨酸钠溶液；哺乳类动物手术器械 1 套、兔手术台、注射器、手术线、纱布和烧杯等。

**【实验步骤】**

**1. 称重、麻醉与固定** 取家兔 1 只，称重，经耳缘静脉注射 25%氨基甲酸乙酯溶液，剂量为 4ml/kg，待家兔麻醉后仰卧位固定于兔手术台上，并连接输液装置，以 10～15 滴/分的速度滴注 NaCl 溶液，保持静脉通畅。

**2. 上腹部备皮，手术** ①从胸骨剑突起向下沿腹正中部作 6～8cm 长的纵行切口，会看到腹部明显的腹白线，用组织剪沿腹白线剪开腹部肌肉，打开腹腔，充分暴露肝脏。②游离肝脏：向下轻压肝脏，离断肝与横膈之间的镰状韧带，再将肝叶上翻，钝性分离肝右外叶和胃之间的肝胃韧带，使肝叶完全游离，并辨认肝脏各叶（图 9-1）。③十二指肠插管：沿胃大弯先找出胃幽门部，向下即是十二指肠（勿将肠管全部拉出），在血管稀少的地方剪一小口，插入导管 4～5cm，然后进行荷包缝合（又称袋口缝合，先围绕开口处作连续缝合，再从荷包处将组织或残端向内翻入），最后结扎固定。

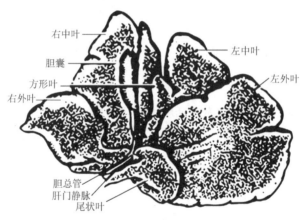

图 9-1　家兔肝脏结构示意图（背面）

**3. 实验分组** 将实验用家兔随机分为实验组（甲组）、药物对照组（乙组）和手术对照组（丙组）。

**4. 急性肝性脑病动物模型复制**

（1）甲组：肝脏各叶辨认清楚后，用粗棉线绕右中叶、方形叶、左中叶和左外叶的根部结扎（注意右外叶和尾状叶不结扎，且结扎线要拉紧），将结扎好的肝脏回纳腹腔，盖上温热生理盐水纱布。然后经十二指肠插管处注入复方氯化铵溶液，每隔 5min 一次，每次注入 4～5ml（如家兔<2kg，按 4ml 注入；如家兔>2kg，按 5ml 注射），首次剂量加倍。密切观察家兔变化，包括呼吸（频率、幅度）、角膜反射，头面部有无肌肉抽动，前肢有无扑翼样震颤等，当出现明显的扑翼样震颤时，应立即停注氯化铵溶液，并记录用药总量以及从给药到出现症状的时间，以便后期计算单位用药量。然后立即经耳缘静脉注射 2.5%复方谷氨酸钠液 30ml/kg，观察中毒现象消失的情况［单位用药量＝用药总量/（家兔重量·从给药到结束时间）］。

（2）乙组：结扎肝叶的方法同甲组，十二指肠插管内注入的是复方氯化钠混合液，注射方法、次数及剂量同甲组，观察有无肝性脑病症状出现。

（3）丙组：辨认肝叶后不结扎，将正常肝脏回纳腹腔，其他操作同甲组，当注射量同甲组时，观察丙组家兔是否出现肝性脑病症状，继续注射氯化铵溶液，直至出现扑翼样震颤时停止注药，立即经耳缘静脉注射 2.5%复方谷氨酸钠溶液 30ml/kg，观察中毒现象消失情况并计算单位用药量。

**5. 收集甲、乙、丙三只家兔的实验结果**　填入表 9-1 中。

表 9-1　实验性肝性脑病的观察指标和检测结果

| 组别 | 体重（kg） | NH₄Cl（ml/kg） | 谷氨酸钠（ml/kg） | 单位用药量〔ml/（kg·min）〕 | 症状 | | |
|---|---|---|---|---|---|---|---|
| | | | | | 用药前 | 用药后 | 解救后 |
| 甲组 | | | | | | | |
| 乙组 | | / | / | / | | | |
| 丙组 | | | | | | | |

**【注意事项】**

**1.** 游离肝脏时动作要轻柔，剪断镰状韧带时需小心，避免伤及肝脏、膈肌及后方的下腔静脉。

**2.** 结扎肝脏时，尽量靠近肝门处，避免勒破肝叶；肝叶根部的结扎要牢固，否则肝衰竭模型不完全，导致实验时间延长。

**3.** 十二指肠插管需插向小肠的方向，且要有一定深度，保证插管上的医用胶带插入十二指肠，以防插管脱落；插管结扎时应采用荷包缝合，而不是绕肠腔一圈再结扎。

**4.** 保持耳缘静脉通畅，以便出现明显的肝性脑病症状时及时解救。

**【思考题】**

**1.** 实验组与药物对照、手术对照组设置的意义何在？结果比较能说明什么问题？

**2.** 解释氯化铵中毒引起肝性脑病的机制？谷氨酸钠为何能缓解肝性脑病的症状？还有哪些方法可以治疗肝性脑病？

（张丽景）

# 实验 4　硫酸镁和液体石蜡的导泻作用

**【实验目的】**

通过往肠腔内灌入硫酸镁和液体石蜡，观察其对肠道的作用；理解各类药物促进排泄的机制。

**【实验原理】**

泻药是刺激肠蠕动、软化粪便、润滑肠道、促进排便的药物，临床上主要治疗功能性便秘。按作用机制可分为渗透性泻药、刺激性泻药和润滑性泻药。硫酸镁口服后作用于消化系统能产生容积性导泻作用，原理为：$SO_4^{2-}$ 和 $Mg^{2+}$ 不易被肠道吸收，在肠道内堆积形成肠道内的高渗环境，不仅阻止肠内水分被吸收，还使肠壁吸收肠道外的水分增加，从而增大肠腔容积，刺激肠壁，反射性地促进肠蠕动引起腹泻；另外，盐类本身有刺激肠壁黏膜的作用，起到导泻的作用；液体石蜡能润滑局部肠壁，软化粪便，产生润滑性导泻作用。本实验通过对硫酸镁、液体石蜡对肠膨胀程度、肠壁充血度的影响作用的观察，进一步加深对调节消化功能药物的认识。

**【实验对象】**

成年健康家兔，雌雄不拘。

**【实验药品与器材】**

25%氨基甲酸乙酯溶液、20%硫酸镁溶液、液体石蜡和生理盐水；哺乳类动物手术器械1套、兔手术台、注射器、手术线、纱布和烧杯等。

**【实验步骤】**

**1. 称重、麻醉与固定** 取家兔1只，称重，经耳缘静脉注射25%氨基甲酸乙酯溶液，剂量为4ml/kg，待家兔麻醉后仰卧位固定于兔手术台上。

**2. 上腹部备皮，手术** 上腹部备皮后，自家兔剑突向下沿腹正中作一长6～8cm切口，切开皮肤会看到明显的腹白线，沿腹白线剪开腹壁及腹膜。在切口双侧和上面铺上生理盐水纱布，取出小肠约6cm放在铺好的纱布上（沿胃幽门向下找出十二指肠，紧连着十二指肠的就是小肠部分），将肠内容物挤向结肠并结扎。再将结扎段分为3段，每段2cm，使其互不相通。

**3. 药物注射** 每段分别注射20%硫酸镁、生理盐水和液体石蜡各2ml（注意：如果其中一段注入量不到2ml，其他段应注入与其等量的液体，保证每一段液体量相等），液体注入后将小肠回纳至腹腔，盖上生理盐水纱布，1.5h后取出结扎各肠段，观察各段肠管膨胀与充血程度，并用注射器抽取各隔离段液体，比较并记录其容量。

**4. 结果记录** 切开肠壁，观察并记录壁内的充血程度，将结果记录在表9-2中。

表 9-2 不同液体对肠道的影响

| 肠段变化 | 20%硫酸镁 | 生理盐水 | 液体石蜡 |
| --- | --- | --- | --- |
| 肠膨胀程度 | | | |
| 肠容量/ml | | | |
| 肠壁充血度 | | | |

注：肠膨胀程度和肠壁充血度明显以"++"表示，不明显以"+"表示，若肠萎缩，以"−"表示；肠容量记录的是抽取的具体数值

**【注意事项】**

1. 结扎的三段肠管长度一定要均匀（每段长约2cm），保证注入各段的液体量相等；结扎三段肠管时，结扎线要拉紧，否则影响结果的观察。

2. 腹部切口不宜过长，避免家兔挣扎致腹压增高，将全部肠管挤压出来。

**【思考题】**

1. 硫酸镁、液体石蜡引起肠壁的膨胀度有何不同，为什么？

2. 甘油也是润滑性泻药，本实验为何选择液体石蜡？能否用甘油代替？

（张丽景）

# 第十章　泌尿系统实验

## 实验 1　尿生成的调节

【实验目的】

掌握尿道插管或输尿管插管的方法；理解各种生理因素对尿生成的影响及其调节机制。

【实验原理】

肾脏是机体最重要的排泄器官，通过尿的生成和排出，使机体及时排出代谢终产物和多余的物质，以调节水、电解质和酸碱平衡以及动脉血压，从而维持机体内环境的稳态。

正常情况下，肾脏通过自身调节机制维持肾血流相对稳定，从而使终尿保持相对稳定。在整体状态下，尿生成的三个过程即肾小球的滤过、肾小管和集合管的重吸收以及分泌均受到神经和体液因素的调节。交感神经、去甲肾上腺素和血管紧张素既影响肾小球滤过，又影响肾小管和集合管重吸收；小管液中溶质浓度和抗利尿激素通过影响肾小管和集合管的重吸收调节尿的生成，而抗利尿激素的合成和释放主要受血浆晶体渗透压、循环血量以及血压的调节。

因此，凡是影响肾血流量以及尿生成三个过程的因素均可调节尿的生成，进而引起尿量的改变。

【实验对象】

成年健康家兔（雄性为佳）。

【实验药品与器材】

25%氨基甲酸乙酯溶液、1∶10 000 去甲肾上腺素、20%葡萄糖溶液、呋塞米、垂体后叶素（抗利尿激素）和生理盐水；BL-420N 系统；哺乳类动物手术器械 1 套、压力换能器、动脉插管、气管插管、尿道插管或输尿管插管、记滴器、兔手术台、铁架台、刺激电极、动脉夹、手术线、纱布、注射器、电子秤、电推剪和电动吸毛器等。

【实验步骤】

**1. 称重、麻醉与固定**　取家兔 1 只，称重，经耳缘静脉注射 25%氨基甲酸乙酯溶液，剂量为 4ml/kg，待家兔麻醉后仰卧位固定于兔手术台上。此次麻醉建议采用输液针，麻醉完成后将输液针用医用胶带或动脉夹固定后连接至输液装置，缓慢滴注生理盐水保持血管通畅，以便后续给药。

**2. 颈部手术**　①分离一侧颈总动脉和对侧迷走神经：操作同第七章实验 3 实验步骤 2。分离完成后分别于颈总动脉和迷走神经下方穿两根手术线备用。②气管插管：操作同第八章实验 1 实验步骤 2。③颈总动脉插管：操作同第七章实验 3 实验步骤 3。手术完成后，用温热生理盐水纱布覆盖手术部位。

**3. 尿道插管或输尿管插管**

（1）尿道插管：①雄性家兔应先用液体石蜡润滑尿道插管的一端，再用拇指和示指绷开尿道口，将插管顺着尿道轻轻插入 6～8cm，进入膀胱，若插管成功可见尿液流出。②雌性家兔应先用液体石蜡润滑尿道插管的一端，再用拇指和示指绷开阴道（雌性家兔尿道口开口于阴道前庭），将插管顺着阴道轻轻插入 1～2cm 后即成 20°斜向下、向前推进 7～8cm 后进入膀胱，若插管成功可见尿液流出。

（2）输尿管插管：详见第三章第四节输尿管插管。手术完成后，用温热生理盐水纱布覆盖手术部位。

**4. 连接装置** 将尿道插管或输尿管插管的另一端连接至记滴器的尿液收集盒，并将记滴器数据线连接至 BL-420N 系统面板的"记滴"输入接口。刺激电极与 BL-420N 系统面板的刺激输出接口连接。

**5. 调试仪器** 打开电源，启动计算机，进入 BL-420N 系统软件主界面。

**6. 观察项目**

（1）记录正常尿量：点击软件功能区菜单栏"实验模块"，先在下拉菜单中选择"泌尿实验"，然后再选择"尿生成的调节"子菜单。松开动脉夹，记录血压曲线及正常尿量。

（2）注射呋塞米：经耳缘静脉注射呋塞米 1ml，观察血压及尿量的变化。

（3）注射抗利尿激素：经耳缘静脉注射抗利尿激素（垂体后叶素），剂量为 0.3ml/只，观察血压及尿量的变化。

（4）注射葡萄糖：经耳缘静脉注射 50%葡萄糖溶液，剂量为 3ml/kg，观察血压及尿量的变化。

（5）注射去甲肾上腺素：经耳缘静脉注射 1：10 000 去甲肾上腺素 0.3ml，观察血压及尿量的变化。

（6）注射纯净水：经耳缘静脉注射 38℃纯净水 20～50ml，观察血压及尿量的变化。

（7）动脉放血：通过颈总动脉插管放血 50ml，观察血压及尿量的变化。

上述实验项目完成后，点击软件"停止"按钮，保存实验结果。然后通过数据反演对各项实验结果进行编辑处理并打印。最后依次关闭 BL-420N 系统软件、计算机及 BL-420N 系统电源。

**【注意事项】**

**1.** 输尿管插管过程中，避免插入输尿管黏膜与肌层之间，避免输尿管扭结，以防尿路不通畅，尿液无法流出。

**2.** 尿道插管或输尿管插管宜轻柔，以免损伤尿道或输尿管。

**3.** 静脉给药后须滴注少量生理盐水，以促进药物进入血液循环。

**4.** 一个实验项目结束后，须待尿量平稳后再进行下一项实验，并对每一项结果添加实验标记；截取实验结果时，须保留一段对照曲线。

**【思考题】**

**1.** 刺激一侧迷走神经外周端使血压下降，尿量会减少吗？为什么？

**2.** 本实验中哪些项目通过影响肾小球滤过率而影响尿量？哪些项目通过影响肾小管和集合管重吸收而影响尿量？

（杨战利）

# 实验 2　药物对尿生成的影响

**【实验目的】**

掌握输尿管插管或膀胱插管的方法；理解影响尿生成的因素以及各种药物的作用机制。

**【实验原理】**

肾是机体的主要排泄器官，主要控制尿液的含量与成分。尿的生成包括肾小球滤过、肾小管和集合管的重吸收和分泌过程。影响肾小球滤过的因素包括肾滤过系数、肾有效滤过压及肾小球血浆流量。滤过系数＝滤过膜的有效通透系数×滤过膜面积；有效滤过压＝毛细血管内压-血浆胶体渗透压-囊内压；肾血浆流量主要取决于有效循环血量，凡是影响上述任何环节的任一因素都会影响尿液的含量和性质。影响肾小管和集合管重吸收和分泌的因素包括神经调节、体液调节及自身调节等。肾脏的球-管平衡维持着机体正常的功能代谢过程，当神经、体液因素打破肾脏的球-管平衡时，也会影响尿量。

各种药物对尿量影响的机制简述如下。①生理盐水（利尿）：血液被稀释，血浆胶体渗透压下降，肾小球有效滤过压增加；血容量增加，肾小球血浆流量增加，使尿液滤过增多，排尿增多。②去甲肾上腺素（抗利尿）：收缩肾小球入球小动脉，降低肾小球血浆流量，使肾小球滤过率降低，尿量减少。③氨茶碱（利尿）：微弱舒张冠状动脉，增加肾血浆流量，从而增大有效滤过率，起到轻微利尿作用。④呋塞米（利尿）：主要作用于髓袢升支粗段，选择性地抑制 NaCl 的重吸收，破坏肾髓质的高渗状态，使原尿浓缩作用障碍，进而出现大量的低渗尿或等渗尿。⑤50%葡萄糖（利尿）：快速静脉输注葡萄糖后，经肾小球滤出的大量葡萄糖不能被肾小管上皮细胞全部重吸收，从而增加肾小管液中的渗透压，导致水的重吸收减少，从而产生渗透性利尿作用。⑥20%甘露醇（利尿）：静脉注射甘露醇后，血浆渗透压升高，血容量增加，血液黏滞度降低，并通过稀释血液而增加循环血容量及肾小球滤过率，从而增加尿量。⑦抗利尿激素（抗利尿）：其可与肾脏远曲小管和集合管上皮细胞管周膜上的 $V_2$ 受体结合，引起水通道开放，肾小管对水的重吸收增多，使尿液排出减少。

综上所述，各种药物主要通过作用于尿生成的不同环节而产生利尿或抗利尿作用。

**【实验对象】**

成年健康家兔，雌雄不拘。

**【实验药品与器材】**

25%氨基甲酸乙酯溶液、50%葡萄糖溶液、氨茶碱、1%呋塞米、20%甘露醇、抗利尿激素和生理盐水；哺乳类动物手术器械 1 套，兔手术台，肠钳，1ml、5ml、10ml 和 20ml 注射器各 1 只，静脉输液针，输尿管插管或膀胱套管，手术线，尿糖试纸，吸管和 BL-420N 系统等。

**【实验步骤】**

**1. 称重、麻醉与固定**　取家兔 1 只，称重，经耳缘静脉注射 25%氨基甲酸乙酯溶液，剂量为 4ml/kg，待家兔麻醉后仰卧位固定于兔手术台上。用医用胶带或动脉夹固定输液针，并连接输液装置，以 10～15 滴/分的速度输注生理盐水，保持静脉通畅以备后续给药。

**2. 下腹部备皮，手术**　自耻骨联合上缘向上沿正中线作 4～5cm 长的皮肤切口，沿腹白线剪开腹壁和腹膜，找出膀胱，将膀胱翻至体外。找出膀胱底部两侧的输尿管，并辨认膀胱三角（位于膀胱底内面两输尿管口与尿道内口之间的一个三角形区域）。

**3. 输尿管插管或膀胱插管**　用玻璃分针分离双侧输尿管，游离长度约 2cm，并在输尿管下方穿两根手术线备用。结扎近膀胱端的输尿管，待输尿管充盈后，手提结扎线，在结扎上方剪一楔形小口，然后将充满生理盐水的输尿管向肾脏方向插入 2～3cm，并用备用的手术线结扎固定。以同样的方法完成另一侧输尿管插管。轻轻将膀胱回纳腹腔，用生理盐水纱布覆盖切口。若一侧输尿管插管失败，另外一侧插管也没有把握时，则改用膀胱插管：首先在膀胱三角区作一荷包缝合（又称袋口缝合，先围绕开口处作连续缝合，再从荷包处将组织或残端向内翻入，最后拉紧缝线打结），在缝合中心避开血管丰富的地方作一切口。插入膀胱套管（该套管的末端需连接充满盐水的橡皮管，用肠钳夹住橡皮管，有引流尿液的作用），膀胱套管应对准两侧输尿管出口，收紧荷包缝合线，结扎固定套管。松开肠钳，尿液便从橡皮管口滴出，轻轻将膀胱连同膀胱套管回纳腹腔，并用盐水纱布覆盖切口。

**4. 连接装置，调试仪器** 将两侧输尿管插管或橡皮管固定在记滴器上，并将后者与BL-420N 系统面板的记滴输入接口相连，刺激电极与系统的刺激输出连接；打开电源，启动计算机，进入 BL-420N 系统软件主界面。

**5. 观察项目** 在功能区菜单栏选择"实验模块→泌尿实验→影响尿生成的因素"，记录正常尿量。然后按以下顺序进行实验，并将实验结果填入表 10-1。

（1）耳缘静脉迅速注射 38℃生理盐水 20ml，观察尿量的变化。

（2）耳缘静脉注射 1∶10 000 去甲肾上腺素 0.5ml，观察尿量的变化。

（3）耳缘静脉注射氨茶碱（20mg/kg），观察尿量的变化。

（4）耳缘静脉注射呋塞米 0.5ml/kg，5min 后观察尿量的变化。

（5）收集两滴尿液用尿糖试纸定性测量尿糖，然后耳缘静脉注射 50%葡萄糖溶液（3ml/kg），观察尿量的变化，待尿量增加明显时，取尿液两滴同上用尿糖试纸定性测量尿糖，观察葡萄糖用药前后试纸颜色的改变。

（6）耳缘静脉注射 20%甘露醇（10ml/kg）后观察尿量的变化。

（7）耳缘静脉注射垂体后叶素（2U）后观察尿量的变化。

**表 10-1　不同药物对尿量的影响**

| 实验项目 | 剂量（ml） | 给药前（滴/分） | 给药后（滴/分） |
| --- | --- | --- | --- |
| 快速静脉注射 38℃生理盐水 | | | |
| 快速静脉注射去甲肾上腺素 | | | |
| 氨茶碱（20mg/kg） | | | |
| 1%呋塞米（0.5ml/kg） | | | |
| 50%葡萄糖溶液（3ml/kg） | | | |
| 20%甘露醇（10ml/kg） | | | |
| 垂体后叶素（2U） | | | |

**【注意事项】**

**1.** 手术时动作需轻柔，避免用力刺激、误扎或损伤膀胱。

**2.** 插管时，不要将插管插入肌层与黏膜之间，插入方向需与输尿管方向一致，勿使输尿管扭结而妨碍尿液流出。

**3.** 用药不可操之过急，需待前一项药物的作用消失，即尿量稳定后再给下一个药物。

**【思考题】**

**1.** 葡萄糖和甘露醇的利尿原理有何不同？

**2.** 上述哪些药物是通过改变肾小球的滤过率而改变尿量的？

（张丽景）

# 实验 3　急性缺血性肾衰竭

**【实验目的】**

学习通过夹闭双侧的肾脏动脉复制急性缺血性肾功能不全动物模型的方法；观察肾衰竭时尿蛋白、尿肌酐、血肌酐等指标及肾脏形态学的改变；理解功能性肾衰竭和器质性肾衰竭的区别，以及急性缺血性肾衰竭时代谢和功能改变的机制。

**【实验原理】**

肾脏是人体重要的生命器官，具有排泄、调节和内分泌三大功能。①排泄：主要是排泄体内的代谢产物、废物；②调节：主要调节体内各种离子及酸碱平衡；③内分泌：主要与肾脏本身分泌的肾素、促红细胞生成素、前列腺素和 1α-羟化酶及灭活甲状旁腺激素和胃泌素等功能有关。任何影响或损伤肾脏上述三大功能的因素都会导致肾脏功能障碍甚至衰竭。

本实验通过夹闭肾脏动脉，引起急性肾缺血，缺血早期流经肾小球毛细血管的血流量减少，使肾小球的滤过率下降、肾小管重吸收和分泌功能障碍，从而引起少尿、氮质血症、代谢性酸中毒和高钾血症等一系列的临床表现，如果能及时恢复肾脏的血流量，肾脏的功能可逆，相应临床表现随即消失，此种肾衰竭称为肾前性急性肾衰竭。随着肾脏缺血时间的延长，由于肾实质细胞缺血缺氧，ATP 生成不足，能量代谢障碍，大量的肾小管上皮细胞坏死脱落，形成阶段性或广泛性的肾小管坏死，此时，即使恢复肾脏的血液灌注量，肾脏的功能也不能及时恢复，从而发展到器质性肾衰竭的阶段。

**【实验对象】**

成年健康家兔，雌雄不拘。

**【实验药品与器材】**

25%氨基甲酸乙酯溶液、尿素氮溶液、二乙酰单肟试剂、5%乙酸溶液、尿素氮标准应用液Ⅱ、肌酐标准应用液、苦味酸、10%氢氧化钠、生理盐水和 1%肝素生理盐水溶液；哺乳类动物手术器械 1 套、兔手术台、连有三通管的颈动脉插管、输尿管插管、注射器、恒温水浴箱、玻片、试管、酒精灯、分光光度计、血气分析仪、离心机、显微镜和 BL-420N 系统等。

**【实验步骤】**

**1. 称重、麻醉与固定**　取家兔 1 只，称重，经耳缘静脉注射 25%氨基甲酸乙酯溶液，剂量为 4ml/kg，待家兔麻醉后仰卧位固定于兔手术台上。

**2. 颈部备皮，分离气管和颈总动脉并插管**　自甲状软骨向下在颈部正中作一 5～7cm 长的皮肤切口，钝性分离气管并穿线备用，用组织剪在甲状软骨下端 0.5～1cm 处剪一倒 "T" 形切口，插入 "Y" 形气管插管，结扎固定。分离左侧颈总动脉，结扎远心端，动脉夹夹闭近心端，插入充满肝素生理盐水并连接三通管的动脉插管，结扎固定，以备抽取动脉血检测相关指标使用。最后用生理盐水纱布覆盖伤口。

**3. 下腹部备皮，手术，输尿管插管**　沿耻骨联合上缘向上居中作一约 5cm 长的切口，剪开腹壁和腹膜找出膀胱，并将膀胱上翻。用玻璃分针将双侧输尿管分离约 2cm 并穿两根手术线备用，结扎近膀胱端的输尿管，待输尿管充盈后，用眼科剪在结扎线下方剪一 "V" 形小口，插入输尿管插管并固定（双侧），以便收集尿液。最后用生理盐水纱布覆盖伤口。

**4. 实验分组**　将家兔随机分为实验组和对照组。

**5. 复制急性缺血性肾衰竭模型** 轻轻推开肠管，在腹腔后壁找到肾脏。双重结扎右侧肾蒂，切除右侧肾脏。1min 后夹闭实验组家兔左肾动脉，对照组不夹闭，60min 后取血检查。

**6. 观察项目** 打开动脉夹，丢弃前几滴血，然后抽取 0.5ml 动脉血用血气分析仪作血气分析；另取 3ml 动脉血（滴入肝素数滴后）测血浆肌酐浓度；再次抽取 3ml 动脉血（滴入肝素数滴后）离心（1500r/min，5～10min），取血清测定尿素氮；记录输尿管导出的总尿量，并取少量尿液作尿蛋白和尿肌酐检测时使用。记录相关结果于表 10-2 中。

各项指标测定方法如下：

（1）血肌酐和尿肌酐测定方法：按表 10-2 加入相应试剂后混匀，置 37℃水浴锅内加热 20min，再放入冷水容器中转动 1min 使之冷却，在 520nm 波长处各以其相应的空白管调零，比色测定各管的光密度值（OD）。按下述公式计算：

$$血浆肌酐含量 = 2 \times \frac{OD_R - 0.01}{OD_S - 0.01} - 0.23（mg\%）$$

$$肌酐含量（\mu mol/L）= 血浆肌酐含量（mg\%）\times 88.402$$

**表 10-2　血肌酐含量和尿肌酐含量测定**　　　　　　　　（单位：ml）

| 试剂 | 标准管 S | 标准空白管 $S_0$ | 测定管 R | 测定空白管 $R_0$ |
|---|---|---|---|---|
| 肌酐标准液 | 0.25 | / | 5.0 | / |
| 血浆或尿液 | / | 0.25 | / | 5.0 |
| 测定苦味酸 | / | 0.25 | 5.0 | / |
| 空白苦味酸 | / | 0.25 | / | 5.0 |

（2）血清尿素氮的测定：取 3 支试管分别标记为空白、标准和样品，然后按表 10-3 进行操作。将加好试剂的各管充分摇匀，置沸水浴中加热 15min，用自来水冷却 3min，在 540nm 波长下比色，记录标准管的光密度值（$OD_标$）及样品管的光密度值（$OD_样$）。每 100ml 血清中尿素氮的含量按下述公式进行计算：

$$血清尿素氮（mg/100ml）= \frac{OD_样}{OD_标} \times 0.002 \times \frac{5 \times 100}{0.1} = \frac{OD_样}{OD_标} \times 10$$

**表 10-3　血清尿素氮测定**　　　　　　　　（单位：ml）

| 试剂 | 空白管 | 标准管 | 样品管 |
|---|---|---|---|
| 尿素氮试剂 | 5.0 | 5.0 | 5.0 |
| 二乙酰单肟试剂 | 0.5 | 0.5 | 0.5 |
| 蒸馏水 | 0.1 | / | / |
| 尿素标准液 | / | 0.1 | / |
| 1：5 稀释的血清 | / | / | 0.1 |

（3）尿常规检查：①将尿液离心（1500r/min，5～10min）。②显微镜检查，取尿沉渣，涂在玻片上，观察有无异常成分（细胞和管型）。③尿蛋白定性检查，取一支大试管盛取尿液，用试管夹夹住在酒精灯上加热至沸腾，观察有无混浊，加数滴乙酸，再加热至沸腾，混浊不退为尿蛋白阳性，按其混浊程度以–、+、++、+++、++++表示并记录在表 10-4 中。

"–"表示尿液清晰，无混浊。

"+"表示尿液出现轻度白色混浊（含蛋白质 0.01g%～0.05g%）。

"++"表示尿液稀薄乳样混浊（含蛋白质 0.05g%～0.2g%）。

"+++"表示尿液混浊或有少量絮片存在（含蛋白质 0.2g%～0.5g%）。

"++++"表示尿液出现絮状混浊（含蛋白质＞0.5g%）。如加乙酸后混浊消失，是因为加乙酸可除去磷酸盐或碳酸盐所形成的白色混浊。

形态学观察：①将对照组和实验组家兔一并处死，取出左肾，称重，计算肾脏重量与体重之比。②观察并比较 2 只家兔肾脏的大体形态、颜色、光泽、条纹等。③组织切片示教，于显微镜下观察皮质肾小管上皮有无明显的变化、坏死、脱落；管腔有无蛋白、红细胞、管型等。最后将上述观察结果记录在实验结果表格中。

**表 10-4 肾衰竭过程中的观察指标及检测结果**

| 组别 | 全血 | | | | | | |
| --- | --- | --- | --- | --- | --- | --- | --- |
| | pH | PaCO$_2$（mmHg） | HCO$_3^-$（mmol/L） | K$^+$（mmol/L） | Na$^+$（mmol/L） | Cl$^-$（mmol/L） | 血肌酐（μmol/L） |
| 实验组 | | | | | | | |
| 对照组 | | | | | | | |

| 组别 | 血清 | 尿 | | | 肾脏 | | | |
| --- | --- | --- | --- | --- | --- | --- | --- | --- |
| | BUN（mmol/L） | 蛋白（g） | 尿肌酐（μmol/L） | 尿量（ml） | 肾重/体重 | 镜检 | 大体 | 剖面 |
| 实验组 | | | | | | | | |
| 对照组 | | | | | | | | |

**【注意事项】**

**1.** 取动脉血测血气分析时切忌与空气接触，如针管内有小气泡要及时排出。

**2.** 血肌酐和尿肌酐测定所需试剂宜在使用前 2 周内配制，逾期则苦味酸颜色加深，光密度值随之增高，影响检测结果。苦味酸具有爆炸性，配制该试剂时应先在容器内加少许蒸馏水，以防意外。

**3.** 血清尿素氮的测定原理：血清尿素氮在强酸条件下与二乙酰单肟和氨硫脲煮沸，生成红色复合物（二嗪衍生物）。

**【思考题】**

**1.** 实验中如何鉴别诊断器质性肾衰竭和功能性肾衰竭？

**2.** 还有哪些方法可以建造肾衰竭的模型？

（张丽景）

# 第十一章　神经系统实验

## 实验 1　反射与反射弧关系的分析

【实验目的】

学习脊动物的制备方法；理解反射弧的完整性与反射活动的关系。

【实验原理】

反射是指在中枢神经系统的参与下，机体对内、外环境变化产生的规律性应答或适应性反应。反射的结构基础是反射弧，其组成包括感受器、传入神经、神经中枢、传出神经和效应器等五个部分，反射弧结构和功能的完整是实现反射活动的必要条件，反射弧的任一部分遭到破坏，反射均无法完成。

反射时是指从感受器接收刺激到效应器产生反应所需的时间，反射时的长短不仅与刺激的强度有关，而且与参与反射的中枢神经元数量有关，兴奋在中枢传递时需要跨越的化学性突触数目越多，反射时越长。

反射是神经调节的基本方式，较复杂的反射需要较高级中枢神经系统整合才能完成，而较简单的反射仅需较低级中枢神经系统即可完成。脊髓是许多躯体运动反射的初级中枢，因此，本实验通过仅保留脊髓的脊髓动物（脊动物）即可观察屈肌反射与反射弧完整性之间的关系。

【实验对象】

蛙或蟾蜍。

【实验药品与器材】

任氏液、0.5%硫酸溶液和1%硫酸溶液；蛙类手术器械1套、BL-420N系统、铁架台、铁夹或铁钩、保护电极或刺激电极、培养皿、烧杯、秒表和纱布等。

【实验步骤】

**1. 制备脊动物**　取蛙或蟾蜍一只并清洗。将蛙或蟾蜍用纱布包住，露出头部，用左手示指按压其头部前端，拇指按压背部脊柱，其余三指紧握躯干及下肢；右手持金属探针沿正中线由头部前端向下划，触及凹陷的部位即为枕骨大孔所在之处。将探针由枕骨大孔处垂直刺入，然后将探针向前刺入颅腔，并反复左右搅动，以彻底捣毁脑组织（若探针确在颅腔，术者可感觉到探针与颅腔壁的摩擦），这种脊髓与高位中枢离断的动物即为脊动物。此外，也可用粗剪刀横向伸入口腔，从口角后缘处剪去颅脑部分，并用纱布压迫止血。

**2. 固定动物**　用铁夹夹住或铁钩钩住蛙或蟾蜍的下颌，将其悬挂在铁架台上。

**3. 连接装置**　将保护电极或刺激电极与BL-420N系统面板的刺激输出接口相连。

**4. 调试仪器**　打开电源，启动计算机，进入BL-420N系统软件主界面。

**5. 观察项目**

（1）搔爬反射：将浸有0.5%硫酸溶液的一小片滤纸贴到蛙或蟾蜍的下腹部皮肤上，可见其四肢均向此处搔爬。

（2）0.5%硫酸溶液刺激左后肢脚趾尖：将蛙或蟾蜍左后肢的最长趾浸入盛有0.5%硫酸溶液的培养皿中，观察屈肌反射。同时启动秒表计时，当出现屈肌反射即停止计时，所用时间即为反射时。随即迅速将左后肢放入盛有自来水的烧杯内，洗去皮肤上的硫酸溶液，并用纱布轻轻擦干。重复测三次求平均值以减小实验误差。

（3）剥离左后肢脚趾皮肤：从左后肢踝关节处向下剥去皮肤，然后用0.5%硫酸溶液刺激左后肢的最长趾，观察有无屈肌反射。

（4）1%硫酸溶液刺激右后肢脚趾尖：用1%硫酸溶液刺激右后肢的最长趾，方法同观察项目（2），观察屈肌反射，并将测得的反射时与项目（2）进行比较。

（5）剪断右侧坐骨神经：从铁架台上取下蛙或蟾蜍，剪开右后肢大腿背侧皮肤，于股二头肌和半膜肌之间分离坐骨神经，在其下穿2根线并结扎，于两线之间剪断坐骨神经，再用1%硫酸溶液刺激右后肢的最长趾，观察有无屈肌反射。

（6）刺激右侧坐骨神经中枢端：点击软件功能区菜单栏"实验模块"，先在下拉菜单中选择"神经肌肉实验"，然后再选择"刺激强度与反应的关系"子菜单，设置参数，连续刺激，观察两后肢反应。

（7）刺激右侧坐骨神经外周端：方法同观察项目（6），观察两后肢反应。

（8）破坏脊髓：持探针从枕骨大孔处进针并向下刺入椎管捣毁脊髓，然后重复项目（6），观察两后肢反应。

认真观察并记录上述实验结果。最后依次关闭BL-420N系统软件、计算机及BL-420N系统电源。

**【注意事项】**

**1.** 每次用硫酸刺激后立即用清水冲洗皮肤上残留的硫酸溶液，以防皮肤感受器受损；清洗后用纱布轻轻擦干以免硫酸溶液被稀释而影响实验结果。

**2.** 脚趾尖浸入硫酸的深度和范围应尽量保持一致，以减小实验误差；趾尖皮肤务必剥离干净以免影响实验结果。

**3.** 刺激坐骨神经时，建议使用保护电极。若使用刺激电极，须确保刺激电极不与皮肤和肌肉接触，以免影响实验结果。

**【思考题】**

**1.** 本实验中屈肌反射的反射弧由哪五个具体部分组成？

**2.** 刺激坐骨神经中枢端及外周端均能引起相应的反应，说明了什么问题？

（杨战利）

## 实验2 大脑皮层运动功能定位及去大脑僵直

**【实验目的】**

通过电刺激大脑皮层运动区不同部位，观察相关肌肉的运动，理解大脑皮层运动区的功能特征；学习去大脑僵直动物模型的制备，观察去大脑僵直现象，理解脑干等中枢神经系统对肌紧张的调控作用。

**【实验原理】**

大脑皮层是运动调控的最高级和最复杂的中枢部位。在灵长类动物，大脑皮层主要运动区位于中央前回（Brodmann分区的4区）和运动前区（Brodmann分区的6区），如图11-1所示。

刺激大脑皮层运动区，通过皮层脊髓束和皮层脑干束，引起肌肉收缩。运动区有以下功能特征：对躯体运动的调控为交叉性支配，即一侧皮层支配对侧躯体的肌肉，在头面部，除下部面肌和舌肌主要受对侧支配外，其余部分均为双侧性支配；皮层代表区的大小与躯体运动的精细和复杂程度有关；运动代表区功能定位总体安排是倒置的，但头面部代表区的内部安排是正立的（图 11-2）。

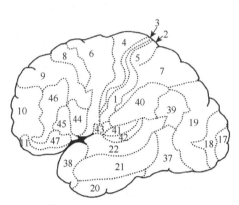

图 11-1　大脑皮层分区示意图

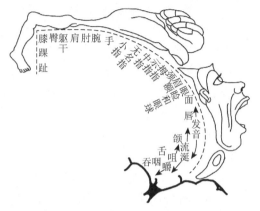

图 11-2　大脑皮层运动代表区示意图

脑干网状结构中存在抑制或加强肌紧张和肌肉运动的区域，分别称为抑制区和易化区。此外，脑其他结构中也存在调节肌紧张的区域或核团，如刺激大脑皮层运动区、纹状体和小脑前叶蚓部等部位，可引起肌紧张降低，这些区域或核团与脑干网状结构抑制区和易化区具有结构和功能上的联系，它们对肌紧张的影响可能都是通过脑干网状结构内的抑制区和易化区来完成的。

在麻醉动物，于中脑上、下丘之间切断脑干后，动物即表现为四肢伸直，坚硬如柱，头尾昂起，脊柱挺硬，呈角弓反张状态，这一现象称为去大脑僵直。去大脑僵直是由于切断了大脑皮质和纹状体等部位与脑干网状结构抑制区的功能联系，导致易化区的活动明显占优势的结果。去大脑僵直是抗重力肌（伸肌）的肌紧张增强的表现。

【实验对象】

成年健康家兔，雌雄不拘。

【实验药品与器材】

25%氨基甲酸乙酯溶液、生理盐水和液体石蜡；哺乳类动物手术器械 1 套、BL-420N 系统、兔手术台、骨钻、咬骨钳、刺激电极、止血海绵或骨蜡、纱布、注射器、电子秤、电推剪和电动吸毛器等。

【实验步骤】

**1. 称重、麻醉与固定**　取家兔 1 只，称重，经耳缘静脉注射 25%氨基甲酸乙酯溶液，剂量为 2～3ml/kg，麻醉不宜过深，待家兔麻醉后俯卧位固定于兔手术台上。

**2. 开颅手术**　剪去头顶部家兔被毛，从两眉间至枕部沿中线将头皮纵向切开，然后用手术刀刀柄向两侧剥离肌肉和骨膜。在冠状缝后、矢状缝旁约 0.5cm 处用骨钻开孔（图 11-3），再以咬骨钳扩大创口，出血时用止血海绵或骨蜡及时止血。充分暴露两侧大脑半球，用注射针头将硬脑膜挑起，在矢状窦下方穿两根手术线并结扎，持眼科剪细心剪开硬脑膜，以暴露大脑皮层。将温热的液体石蜡滴在脑组织表面，以防其干燥而影响活性。手术完毕后将家兔四肢松绑，以便观察运动效应和去大脑僵直现象。

**3. 连接装置** 将刺激电极与 BL-420N 系统面板的刺激输出接口相连。

**4. 调试仪器** 打开电源，启动计算机，进入 BL-420N 系统软件主界面。

**5. 观察项目**

（1）大脑皮层运动功能定位：点击软件功能区菜单栏"实验模块"，先在下拉菜单中选择"中枢神经系统实验"，然后再选择"大脑皮层运动功能定位"子菜单。打开刺激器控制窗口，调整刺激参数为刺激强度 10～20V，频率 20～50Hz。连续点刺激大脑半球不同部位，观察躯体运动情况，并将观察到的实验结果标记在预先画好的家兔大脑皮层示意图上（图 11-4）。

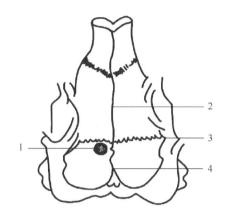

图 11-3 家兔开颅钻孔位置示意图

1. 钻孔位置；2. 矢状缝；3. 冠状缝；4. 人字缝

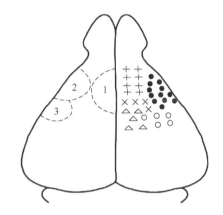

图 11-4 家兔大脑皮层的刺激效应区

＋. 颜面和下颌；△. 前肢；×. 前、后肢；●. 下颌；○. 头；
1. 中央后区；2. 脑岛区；3. 下颌运动区

（2）去大脑僵直现象：用咬骨钳继续扩大创口至枕骨结节。左手托起家兔头部，右手持手术刀，用刀柄从大脑半球后缘翻开枕叶，可见中脑上、下丘。在上、下丘之间，将刀柄向前倾斜 45° 插入颅底，左右划动将脑干完全切断。然后用两手提起背部，抖动家兔并将其侧卧，几分钟后可见家兔四肢和躯干逐渐变硬伸直，呈角弓反张状态。若未出现僵直现象，可能由于切断位置偏高，可稍向下再反复试切，但切断位置不能太低，以免伤及延髓呼吸中枢而引起呼吸停止。

认真观察并记录上述实验结果。最后依次关闭 BL-420N 系统软件、计算机及 BL-420N 系统电源。

**【注意事项】**

**1.** 本次实验麻醉不宜过深，以免影响刺激效应和去大脑僵直现象的观察。

**2.** 开颅时切勿触及矢状窦以免出血过多影响脑组织活性。

**3.** 刺激大脑皮层前，可先刺激手术部位的肌肉，观察骨骼肌是否收缩以检查刺激电极有无刺激信号输出；将刺激电极尖端打弯，以免电极损伤脑组织。

**4.** 刺激大脑皮层引起的肌肉收缩有一定的潜伏期，故每次刺激应持续 5～10s 才能确定有无肌肉收缩反应。

**【思考题】**

**1.** 大脑皮层运动区的功能特征有哪些？

**2.** 本次实验产生的去大脑僵直属于 α 僵直还是 γ 僵直？为什么？

（杨战利）

# 第十二章 人体机能学实验

## 实验1 出血时间及凝血时间的测定

### 【实验目的】

掌握测定出血时间及凝血时间的方法；理解毛细血管和血小板在生理性止血中的作用以及凝血因子在血液凝固中的作用。

### 【实验原理】

用针刺破耳垂或指尖，使血液自然流出直至出血停止，这个过程所需的时间即为出血时间。生理性止血的基本过程包括血管收缩、血小板止血栓形成和血液凝固。当机体受伤后，首先是受损血管局部和附近的小血管收缩，使血流减慢，有利于血小板黏附于受损血管内皮下的胶原，黏附的血小板活化并释放内源性致聚剂如 ADP 和 $TXA_2$，进而使更多的血小板相互黏着而发生不可逆聚集，最终形成血小板血栓堵塞伤口，达到初步止血。因此，测定出血时间能了解毛细血管和血小板的功能状态。正常人出血时间为 1～3min（纸片法），出血时间延长常见于血小板减少或血小板功能障碍。

将静脉血置入玻璃试管中，自采血开始到血液凝固所需的时间称为凝血时间，其主要反映内源性凝血途径的功能状态。正常人的凝血时间为 2～8min（玻片法），凝血时间延长常见于凝血因子缺乏或减少。

### 【实验对象】

学生。

### 【实验药品与器材】

75%乙醇溶液；一次性采血针、载玻片、滤纸、秒表、医用棉签和大头针。

### 【实验步骤】

**1.** 先用医用棉签蘸取 75%乙醇溶液消毒指腹或耳垂，待消毒部位风干后，再用采血针刺入皮肤 2～3mm，勿挤压，让血液自然流出，立即计时。

**2.** 每隔 30s 用滤纸吸干流出的血液，直至血液不再流出。

**3.** 停止计时，记录出血时间或以滤纸上的血滴数乘以 30s 计算出血时间。

**4.** 凝血时间的测定：操作同步骤 1，让血液自然流出，立即计时，并将第一滴血置于玻片上，每隔 30s 用大头针针尖挑血滴 1 次，直至挑起细纤维状的血丝，停止计时，这个过程所用的时间即为凝血时间。

### 【注意事项】

**1.** 采血部位及各种用具应严格消毒，防止感染。

**2.** 用滤纸吸血时注意不要接触伤口，以免影响结果的准确性。

**3.** 用大头针挑血滴时，应由血滴边缘向中央轻挑，不可多方向频繁挑动，以免破坏纤维蛋白网状结构，造成血液无法凝固的现象。

### 【思考题】

**1.** 影响出血时间和凝血时间的因素分别有哪些？

**2.** 患者出血时间延长，其凝血时间也一定延长吗？

（杨战利）

# 实验 2　ABO 血型的鉴定

**【实验目的】**

掌握 ABO 血型鉴定的方法；理解 ABO 血型分型及血型鉴定的原理。

**【实验原理】**

血型是指血细胞上存在的特异抗原的类型，一般所说的血型是指红细胞血型。ABO 血型系统是根据红细胞膜上存在的 A 和 B 两种凝集原（抗原）而分型，ABO 血型系统分为 A 型、B 型、O 型和 AB 型。不同血型的血清中不含对抗自身凝集原的凝集素（抗体），如 A 型血的人红细胞表面为 A 凝集原，而血清中则含有 B 凝集素。当凝集原与其对应的凝集素相遇时，红细胞会聚集在一起形成一簇簇不规则的红细胞团，称为红细胞凝集，其本质是抗原-抗体反应。随后，在补体的作用下出现红细胞破裂，发生溶血。因此，输血前必须进行血型鉴定和交叉配血试验，以确保输血安全。

血型鉴定常用正向定型法，即将受试者的红细胞悬液与已知的标准血清相混合，根据有无凝集现象，可推测红细胞膜表面抗原的类型，进而确定血型。

**【实验对象】**

学生。

**【实验药品与器材】**

75%乙醇溶液、A 型标准血清和 B 型标准血清；双凹玻片、采血针、毛细吸管、显微镜和医用棉签等。

**【实验步骤】**

**1.** 先在双凹玻片的两端分别作"A"和"B"标记，然后在相应的小凹中分别加入 A 型和 B 型标准血清各 1 滴。

**2.** 用医用棉签蘸取 75%乙醇消毒指腹或耳垂，待消毒部位风干后，持一次性采血针刺破皮肤，待血液流出后用毛细吸管吸取少许血液分别滴加在两个小凹内，轻轻摇动玻片使血液与标准血清充分混匀（不可用毛细吸管搅拌）。

**3.** 静置数分钟后通过肉眼或显微镜观察有无凝集现象即可鉴定受试者的血型（图 12-1）。

**【注意事项】**

**1.** 采血部位应严格消毒，防止感染；各种器材不得混用，杜绝疾病传播。

**2.** 75%乙醇溶液消毒皮肤后须待皮肤自然风干后再行采血，以免影响实验结果。

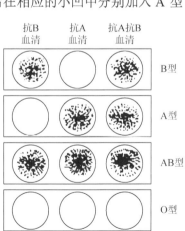

图 12-1　ABO 血型鉴定示意图

**3.** 双凹玻片、毛细吸管和一次性采血针用完后分别放入相应的回收装置，不得随意丢弃。

**【思考题】**

**1.** 如果已知某人是 A 型血，在没有标准血清的情况下，能否鉴定另一个人的血型？如何鉴定？

**2.** O 型血的人被称为"万能供血者"，AB 型血的人被称为"万能受血者"，上述说法科学吗？为什么？

（杨战利）

# 实验 3  人体动脉血压的测量

**【实验目的】**

掌握间接测量人体动脉血压的方法；理解间接测血压的原理。

**【实验原理】**

血压是指流动的血液对单位面积血管壁的侧压力（即压强），通常所说的血压是指人体的主动脉血压，一般用肱动脉压代表主动脉压。正常情况下，血液在血管内流动没有声音，但当血液通过狭窄的血管形成湍流时会发出声音，即血管音，可用听诊器听取。人体血压间接测量法，即 Korotkoff 听诊法，就是根据上述原理设计的。

目前临床上测量血压通常采用台式水银血压计，其组成包括水银检压计、袖带和橡皮球（图 12-2）。通过橡皮球向袖带内打气加压，压力经软组织作用于肱动脉，当袖带内压超过收缩压时，肱动脉血流被完全阻断，听不到血管音，然后缓慢放气降低袖带内压，当压力刚刚低于收缩压的瞬间，血流通过肱动脉形成湍流而发出"砰砰"样血管音，此时水银检压计所指示的压力值即相当于收缩压；继续放气，当袖带内压力降至等于或低于舒张压的瞬间，血流随即畅通，声音突然由强变弱或消失，此时水银检压计所指示的压力值即相当于舒张压。

压强的单位是帕（Pa），血压常以千帕（kPa）为单位，但通常习惯用毫米汞柱（mmHg）表示（1mmHg = 0.133kPa；1kPa = 75mmHg）。

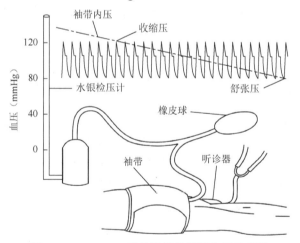

图 12-2  Korotkoff 听诊法间接测量血压示意图

**【实验对象】**

学生。

**【实验药品与器材】**

血压计和听诊器。

**【实验步骤】**

**1.** 受试者采取坐位。脱去一侧衣袖，静坐 5～10min，保持心情平静。将前臂平放于桌面，掌心向上，使上臂中点与心脏保持在同一水平。

**2.** 松开血压计橡皮球的螺旋阀，排尽袖带内气体并将其展平，然后拧紧螺旋阀。将袖带缠绕于受试者上臂，保证袖带下缘距肘窝横纹 2～3cm，同时要松紧适度，以刚好能将一根手指伸进袖带内为宜。

**3.** 于受试者肘窝处、肱二头肌肌腱内侧触及肱动脉搏动，将听诊器胸件（膜型体件）置于搏动明显处（不要塞入袖带下），并轻压听诊器胸件使其紧贴皮肤（图 12-2）。

**4.** 测试者戴好听诊器，开启水银槽开关。挤压橡皮球向袖带内充气，边充气边听诊，至声音消失后继续充气使水银检压计再升高 20～30mmHg。然后轻轻旋开橡皮球的螺旋阀，使水银柱以 2～3mmHg/s 的速度缓慢下降，当袖带内压刚刚低于收缩压的瞬间，血流冲过狭窄的肱动脉形成湍流而发出"砰砰"样血管音，此时水银柱液面所指示的刻度值即为收缩压；继续徐徐放气，当袖带内压力降至等于或稍低于舒张压的瞬间，血流恢复畅通，听诊音突然减弱或消失，此时水银柱液面所指示的刻度值即为舒张压。血压值通常记录为"收缩压/舒张压 mmHg"，如 112/78mmHg。

血压测量完毕后，将血压计向水银槽方向倾斜，待水银完全流回水银槽后关闭水银槽阀门。

**【注意事项】**

**1.** 保持室内安静，以利于听诊。听诊器耳件方向须与外耳道方向保持一致；橡胶管不得交叉、扭曲和打结，且不能与其他物体发生摩擦，以免影响听诊效果。

**2.** 同一侧上臂，两次血压测量须间隔 5～10min。

**3.** 由于血压存在波动性，需要至少三次不同日期、静息状态下的血压值超过正常范围才可以诊断为高血压。

**【思考题】**

**1.** 左上臂和右上臂哪一侧血压较高？测量血压一般选择哪一侧上臂？为什么？

**2.** 将听诊器的胸件塞入袖带下测得的血压偏高还是偏低？为什么？

**3.** 影响动脉血压的因素有哪些？日常生活中如何预防高血压？

（杨战利）

# 实验 4　人体心音听诊

**【实验目的】**

掌握心音听诊的方法；理解第一心音和第二心音的特点及其产生机制。

**【实验原理】**

在心动周期中，心肌的收缩、瓣膜的启闭和血流速度的改变使血液发生湍流而撞击心室壁和大动脉壁，由此引起的振动可通过组织传递到胸壁，通过听诊器可在胸壁的特定部位听到相应的声音，即为心音。

心音发生在心动周期的特定时期，其音调（频率）和持续时间也有一定的特征。正常人在一次心动过程中可产生四个心音，其产生的机制及特点分别是：第一心音标志着心室开始收缩，是由于房室瓣突然关闭引起的心室内血液和室壁振动以及心室射血引起的大血管壁和血液湍流所发生的振动而产生，其特点是音调较低，持续时间较长；第二心音标志着心室开始舒张，是由于主动脉和肺动脉瓣关闭，血流撞击大动脉根部引起血液、血管壁和心室壁的振动而产生，其特点是音调较高，持续时间较短；第三心音出现在心室快速充盈期末，是由于快速充盈期末室壁和乳头肌突然伸展及充盈血流突然减速引起的振动而产生,是一种低频、低幅的振动;第四心音出现在心室舒张晚期,是与心房收缩有关的一组发生在心室收缩前的振动,也称心房音。

用听诊器通常只能听到第一心音和第二心音。结合触诊心尖冲动或颈动脉搏动有助于分辨第一心音和第二心音。房室瓣和动脉瓣的结构和功能异常可以产生杂音或其他异常心音,通过心音听诊还可判断心率和心律是否正常。因此,心音听诊对于心脏疾病的诊断具有重要的临床意义。

**【实验对象】**

学生。

**【实验药品与器材】**

听诊器。

**【实验步骤】**

**1. 确定听诊部位**

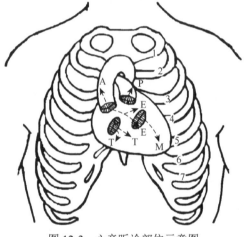

图 12-3　心音听诊部位示意图

（1）受试者面朝亮处端坐,解开上衣,检查者坐于其对面。

（2）肉眼观察（或用手触诊）受试者心尖冲动位置与范围是否正常。

（3）参照图 12-3,认清心音听诊的各个部位。

二尖瓣听诊区（M）:在左锁骨中线与第 5 肋间交界处,即心尖冲动处。

肺动脉瓣听诊区（P）:位于胸骨左缘第 2 肋间。

主动脉瓣听诊区（A）:位于胸骨右缘第 2 肋间。

主动脉瓣第二听诊区（E）:在胸骨左缘第 3 肋间。

三尖瓣听诊区（T）:胸骨右缘第 4 肋间或剑突下。

**2. 心音听诊**

（1）听心音:测试者戴好听诊器（听诊器耳端方向应与外耳道方向一致,即斜向前方）。用右手拇指、示指和中指持听诊器胸件,将其紧贴于受试者胸部皮肤,按照二尖瓣听诊区→肺动脉瓣听诊区→主动脉瓣听诊区→主动脉瓣第二听诊区→三尖瓣听诊区的听诊顺序仔细听诊。

（2）区分第一心音和第二心音:根据音调的高低和持续时间的长短辨别第一心音和第二心音。若难以区分两个心音,可用手指触及心尖冲动或颈动脉搏动处,与搏动同时出现的心音即为第一心音。

（3）测心率:在二尖瓣听诊区听取心音,计时,数心率。若心律整齐,可只数 15s 的心跳次数,再乘以 4 即为 1min 的心率。正常成人心率范围为 60～100 次/分。

**【注意事项】**

**1.** 务必保持室内环境安静。

**2.** 听诊器橡皮管不得交叉、扭曲和打结,同时避免橡皮管与桌面或其他物体摩擦,以防产生摩擦音而影响心音听诊。

**【思考题】**

1. 第一心音和第二心音是怎样形成的？各有何特点？如何区分？
2. 心音听诊有何临床意义？

（杨战利）

# 实验 5 人体体表心电图描记

**【实验目的】**

熟悉人体体表心电图的记录方法；掌握心电图常见的波形及其生理意义。

**【实验原理】**

在正常人体,由窦房结发出的兴奋按照一定的传导途径和时程依次传到心房和心室,进而引起整个心脏的兴奋。人体是一个大的容积导体,心脏各部分在兴奋过程中出现的生物电活动,可以通过周围的导电组织和体液传到体表。将测量电极置于体表的一定部位记录出来的心脏兴奋过程中所发生的有规律的电变化曲线,称为体表心电图或心电图。心电图反映的是每个心动周期整个心脏兴奋的产生、传播和恢复过程中的生物电变化,而与心脏的机械收缩活动无直接关系。心电图作为一种无创记录方法,是临床最常用的检查之一,被广泛用于各型心律失常、房室肥大、心肌缺血以及心肌梗死等多种心脏疾病的诊断。

从体表记录心电图时,引导电极的放置位置及与心电图机连接的线路,称为心电图导联。1905 年爱因托芬最早创立了国际通用的导联体系,在此基础上发展出称为"标准导联"的心电记录导联系统,共有三类 12 个导联,包括三个标准肢体导联（分别简称为标 Ⅰ、标 Ⅱ 和标 Ⅲ 导联）,三个加压单极肢体导联（分别为 aVR、aVL 和 aVF 导联）和六个单极胸导联（$V_1 \sim V_6$ 导联）。临床上对患者行心电图检查时通常记录以上 12 个导联心电图,以便临床医生评估患者的心率和心律等信息。

标准肢体导联的电极有正负极之分,标 Ⅰ 为右手-左手（输入心电图机时,右手接负极,左手接正极）；标 Ⅱ 为右手-左足（右手接负极,左足接正极）；标 Ⅲ 为左手-左足（左手接负极,左足接正极）。由于标准肢体导联反映的是心脏电活动在两个肢体之间呈现出的电位差,即同时受到两处电位变化的影响,故称双极导联。

加压单极肢体导联：在右手、左手和左足三个肢体导联上各串一个 5kΩ 的电阻,共接于 Wilson 中心电站,此中心电站的电位约等于零,以此作为参考电极。另一电极为探测电极,分别置于右手、左手和左足。在中心电站中去掉所探测肢体的连线（一次偶然发现）,并将探测电极置于该肢体,另外两肢体的连线组成参考电极,这样记录出来的心电图波幅比原来增大 50%,而图形不变,故将这种形式的导联称为加压单极肢体导联,分别为 aVR（探测电极为右手）、aVL（探测电极为左手）和 aVF（探测电极为左足）。加压单极肢体导联反映心脏电活动在某一肢体呈现的电变化。

单极胸导联仍以 Wilson 中心电站为参考电极,探测电极置于胸前,反映心脏活动在胸壁某一点呈现的电位变化,由于与心脏表面的位置很近,每个胸前导联能够从一些细节上反映心脏微小的、特殊部分的电活动。

**【实验对象】**

学生。

**【实验药品与器材】**

75%乙醇溶液浸湿的棉球、导电膏、心电图机和检查床。

**【实验步骤】**

**1. 记录心电图**

（1）连接心电图机的电源线、地线和导联线。打开电源开关，预热 3～5min。

（2）放置引导电极：受试者仰卧于检查床上，放松肌肉。先用 75%乙醇溶液擦拭其手腕、脚踝和胸前区皮肤，再涂抹少许导电膏，然后放置引导电极，接上导联线。

肢体导联电极的连接方法：红色-右手腕；黄色-左手腕；绿色-左脚踝；黑色-右脚踝。

胸导联电极放置位置：$V_1$，胸骨右缘第 4 肋间；$V_2$，胸骨左缘第 4 肋间；$V_3$，$V_2$ 与 $V_4$ 连线的中点；$V_4$，左锁骨中线第 5 肋间；$V_5$，左腋前线第 5 肋间；$V_6$，左腋中线第 5 肋间。如图 12-4 所示。

（3）记录心电图：设置心电图机参数，调整心电图机放大倍数，纵坐标 10mm 代表 1mV 标准电压，走纸速度 25mm/s，然后依次记录 I、II、III、aVR、aVL、aVF、$V_1$、$V_2$、$V_3$、$V_4$、$V_5$ 和 $V_6$ 导联的心电

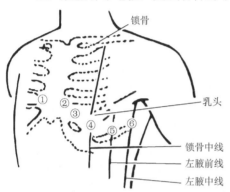

①胸骨右缘第4肋间；②胸骨左缘第4肋间；③为②和④连线的中点；④左锁骨中线第5肋间；⑤左腋前线第5肋间；⑥左腋中线第5肋间

图 12-4　胸导联电极放置示意图

图。各导联的记录仅需转动心电图机上的相应旋钮即可，无须变动已放置好的电极。

**2. 分析心电图**

（1）辨认心电图波形：正常体表心电图由一组波形构成。用不同导联记录到的心电图都包含几个基本波形，即心脏每次兴奋过程中都会相继出现一个 P 波，一个 QRS 波群和一个 T 波，有时在 T 波后还可出现一个小的 U 波。同时辨认 P—R 间期（或 P—Q 间期）、PR 段、Q—T 间期和 ST 段，如图 12-5 所示。

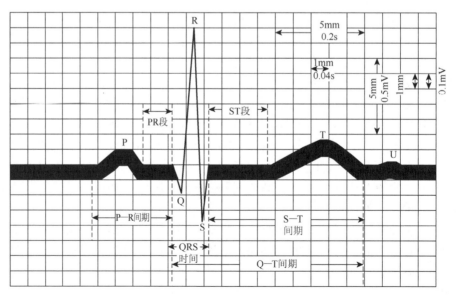

图 12-5　心电图各波形示意图

（2）波幅和时间的测量：①心电图纵坐标代表电压，每一小格代表 0.1mV。测量波幅时，凡向上的波，其波幅应从基线的上缘测量到波峰的顶点；凡向下的波，其波幅应从基线的下缘测量到波峰的底点；②心电图横坐标代表时间，当走纸速度为 25mm/s 时，心电图纸上横坐标的每一小格代表 0.04s，测量时间时，应自各波形起点的内缘测量至波形终点的内缘。

（3）心律的分析和心率的测定：①心律的分析包括主导节律的判断、心律是否规则整齐、有无期前收缩和异位节律出现。窦性心律的心电图表现为 P 波在 II 导联中直立，在 aVR 导联中倒置；P—R 间期在 0.12s 以上。如果心电图中最大的 P—P 间期和最小的 P—P 间期相差在 0.12s 以上称为窦性心律不规整或窦性心律不齐。②心率的测定：测量相邻两个 P 波或 R 波间期，代入下述公式即可计算心率。若有心律失常，需连续测量 5 个 P—P 或 R—R 间期，取其平均值，再代入下述公式计算心率。

$$心率（次/分）=\frac{60}{P—P或R—R间期}$$

【注意事项】

1. 受试者应在安静、舒适的状态下进行检测，同时保持肌肉放松状态，以避免肌电干扰。
2. 确保心电图机接地良好；确保导联的电极与皮肤接触良好。

【思考题】

1. 记录心电图有何临床意义？
2. 为何不同导联的心电图波形不同？

（杨战利）

## 实验 6　人体肺通气功能的测定

【实验目的】

学习肺通气功能的测定方法；掌握临床常用的肺通气功能评价指标。

【实验原理】

呼吸是人体与外界环境之间的气体交换过程。通过呼吸，人体从外界环境摄取新陈代谢所需的 $O_2$，并向外界排出体内所产生的 $CO_2$。呼吸是人体维持新陈代谢和生命活动的必要条件，呼吸停止便意味着生命的终结。

在人和高等动物，呼吸的全过程包括外呼吸、气体在血液中的运输以及内呼吸等 3 个环节。外呼吸是指肺毛细血管血液与外界环境之间的气体交换过程，又包括肺通气和肺换气两个过程。肺通气是指肺泡与外界环境之间的气体交换过程。

肺通气过程受呼吸肌的收缩活动、肺和胸廓的弹性特征及气道阻力等多种因素的影响。通过测定肺通气功能不仅可明确是否存在肺通气功能障碍及其障碍程度，还能鉴别限制性和阻塞性通气不足。

临床常用的肺通气功能评价指标包括肺活量、用力肺活量、用力呼气量、每分肺通气量和最大随意通气量等。尽力吸气后，从肺内所能呼出的最大气体量称为肺活量，是潮气量、补吸气量与补呼气量之和。肺活量有较大的个体差异，与身材大小、性别、年龄、体位和呼吸肌强弱等因素有关。正常成年男性的肺活量平均约为 3500ml，女性约为 2500ml。因测定方法简单，重复性好，肺活量是肺功能测定的常用指标，它反映肺一次通气的最大能力。

由于测定肺活量时不限制呼气的时间，在某些肺组织弹性降低或呼吸道狭窄的患者中所测得的肺活量仍可正常。因此，为了充分反映肺组织的弹性状态和气道通畅程度等变化，可测量用力肺活量和用力呼气量。

用力肺活量（forced vital capacity，FVC）是指一次最大吸气后，尽力尽快呼气所能呼出的最大气体量。用力呼气量（forced expiratory volume，FEV）是指一次最大吸气后尽力尽快呼气，在一定时间内所能呼出的气体量。为排除背景肺容量的影响，通常以第1、2、3秒末的FEV所占FVC的百分数来表示。正常人的$FEV_1/FVC$、$FEV_2/FVC$和$FEV_3/FVC$分别约为83%、96%和99%，其中以$FEV_1/FVC$的应用价值最大，是临床上鉴别阻塞性肺疾病和限制性肺疾病最常用的指标。

每分肺通气量是指每分钟吸入或呼出的气体量，等于潮气量乘以呼吸频率，简称肺通气量。最大随意通气量是指尽力做深、快呼吸，每分钟所能吸入或呼出的最大气体量。

**【实验对象】**

学生。

**【实验药品与器材】**

75%乙醇溶液；BL-420N系统、无线信号采集器、无线信号接收器、呼吸流量传感器、过滤器和呼吸面罩等；电子肺活量测量仪和橡皮吹嘴（或一次性吹嘴）。

**【实验步骤】**

**1. 连接实验装置**

（1）连接无线信号接收器：将无线信号接收器连接至BL-420N系统面板的CH1，待无线信号接收器指示灯常亮时，表明BL-420N系统硬件对无线信号接收器识别成功。

（2）启动无线信号采集器：长按无线信号采集器电源键，在听到"嘀"声后松开，待"通讯中"指示灯闪烁，表明无线信号采集器与无线信号接收器通信成功。

（3）连接呼吸流量传感器：依次将呼吸面罩、过滤器和呼吸流量传感器相连，然后将呼吸流量传感器连接至无线信号采集器的CH1。点击"开始实验"按钮，开始波形记录。

**2. 观察实验项目**

（1）肺活量：受试者站立并背对电脑显示屏，手持呼吸面罩紧扣在自己口鼻部位，保持正常的呼吸频率和深度，平静呼吸4～5次后，在平静呼气末，尽力吸气后，再尽力呼出气体至残气量，并添加"肺活量"标签。

截取包含潮气量和完整肺活量的曲线，点击"数据测量结果表格"中各单元格后，将鼠标移动到"波形测量区"中对应波形上，以测量潮气量和肺活量，重复测3次，取各指标最大值。

肺活量也可以用电子肺活量测量仪进行测定，具体方法如下：首先用75%乙醇溶液消毒橡皮吹嘴或使用一次性吹嘴，并将其安装在进气管上；受试者站立，手握吹嘴，头略向后仰，尽力吸气至不能吸气。随后对准吹嘴尽力呼气，直至不能呼气，此时电子肺活量测量仪屏幕显示的数值即为肺活量，重复测3次，取最大值。

（2）用力肺活量：受试者站立并背对电脑显示屏，尽力吸气至不能再吸气。手持呼吸面罩并紧扣在自己口鼻部位，尽力、尽快呼出全部气体，并添加"用力肺活量"标签。

截取包含完整用力肺活量的呼气过程波形。点击"数据测量结果表格"中各单元格后，将鼠标移动到"波形测量区"中对应波形上，以测量用力肺活量、第1秒末用力呼气量、第2秒末用力呼气量和第3秒末用力呼气量，重复测3次，取各指标最大值。

（3）每分通气量和最大随意通气量：受试者站立并背对电脑显示屏，手持呼吸面罩紧扣在自己口鼻部位，保持正常的呼吸频率和深度，避免有意识地控制呼吸，受试者平静呼吸4～5次后，做最深、最快呼吸15s，并添加"最大随意通气量"标签。

截取的波形应同时包含正常呼吸波形和最大通气波形。点击"数据测量结果表格"中各单元格后，将鼠标移动到"波形测量区"中对应波形上，以测量每分肺通气量和最大随意通气量。

**【注意事项】**

**1.** 橡皮吹嘴使用前须用75%乙醇溶液消毒。

**2.** 每项指标测定前须练习两三次，以确保测量成功。

**3.** 吹气和呼气过程中，采取站立姿势，不要弯腰。

**【思考题】**

**1.** 肺活量、用力肺活量和用力呼气量有什么区别？各有何临床意义？

**2.** 根据本次实验内容，说明如何鉴别阻塞性肺疾病和限制性肺疾病？

（杨战利）

# 实验7 眼的近反射与瞳孔对光反射

**【实验目的】**

观察眼的近反射与瞳孔对光反射；理解眼的近反射过程、瞳孔对光反射的检查方法及临床意义。

**【实验原理】**

当眼在看远物（6m以外）时，从物体上发出或反射的光线到达眼时，已基本上是平行光线，这些平行光线经过正常眼的折光系统后，不需做任何调节即可在视网膜上形成清晰的图像。而当眼看近物（6m以内）时，从物体上发出或反射的光线到达眼时，则呈现某种程度的辐散，光线通过眼的折光系统将成像在视网膜之后。由于光线到达视网膜时尚未聚焦，因而只能产生一个模糊的视觉形象。但正视眼在看近物时也很清晰，这是因为人眼在看近物时进行了晶状体变凸（最主要）、瞳孔缩小和视轴会聚等一系列的调节。

视近物时可反射性地引起睫状肌收缩，进而引起悬韧带松弛，晶状体因有弹性而变凸（前凸更显著），曲率增加，折光增强，从而使物像前移而落在视网膜上；视近物还可反射性地引起双眼瞳孔缩小（人眼瞳孔直径可在1.5～8.0mm变动），称为瞳孔近反射或瞳孔调节反射，以减小球面像差和色像差；当双眼注视某一近物或被视物由远移近时，两眼视轴向鼻侧会聚的现象，称为视轴会聚或辐辏反射，从而使物像落在两眼视网膜的对称点上，以免形成复视。

当环境光线较强时，瞳孔缩小，而在光线变弱时瞳孔散大，这种现象称为瞳孔对光反射，是眼的一种适应功能，使视网膜不至于因光线太强而受到损害或光线太弱而影响视觉，与视近物无关。瞳孔对光反射是双侧性的，光照一侧眼睛，双侧眼的瞳孔均缩小，故又称互感性对光反射。其反射中枢在中脑，因此临床上常通过检查瞳孔对光反射判断麻醉深度和病情危重程度。

**【实验对象】**

学生。

**【实验药品与器材】**

蜡烛、打火机和手电筒。

**【实验步骤】**

**1. 眼的近反射**

（1）晶状体调节

1）受试者进入暗室中，静坐并平视远处（1.5m 以外）的某一目标。

2）用打火机或火柴点燃蜡烛，检查者手执点燃的蜡烛，置于受试者眼前 30～50cm 并偏颞侧 45°处。检查者从另一侧可观察到受试者眼内有 3 个蜡烛映像（图 12-6A），其中最亮的中等大小的正立像①是光线在角膜表面反射形成的；较暗的最大的正立像②是光线在晶状体前表面反射形成的；最小的一个倒立像③是光线在晶状体后表面反射形成的。记住 3 个蜡烛映像的位置和大小。

3）让受试者迅速注视眼前 15cm 左右的某一目标（检查者可竖起一根手指作为目标），可观察到受试者眼内②像变小且向①像靠近、①像无变化、③像变化不明显（图 12-6B），说明视近物时晶状体前表面向前凸，曲率增加，更靠近角膜，而角膜前表面和晶状体后表面的曲率及位置均无明显改变。

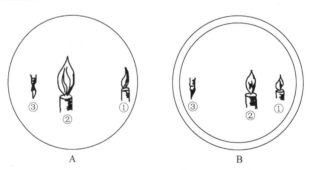

图 12-6　晶状体调节时眼内的蜡烛映像

A. 视远物时；B. 视近物时

（2）瞳孔近反射和辐辏反射

1）先让受试者注视正前方远物，观察其瞳孔的大小和两眼的位置。

2）再将物体由远处向受试者眼前移动，观察两眼瞳孔大小的变化（是否同时缩小）以及两眼位置的变化（是否向鼻侧会聚）。

**2. 瞳孔对光反射**

（1）先让受试者注视远方，观察两眼瞳孔大小。

（2）然后在鼻梁上用遮光板或手隔离光线，再用手电筒照射受试者一侧眼睛，观察两眼瞳孔大小的变化。

**【注意事项】**

**1.** 图 12-6 中蜡烛映像②和③须通过瞳孔观察。

**2.** 检查视轴会聚时，受试者两眼应紧盯物体。

**3.** 检查瞳孔对光反射时，受试者两眼应看向远处，勿直视手电光。

【思考题】

**1.** 分析视近物时晶状体变凸的反射过程。

**2.** 光照一侧眼睛，为何另一侧眼睛的瞳孔也会缩小？

（杨战利）

# 实验 8　视力的测定

【实验目的】

理解视力测定的原理；掌握视力的概念及测定方法。

【实验原理】

视力又称视敏度，是指人眼能分辨物体两点间最小距离的能力，即眼睛对物体细微结构的分辨能力。正常人眼的视力的限度是视网膜物像不小于中央凹处一个视锥细胞的平均直径，即 4.5μm。

视角是指物体上两点的光线投射入眼经过节点相交时所形成的夹角。视角的大小与视网膜物像的大小成正比。视力通常用视角的倒数来表示。受试者能分辨的视角越小，表明其视力越好；视角越大则表明视力越差。

在眼前方 5m 处，两个相距 1.5mm 的光点所发出的光线入眼后，形成的视角为 1 分角，此时的视网膜物像约 4.5μm，若能被人眼看清，就认为该眼睛具有正常视力，视力为 1.0，视力表就是根据视角的原理设计的。

当受试者在距离国际标准视力表 5m 处、眼睛与视力表上视力为 1.0 的那一行同高时，该行视标"E"的上下两横线（相距 1.5mm）发出的光线经过眼睛节点恰好形成 1 分角，若受试者能看清，即认为是正视眼。根据公式：视力 = 受试者与视力表的距离/正视眼看清该行的距离，记其视力位 5/5，即 1.0，国际标准视力表中每一行的视力值即按上述公式求得。

国际标准视力表相邻两行视标大小之比不等，故不能很好地反映视力的增减程度。我国著名眼科专家缪天荣于 1959 年研制出对数视力表（5 分记录），其是在国际标准视力表的基础上，将任何相邻两行视标大小之比固定为 $10^{0.1}$（$10^{0.1} = 1.2589$），即视标每增大 1.2589 倍，视力记录就减少 0.1（$1g10^{0.1}$）。我国目前通用的是标准对数视力表。

【实验对象】

学生。

【实验药品与器材】

标准对数视力表、指示棒、遮眼板和米尺。

【实验步骤】

**1.** 将视力表挂在墙上，保证光线均匀充足（或打开插电式视力表电源）。

**2.** 受试者站在或坐在距离视力表 5m 远处，并确保眼睛与视力表上视力为 1.0 或 5.0 的那一行同高。

**3.** 受试者用遮眼板遮住一侧眼睛，另一侧眼看视力表。检查者手持指示棒自上而下逐行指示视标，受试者说出或用手指示视标"E"的开口方向，直至受试者看不清的那一行，该行的上一行所标视力即为受试者一侧眼睛的视力。

**4.** 用同样的方法测定另一侧眼睛的视力。

**5.** 若受试者无法辨认第一行视标"E"的开口方向，须向前移动，直到能看清为止，然后根据公式：受试者视力 = 0.1×受试者与视力表的距离（m）/5m，推算其视力。

**6.** 屈光不正者应同时测量裸眼视力和矫正视力。

**【注意事项】**

**1.** 确保测试环境光线均匀充足。

**2.** 受试者须站在距离视力表 5m 处，眼睛与视力表上视力为 1.0 或 5.0 的那一行同高。

**【思考题】**

**1.** 某受试者在距离视力表 2m 处方能看清第一行视标，其视力是多少？

**2.** 近视发生的机制有哪些？日常生活中如何预防近视？

（杨战利）

# 实验 9　视野的测定

**【实验目的】**

掌握视野的概念及测定方法；理解视野测定的意义。

**【实验原理】**

单眼注视正前方一点不动时所能看到的最大空间范围，称为视野。视野的最大界限用该眼所能看到的最大范围与视轴所成夹角的大小来表示。所谓视轴是指用单眼固定的注视外界某一点，连接该点与视网膜黄斑中央凹处的假想线。

视野的大小可受所视物体颜色的影响。同一光照条件下，用不同颜色的目标物测得的视野大小不一，白色视野最大，其次是黄色、蓝色、红色，绿色视野最小。视野的大小可能与各类感光细胞在视网膜中的分布范围有关。另外，由于面部结构（鼻和额）阻挡视线，也会影响视野的大小和形状。如正常人颞侧视野大于鼻侧视野，下方视野大于上方视野。

视野狭小者不宜驾车和从事相关需要大视野的工作。临床上通过视野检查可发现有无视野缺损，以辅助诊断视网膜、视觉传导通路和视觉中枢的病变。

**【实验对象】**

学生。

**【实验药品与器材】**

弧形视野计、视标（白、红、黄、绿等色）、视野图纸、遮眼板和铅笔。

**【实验步骤】**

**1. 熟悉弧形视野计的结构**（图 12-7）。弧形视野计是一个安在支架上的半圆弧形金属板，可绕水平轴作 360°旋转，旋转角度可从分度盘上读出。弧架外面有刻度，表示该点射向视网膜周边的光线与视轴所形成的夹角，视野界限即以此角度表示。在弧架内面中心点有一固定的小圆形的目标物，弧架对面的支架上有一可上下移动的托颌架，其上方附有眼眶托。

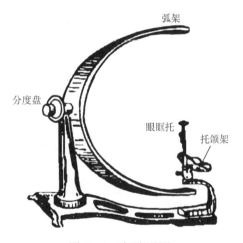

图 12-7　弧形视野计

弧架

分度盘

眼眶托

托颌架

**2.** 将视野计放置于光线充足的地方，受试者背向光源。

**3.** 受试者端坐，将下颌置于托颌架上，调整托颌架的高度，使眼眶下缘靠在眼眶托上，并使眼睛与弧架中心点位于同一水平面上。用遮眼板遮住一侧眼睛，另一侧眼睛注视弧架的中心点。

**4.** 检查者从弧架内面的一端沿周边向中央缓慢移动白色视标，随时询问受试者，直到其看见白色视标为止，记下此时白色视标所对应的弧架上的度数。按上述方法重复测试 3 次，求出度数的平均值，并将数值标在视野图纸相应的经纬度上（图 12-8）。用同样的方法，从弧架的另一端测出刚能看见白色视标所对应的数值，并在视野图纸上作标记。

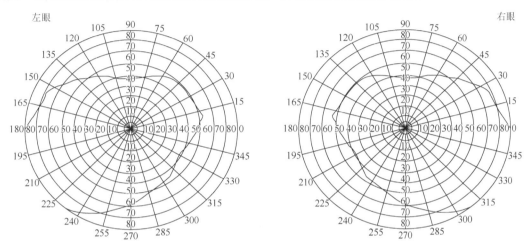

图 12-8　视野图纸

**5.** 将弧架转动 45°，重复上一项操作。如此操作 4 次，得出 8 个点。将视野图纸上的 8 个点依次连接起来，即得出白色视野。

**6.** 按照上述操作方法，测出红、黄、绿等各色视觉的视野。

**7.** 按同样的方法测定另一侧眼睛的视野。

**【注意事项】**

**1.** 测试过程中，受试者被测的一侧眼睛须始终注视弧架中心点，眼球不得转动，只能用余光观察视标。

**2.** 测定不同颜色的视野时，应以看出视标的颜色为准。

**3.** 视野测定时一般不戴眼镜，避免镜框遮挡而影响视野。

**4.** 实验过程中注意休息，避免因眼睛疲劳而影响实验结果。

**【思考题】**

**1.** 视野受哪些因素的影响？视野测定有何意义？

**2.** 夜盲症患者的视野是否发生变化，为什么？

（杨战利）

# 实验 10　声波传入内耳的途径

**【实验目的】**

掌握声波传入内耳的两条途径及其区别；理解鉴别传导性（传音性）耳聋和神经性耳聋（感音性耳聋）的实验原理及方法。

**【实验原理】**

声波可通过气传导和骨传导两种途径传入内耳，正常情况下以气传导为主。气传导是指声波经外耳道引起鼓膜振动，再经听骨链和卵圆窗膜传入耳蜗；骨传导是指声波直接作用于颅骨，经颅骨和耳蜗骨壁传入耳蜗。骨传导的效能远低于气传导，在引起正常听觉中的作用极小。当中耳病变引起传导性耳聋时，气传导明显受损，而骨传导却不受影响，甚至相对增强。当内耳耳蜗、听神经或听觉中枢病变引起神经性耳聋时，音叉试验的结果表现为气传导和骨传导均有不同程度的减退。因此，临床上可通过检查患者的气传导和骨传导是否正常来判断听觉异常的产生部位和原因。

**【实验对象】**

学生。

**【实验药品与器材】**

音叉（频率 256Hz 或 512Hz）、橡皮锤和棉球。

**【实验步骤】**

**1. 比较同侧耳的气传导和骨传导（任内试验）**

（1）室内保持安静，受试者取坐位。检查者用橡皮锤叩击音叉臂的上 1/3 处使其振动，随即将音叉柄置于受试者一侧颞骨乳突部（图 12-9A），通过骨传导受试者可听到音叉振动的响声。随着时间的延续，声音逐渐减弱，当受试者刚刚听不到声音时，立即将音叉移至同侧外耳道口外侧 1cm 左右处（音叉臂的上 1/3 平面与外耳道口同高，图 12-9B），则受试者又可听到声音。反之，先置音叉于外耳道口附近，当听不到声音时再将音叉移至乳突部，正常情况下受试者也听不到声音，说明正常人的气传导时间比骨传导时间长，临床上称任内试验阳性（+）。

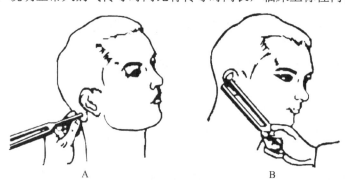

图 12-9 骨传导和气传导检查示意图
A. 骨传导；B. 气传导

（2）用棉球塞住同侧外耳道（模拟气传导障碍），重复上一项操作，则气传导时间缩短，等于或短于骨传导时间，临床上称为任内试验阴性（−）。

**2. 比较两耳骨传导（韦伯试验）**

（1）将振动的音叉柄置于受试者前额正中发际处，询问受试者两耳听到的声音强弱是否一致。由于正常人两耳的感音功能基本一致，且测试声波传向两耳的路径相同，距离相等，因此所感受到的声音响度应是基本相等的。临床上称为韦伯试验阳性（+）。

（2）用棉球塞住受试者一侧外耳道（模拟气传导障碍），重复上一项操作，询问受试者两耳听到的声音响度是否一致。气传导受损时，骨传导可相对增强，因此，受试者被塞棉球一侧耳朵听到的声音更响。

**【注意事项】**

**1.** 室内须保持安静，以免影响实验结果。

**2.** 操作过程中，不可用音叉敲击桌面等硬物，以免产生泛音；只能用手持音叉柄，避免音叉臂与身体及周围物体接触而影响振动。

**3.** 音叉放在外耳道附近时，音叉臂的振动方向应正对外耳道口。

**【思考题】**

**1.** 根据表 12-1 判断听力是否正常。

表 12-1　听力检查试验结果总结表

| 试验 | 正常人 | 传导性耳聋 | 神经性耳聋 |
|---|---|---|---|
| 任内试验 | 气传导>骨传导 | 气传导<骨传导 | 均缩短但气传导>骨传导 |
| 韦伯试验 | 两耳相同 | 偏向患侧 | 偏向健侧 |

**2.** 比较气传导与骨传导的异同。

（杨战利）

# 实验 11　人体腱反射检查

**【实验目的】**

掌握肱二头肌反射、肱三头肌反射、膝反射和跟腱反射的临床检查方法；理解腱反射检查的临床意义。

**【实验原理】**

牵张反射是指有完整神经支配的骨骼肌在受外力牵拉伸长时引起的被牵拉的同一肌肉发生收缩的反射。伸肌和屈肌都有牵张反射，人类的牵张反射主要发生在伸肌，因为伸肌是人类的抗重力肌。牵张反射包括腱反射和肌紧张两种类型，感受器均为肌梭。

腱反射是指快速牵拉肌腱时发生的牵张反射，如叩击股四头肌肌腱引起股四头肌收缩的膝反射、叩击跟腱引起小腿腓肠肌收缩的跟腱反射等。腱反射的效应器主要是收缩较快的快肌纤维，几乎是一次同步性收缩而表现出明显的动作。完成一次腱反射的时间很短，据测算兴奋通过中枢的传播时间仅约 0.7ms，只够一次突触传递所需的时间，可见腱反射是单突触反射，即传入神经元和传出神经元之间，在中枢只经过一次突触传递的反射。腱反射是体内唯一仅通过单突触即可完成的反射。

临床上常通过检查腱反射如肱二头肌反射、肱三头肌反射、膝反射和跟腱反射来了解神经系统的功能状态。肱二头肌反射是指叩击肱二头肌肌腱时产生屈肘的反射。其传入神经为肌皮神经内的感觉纤维，反射中枢为第 5~6 颈髓，传出神经为肌皮神经内的躯体运动纤维，效应器为肱二头肌；肱三头肌肌反射是指叩击肱三头肌肌腱时产生伸肘的反射。其传入神经为桡神经内的感觉纤维，反射中枢为第 6~7 颈髓，传出神经为桡神经内的躯体运动纤维，效应器为肱三头肌；膝反射是指叩击股四头肌肌腱时产生的小腿前伸的反射。其传入神经为股神经内的感觉纤维，反射中枢为第 2~4 腰髓，传出神经为股神经内的躯体运动纤维，效应器为股四头肌；跟腱反射是指叩击跟腱时产生的足向跖面屈曲的反射，又称踝反射。其传入神经为胫神经内的感觉纤维，反射中枢为第 1~2 骶髓，传出神经为胫神经内的躯体运动纤维，效应器为腓肠肌。

腱反射减弱或消失提示反射弧损害或中断；而腱反射亢进则提示高位中枢有病变，因为牵张反射受高位中枢的调控。

**【实验对象】**

学生。

**【实验药品与器材】**

叩诊锤。

**【实验步骤】**

**1. 肱二头肌反射**    受试者取坐位，一侧前臂屈曲90℃。检查者用左手托住受试者肘部、左前臂托住受试者的前臂，同时将左手拇指按压在受试者肘部肱二头肌肌腱上，然后检查者右手持叩诊锤快速叩击自己的左手拇指，观察受试者的反应（图12-10A）。正常反应为前臂快速屈曲（屈肘）。用同样的方法检测另一侧肱二头肌反射。

**2. 肱三头肌反射**    受试者取坐位，一侧前臂稍向外展，半屈肘关节，检查者用左手托住受试者肘部内侧，右手持叩诊锤快速叩击受试者鹰嘴突上方1～2cm处的肱三头肌肌腱，观察受试者的反应（图12-10B）。正常反应为前臂快速伸展（伸肘）。用同样的方法检测另一侧肱三头肌反射。

**3. 膝反射**    受试者取坐位，两小腿自然下垂悬空，与大腿成直角（取仰卧位时，检查者左手于腘窝处轻轻托起受试者两侧膝关节使其小腿与大腿成约120°的屈曲）。检查者右手持叩诊锤叩击一侧髌骨下缘和胫骨粗隆之间的股四头肌肌腱，观察受试者的反应（图12-10C）。正常反应为小腿伸直。用同样的方法检测另一侧膝反射。

**4. 跟腱反射**    受试者双腿跪于椅面上，踝关节以下悬空（取仰卧位时，受试者髋关节及膝关节稍屈曲，下肢稍外旋外展，检查者用左手轻托患者足底，使足呈过伸位），检查者右手持叩诊锤叩击其一侧跟腱，观察受试者的反应。表现为足向跖面屈曲（图12-10D）。用同样的方法检测另一侧跟腱反射。

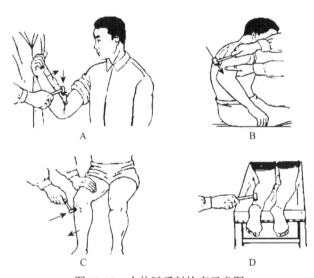

图12-10    人体腱反射检查示意图

A. 肱二头肌反射；B. 肱三头肌反射；C. 膝反射；D. 跟腱反射

**5. 腱反射的诊断**    通过增减叩击强度，可找出各种腱反射最弱的叩击强度，该强度即为该腱反射的刺激阈值。可将左右肢体腱反射的阈值做比较借以判断是否有异常。根据阈值的变化，临床上采用下述记录方法：

| | |
|---|---|
| 完全无反应，腱反射消失 | − |
| 阈值很高，只有微弱的反应 | ± |
| 正常反应 | + |
| 阈值较低，反射稍亢进 | ++ |
| 亢进 | +++ |
| 显著亢进 | ++++ |

**【注意事项】**

**1.** 受试者应保持肢体自然放松，避免有意识地控制肌肉活动。

**2.** 检查者应保证每次叩击的部位准确、轻重适度、力量均等，并进行双侧对比。

**3.** 受试者精神紧张或注意力集中于检查部位时可使反射受到抑制而影响检查结果。这种情况下可使用加强法：检查者向受试者提出一些与检查无关的问题或嘱其做深呼吸、咳嗽等动作，借以消除受试者的紧张情绪、转移其注意力。

**【思考题】**

**1.** 比较腱反射和肌紧张的异同。

**2.** 检查腱反射的临床意义是什么？

（杨战利）

# 实验 12 人体脑电图的记录

**【实验目的】**

熟悉人体脑电图的记录方法；掌握脑电图常见的波形及其生理意义。

**【实验原理】**

自发脑电活动是在无明显刺激情况下，大脑皮层自发产生的节律性电位变化。用脑电图仪在头皮表面记录到的自发脑电活动，称为脑电图。

脑电图有 α、β、θ 和 δ 四种基本波形（图 12-11）。α 波的频率为 8～13Hz，幅度为 20～100μV，常表现为波幅由小变大、再由大变小，反复变化而形成 α 波的梭形。α 波在枕叶皮层最为显著，成年人在清醒、安静并闭眼时出现，睁眼或接收其他刺激时立即消失而呈快波（β 波），这一现象称为 α 波阻断。β 波的频率为 14～30Hz，幅度为 5～20μV，在额叶和顶叶较显著，是新皮层处于紧张活动状态的标志。θ 波的频率为 4～7Hz，幅度为 100～150μV，是成年人困倦时的主要脑电活动表现，可在颞叶和顶叶记录到。δ 波的频率为 0.5～3Hz，幅度为 20～200μV，常出现在成人入睡后，或处于极度疲劳或麻醉时，在颞叶和枕叶比较明显（表 12-2）。

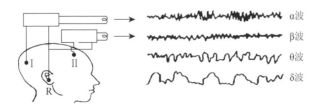

图 12-11 脑电图记录方法与正常脑电图波形

Ⅰ：枕叶引导电极，记录低频高幅脑电波；Ⅱ：额叶引导电极，记录高频低幅脑电波；R：无关电极安放在耳廓

表 12-2　正常脑电波波形特征、出现条件和产生部位

| 类型 | 频率（Hz） | 幅度（μV） | 出现条件 | 产生部位 |
|---|---|---|---|---|
| α | 8～13 | 20～100 | 成人安静、清醒并闭眼时 | 枕叶 |
| β | 14～30 | 5～20 | 新皮层处于紧张活动状态 | 额叶、顶叶 |
| θ | 4～7 | 100～150 | 成人困倦时 | 颞叶、顶叶 |
| δ | 0.5～3 | 20～200 | 成人入睡后或极度疲劳或麻醉时 | 颞叶、枕叶 |

脑电波的发现和脑电图记录的实际应用实现了人们对睡眠状态的准确判断和定量分析，是研究睡眠的必备手段。

临床上，癫痫患者或皮层有占位病变（如脑瘤等）的患者，其脑电波可出现棘波（频率高于 12.5Hz，幅度为 50～150μV，升支和降支均极陡峭）、尖波（频率为 5～12.5Hz，幅度为 100～200μV，升支极陡，波顶较钝，降支较缓）、棘慢综合波（在棘波后紧随一个慢波或次序相反，慢波频率为 2～5Hz，波幅为 100～200μV）等变化。因此，根据脑电波的改变特征，可判断肿瘤发生部位或辅助诊断癫痫等疾病。

**【实验对象】**

学生。

**【实验药品与器材】**

75%乙醇溶液浸湿的棉球、导电膏和脑电图机。

**【实验步骤】**

**1. 安置电极**　受试者取坐位，先用 75%乙醇溶液浸湿的棉球擦拭受试者额部、枕部和耳垂皮肤，以去除油脂和角质层，再涂抹少许导电膏。然后安放引导电极和无关电极（图 12-11），确保电极与皮肤接触良好。

**2. 脑电图记录方法及参数设置**

（1）双极导联法：记录受试者额部与枕部电极之间的电位差。

（2）单极导联法：记录待测部位与耳垂部电极（无关电极）之间的电位差。

（3）脑电图机参数设置：时间常数为 0.1～0.3s，高频率波 300Hz，灵敏度 50～100μV/cm，走纸速度为 3cm/s。

**3. 脑电图波形记录**

（1）α 波记录：嘱受试者闭眼，保持安静、放松状态，记录一段脑电图，注意观察波形规律并识别梭形 α 波。

（2）α 波阻断现象观察：确认观察到 α 波后，令受试者睁开眼睛 3～10s，观察有无 α 波阻断现象，再令其闭眼，如此反复数次；也可通过与受试者交谈，或问其简单的数学题让其心算，或用声音、灯光等刺激，观察有无 α 波阻断现象。

**【注意事项】**

**1.** 室内环境应安静，光线柔和，温度适宜。

**2.** 受试者检查前应清洗头面部，减少油脂造成的皮肤电阻增加，同时保持情绪放松，避免紧张焦虑。

**【思考题】**

**1.** 记录脑电图有何临床意义？

**2.** 脑电波是如何形成的？

（杨战利）

# 第十三章　药物作用实验

## 实验1　药物血浆半衰期的计算

**【实验目的】**

了解分光光度法测定水杨酸钠的血药浓度和计算半衰期的方法；理解半衰期及常用药动学参数的临床意义。

**【实验原理】**

在酸性条件下，水杨酸钠解离为水杨酸，水杨酸与三氯化铁（$FeCl_3$）生成一种紫色络合物，该络合物在520nm波长下其光密度与水杨酸的浓度成正比，反应方程式如下：

药物在体内按一级动力学的规律消除，静脉注射给药后，测定不同时间的血浆药物浓度，并以血浆药物浓度的对数为纵坐标，时间为横坐标，其药时关系常呈直线，该直线的方程式为：$\lg C_t = \lg C_0 + \dfrac{-K}{2.303}t$。

**【实验对象】**

成年健康家兔，雌雄不拘。

**【实验药品与器材】**

0.5%肝素、10%和0.02%水杨酸钠、10%三氯化铁、10%三氯乙酸和蒸馏水；注射器（2ml和5ml）、移液器（1ml和0.5ml）、吸管、试管、玻璃棒、铅笔、分光光度计、离心机和计算器等。

**【实验步骤】**

**1.** 取4支试管编号，各加入10%三氯乙酸5ml。

**2.** 取家兔称重，用0.5%肝素浸润注射器，用此注射器经心脏采血2.5ml，分别置于1号试管和2号试管内各1ml，余血弃掉，摇匀静置。

**3.** 家兔耳缘静脉注射10%水杨酸钠1.5ml/kg（按150mg/kg），给药后5min和35min后各取心脏血1ml，分别置于3号试管和4号试管内，摇匀静置。

**4.** 1、3、4号试管内各加入蒸馏水1ml，2号试管内加入0.02%水杨酸钠1ml，摇匀静置。

**5.** 将4支试管置于离心机离心（2500r/min，离心5min），使血浆蛋白沉淀。

**6.** 另取相应编号的4支试管，将离心后的上清液用胶头吸管吸入这4支试管中，然后再从中准确吸取3ml上清液分别置于相应编号的另外4支试管中，每管再加入10%三氯化铁溶液0.5ml，摇匀显色。

**7.** 以 1 号试管为对照管，用分光度计在波长 520nm 处测定其余 3 个试管的光密度值，由 2 号试管的光密度值（$Y_2$）和浓度（$X_2$ 已知）求比值 $K$，$K = X/Y$（恒定）。根据 $X = KY$，由 $Y_3$ 和 $Y_4$ 求得 $X_3$ 和 $X_4$，即给药后 5min 和 35min 时的血药浓度，根据下面公式求出半衰期 $t_{1/2} = 0.301/[(\lg X_3 - \lg X_4) \times \Delta t]$，并将相关数据记录在表 13-1 中。

注：式中 $X_3$ 和 $X_4$ 分别为给药后 5min 和 35min 时的血药浓度，$\Delta t$ 为两次取血间隔的时间 30min。

**【注意事项】**

**1.** 顺利采集足够量的血液是实验成功的关键，可通过动脉取血，也可直接经心脏取血，取血用的注射器需用 0.5%肝素溶液润洗，防止凝血。

**2.** 注意区分 10% 和 0.02%水杨酸钠的用途，前者用于家兔耳缘静脉给药；后者作为标准管来求 $K$ 值。

**3.** 取血间隔时间（$\Delta t$）要以实验的实际时间为准。

**4.** 本实验属分析性实验，需确保药液剂量的准确性，不能混用移液器枪头、胶头吸管、玻璃棒、注射器等。

将实验填入表 13-1 中，根据实验结果计算半衰期 $t_{1/2}$，并讨论测定半衰期的临床意义。

**表 13-1　水杨酸钠血药浓度测定步骤**

| 试管编号 | 三氯乙酸（ml） | 血（ml） | 蒸馏水（ml） | 水杨酸钠（ml） | 三氯化铁（ml） | 光密度（$Y$） | $K$（$X/Y$） | $C$（µg/ml） |
|---|---|---|---|---|---|---|---|---|
| 1（对照） | 5 | 1 | 1 | — | 0.5 | | | |
| 2（标准） | 5 | 1 | — | 1 | 0.5 | | | |
| 3（5min） | 5 | 1 | 1 | — | 0.5 | | | |
| 4（35min） | 5 | 1 | 1 | — | 0.5 | | | |

**【思考题】**

**1.** 药物半衰期的概念及临床意义是什么？$K$ 的意义是什么？

**2.** 何为一级消除动力学？有何特点？

**3.** 实验中出现 35min 时血药浓度比 5min 时血药浓度高的原因可能有哪些？

（张丽景　郭　忠）

# 实验 2　戊巴比妥钠半数有效量和半数致死量测定

**【实验目的】**

掌握半数有效量和半数致死量的测定方法和意义；计算戊巴比妥钠的治疗指数，评价药物的安全性。

**【实验原理】**

戊巴比妥钠为镇静催眠药，小剂量可产生镇静作用，中等剂量可产生催眠作用，随着剂量的加大，可相继出现抗惊厥、麻醉的作用。

半数有效量（median effective dose，$ED_{50}$）是标志药物效价的一个参数，指在一定的实验条件下，一群动物用药后，约半数动物出现某一效应的剂量。半数致死量（median lethal dose，$LD_{50}$）是指在一定条件下，使半数动物出现死亡的剂量，是药物、毒物等急性毒性作用强度的一个标志，涉及药物安全性评价。不同药物的 $LD_{50}$ 值不同，$LD_{50}$ 越大其毒性越小。为了对药物的毒性和疗效有一个较全面的考虑，可计算药物的治疗指数（therapeutic index，TI），TI 指半数致死量与半数有效量的比值，即：$TI = LD_{50}/ED_{50}$，此值越大，用药越安全，临床上一般认为 TI＞3 时，该药物是安全的。$ED_{50}$、$LD_{50}$ 的计算方法很多，有 Bliss 法（概率单位正规法）、概率单位图解法、寇氏面积法、序贯法、孙氏改良寇氏法（点斜法）等。Bliss 法最严谨，结果最精密，申报新药一般采用此法，但其步骤多，计算烦琐。孙氏改良寇氏法计算简便，结果较准确，适用于学生实验。

### 一、戊巴比妥钠半数有效量（$ED_{50}$）的测定

**【实验对象】**

成年健康小鼠，雌雄各半，体重 18～22g。

**【实验药品与器材】**

戊巴比妥钠溶液（浓度分别为 0.400%、0.320%、0.256%、0.205%、0.164% 和 0.131%），0.5% 苦味酸溶液；鼠笼（2 个）、天平、注射器（1ml 或 0.25ml）、注射针头（5 1/2 号）和医用棉签等。

**【实验步骤】**

**1.** 取小鼠 60 只，随机分为 6 组，每组 10 只，称重。

**2.** 各组分别腹腔内注射不同剂量戊巴比妥钠溶液 40.0mg/kg、32.0mg/kg、25.6mg/kg、20.5mg/kg、16.4mg/kg、13.1mg/kg，以翻正反射消失作为入睡指标。

**3.** 给药 15min 后，记录各组出现催眠反应的鼠数，并记入表 13-2 中。

**表 13-2　不同剂量戊巴比妥钠对小鼠的催眠作用**

| 组别 | 剂量 $D$（mg/kg） | $\lg D$ | 实验鼠数 | 催眠鼠数 | 催眠反应百分率（%） | $P$ | $ED_{50}$（mg/kg） |
|---|---|---|---|---|---|---|---|
| 1 | 40.0 | 1.6020 | | | | | |
| 2 | 32.0 | 1.5051 | | | | | |
| 3 | 25.6 | 1.4082 | | | | | |
| 4 | 20.5 | 1.3113 | | | | | |
| 5 | 16.4 | 1.2144 | | | | | |
| 6 | 13.1 | 1.1175 | | | | | |

采用公式 $ED_{50} = \lg^{-1}[X_m - i(\sum P - 0.5)]$，计算或用 Bliss 法软件包求得腹腔内注射戊巴比妥钠出现催眠反应的 $ED_{50}$，其中 $X_m$ 为最大剂量对数值；$P$ 为动物催眠反应率（用小数表示）；$\sum P$ 为各组催眠反应率的总和；$i$ 为相邻两组剂量比值的对数（高剂量作分子）。

### 二、戊巴比妥钠半数致死量（$LD_{50}$）的测定

**【实验对象】**

成年健康小鼠，雌雄各半，体重为 18～22g。

**【实验药品与器材】**

戊巴比妥钠溶液（浓度分别为 1.875%、1.5%、1.2%、0.96% 和 0.72%），0.5% 苦味酸溶液；

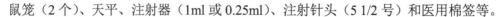

鼠笼（2个）、天平、注射器（1ml 或 0.25ml）、注射针头（5 1/2 号）和医用棉签等。

**【实验步骤】**

**1.** 取小鼠 50 只，雌雄各半，随机分成 5 组，每组 10 只，称重。

**2.** 各组用戊巴比妥钠溶液按下述剂量分别进行腹腔内注射：187.5mg/kg、150.0mg/kg、120.0mg/kg、96.0mg/kg、72.0mg/kg。

**3.** 给药后记录 24h 内小鼠死亡数（即呼吸停止）于表 13-3 中，其间按正常生活条件饲养。

表 13-3　不同剂量戊巴比妥钠对小鼠的致死作用

| 组别 | 剂量 D（mg/kg） | 实验鼠数 | $\lg D = X$ | 死亡动物数 | 死亡率（%） | $P$ |
|---|---|---|---|---|---|---|
| 1 | 187.5 | 10 | 2.273 | | | |
| 2 | 150.0 | 10 | 2.176 | | | |
| 3 | 120.0 | 10 | 2.079 | | | |
| 4 | 96.0 | 10 | 1.982 | | | |
| 5 | 72.0 | 10 | 1.857 | | | |

以上结果按孙氏改良寇氏法公式计算：$LD_{50} = \lg^{-1} [X_m - i (\sum P - 0.5)]$（mg/kg）；其中 $X_m$ 为最大剂量的对数；$i$ 为相邻两对数剂量之差（取绝对值）；$P$ 为各组小鼠的死亡率，以小数表示；$\sum P$ 为各组小鼠的死亡率的总和（$P_1 + P_2 + P_3 + P_4$）。

### 三、戊巴比妥钠治疗指数的测定

由以上实验所测得戊巴比妥钠的 $LD_{50}$ 和 $ED_{50}$，求得治疗指数 TI。

**【注意事项】**

**1.** 分组采用均衡随机法，以取得最优的实验数据。

**2.** 小鼠称重、给药剂量要准确，以免影响结果的准确性。

**3. 翻正反射消失的确定**　在小鼠趴卧不动的情况下，捉住小鼠背部皮肤，使其仰卧或侧卧 5s 内不翻正。

**4.** 实验室保持安静，实验操作的过程中尽量避免喧哗，以免影响催眠的效果，已睡眠小鼠与未睡眠小鼠需分笼放置。

**5.** 注意给药后观察期间对小鼠的喂养和护理。外界温度过低或过高均影响实验的准确性。

**【思考题】**

**1.** $LD_{50}$ 和 $ED_{50}$ 的概念和意义是什么？

**2.** 何为治疗指数？测定治疗指数有何意义？

（张丽景　郭　忠）

# 实验 3　药物的镇痛作用

**【实验目的】**

观察麻醉性镇痛药盐酸哌替啶（杜冷丁）的镇痛效应；掌握复制疼痛模型的方法（化学刺激法）。

**【实验原理】**

痛觉是一种与组织损伤有关的感觉、情感、认知和社会维度的痛苦体验。它是由体内、外伤害性刺激所引起的一种主观感觉，常伴有情绪变化、防卫反应和自主神经反应。感受疼痛的游离神经末梢是一种化学感受器，当各种伤害性刺激达到一定阈值时，首先引起组织内释放某些致痛物质（如 $K^+$、$H^+$、组胺、5-羟色胺、缓激肽、前列腺素等），致痛物质作用于游离神经末梢产生生痛觉传入冲动，进入中枢引起痛觉，致使动物出现扭体反应，表现为保护性动作：咬、舔、挣扎；利于逃避刺激的姿势，扭体反应：腹部内凹，躯干与后肢伸展及蠕行，臀部高起；反射性退缩及逃避行为：跳跃、奔跑等。疼痛反应的程度及持续的时间可作为观察指标，用于反应镇痛药物的镇痛效应。

按照刺激性质的不同，复制疼痛模型的方法可分为：机械刺激法、电刺激法、热刺激法和化学刺激法，本实验通过酒石酸锑钾作为化学刺激物注入小鼠腹腔，刺激腹膜，引起小鼠疼痛反应，并观察用盐酸哌替啶镇痛的效果。

镇痛药是指能够选择性缓解或消除疼痛，而对其他感觉或意识无明显影响的药物，常用的镇痛药包括解热镇痛药和阿片类镇痛药（麻醉性镇痛药）两类。盐酸哌替啶，为人工合成镇痛药，是吗啡的代用品，较吗啡的成瘾性轻，镇痛效力约是吗啡的 1/10，其作用机制与吗啡相似，通过激动中枢神经系统的阿片受体、激活脑内"抗痛系统"，阻断痛觉传导，产生中枢性镇痛作用。其作用产生快，对各种剧痛有较好的镇痛作用。

**【实验对象】**

体重相近、性别相同的成年健康小鼠。

**【实验药品与器材】**

生理盐水、0.25%盐酸哌替啶、生理盐水和 0.05%酒石酸锑钾溶液；鼠笼、钟罩、天平、1ml 注射器和秒表等。

**【实验步骤】**

1. 取小鼠 4 只，雌雄不拘，编号，随机分为实验组与对照组，称重。

2. 第 1 组（1 号和 2 号）腹腔内注射 0.25%盐酸哌替啶溶液 0.1ml/10g，第 2 组（3 号和 4 号）腹腔内注射生理盐水 0.1ml/10g 作为对照。

3. 30min 后，每只小鼠均腹腔内注射 0.05%酒石酸锑钾溶液 0.4ml。

4. 观察 10min 内各组产生扭体反应的动物数。

5. 记录实验结果，填入表 13-4 中，并按照下列公式计算药物镇痛百分率，评价药物的镇痛效应（给药组比对照组减少扭体发生率50%以上时，才能认为有镇痛效力）。

$$药物镇痛百分率 = \frac{实验组无扭体反应动物数 - 对照组无扭体反应动物数}{对照组扭体反应动物数} \times 100\%$$

表 13-4　药物对小鼠镇痛作用的观察指标及检测结果

| 组别 | 药物剂量（ml） | 动物数（只） | 扭体鼠数（只） | 药物镇痛百分率（%） |
|---|---|---|---|---|
| 对照组 | | | | |
| 实验组 | | | | |

**【注意事项】**

1. 酒石酸锑钾溶液需现用现配，如放置过久，作用会明显减弱。

**2.** 扭体反应指标中有任何一项出现都算阳性，并且每次判定指标需一致。

**3.** 实验室的温度应保持 20℃左右，温度过高或过低时，都会导致小鼠扭体减少或不发生扭体反应，影响结果的观察。

**4.** 实验结果除比较扭体反应动物数外，也可以比较扭体反应次数作为评价指标，计算公式为：

$$药物镇痛百分率 = \frac{对照组扭体次数均值 - 实验组扭体次数均值}{对照组扭体次数均值} \times 100\%$$

**【思考题】**

**1.** 解热镇痛药和中枢性镇痛药的镇痛作用原理、镇痛作用特点有何不同？

**2.** 盐酸哌替啶和安乃近各属于哪一类镇痛药物？镇痛作用机制有何不同？

（张丽景　郭　忠）

# 实验4　不同制剂氯丙嗪药理作用的差异

**【实验目的】**

学习机械刺激诱发激怒反应的方法；观察氯丙嗪的镇静安定作用，联系实际思考其临床用途；通过氯丙嗪两种不同制剂的药理作用比较，理解不同制剂药理作用的差异。

**【实验原理】**

氯丙嗪可通过阻断中脑-边缘系统通路和中脑-皮质通路的多巴胺（DA）受体，影响机体的精神情绪及行为活动，如引起嗜睡、淡漠和无力等中枢抑制症状，可迅速控制机体兴奋和躁动。

药物可制成不同的剂型，剂型不同，其崩解、溶解速率也不同，则药物的吸收快慢、多少也有差异。溶解释放速率越快，扩散速率越快，吸收越容易；药物本身的黏度与扩散速度成反比，制剂黏度越高，扩散释放的速度越慢，则药物吸收和产生疗效的时间也越慢。因此，不同药物剂型所含药量相等，但药效强度却不尽相同。阿拉伯胶是弱酸性的大分子化合物，属亲水胶体，在制剂中常常起到增稠作用，相对于水剂起到延缓药物释放及吸收、延长起效时间的作用。

本实验通过血管钳刺激小鼠尾部，引起小鼠吱叫、格斗、对峙、互咬等激怒反应，然后通过注射不同制剂的氯丙嗪溶液，观察小鼠的不同反应，理解氯丙嗪的作用，并比较不同制剂对药物作用影响的差异。

**【实验对象】**

成年健康小鼠，雄性，体重 18～22g。

**【实验药品与器材】**

0.1%氯丙嗪水溶液、0.1%氯丙嗪阿拉伯胶溶液；1ml 注射器、橡皮管和血管钳等。

**【实验步骤】**

**1.** 取健康雄性、不同笼小鼠 2 只，称重，标记。

**2.** 用套皮管的血管钳夹小鼠尾巴（距离尾尖 1/3 处），反复刺激几次，使小鼠感到疼痛而引起它们的激怒反应（吱叫、格斗、对峙、互咬等）。

**3.** 1 号小鼠皮下注射 0.1%氯丙嗪水溶液 0.2ml/10g，2 号小鼠皮下注射 0.1%氯丙嗪阿拉伯胶溶液 0.2ml/10g。

**4.** 注入药液后即开始计时，并连续观察，比较两小鼠的活动情况有何差异。20min 后再以上述同样的方法刺激小鼠尾部，观察两只小鼠的反应与注药前有何差异，并记录在表 13-5 中。

**表 13-5　不同制剂的氯丙嗪药物作用差异**

| 小鼠编号 | 体重（g） | 药物 | 剂量（ml） | 活动情况 | 激怒反应 |
| --- | --- | --- | --- | --- | --- |
| 1 | | | | | |
| 2 | | | | | |

**【注意事项】**

**1.** 氯丙嗪水溶液吸收快、代谢快，一定要认真观察，否则看不到注射水溶液后小鼠的明显中枢抑制症状。

**2.** 实验小鼠的体重差异不要太大。

**3.** 注射阿拉伯胶溶液后应及时清洗针管，以免粘住。

**4.** 刺激小鼠尾部时，注意把握力度，避免力度太大损伤小鼠尾部。

**【思考题】**

**1.** 氯丙嗪抗精神失常的作用机制是什么？

**2.** 不同制剂可通过哪些方式影响药物作用？

（张丽景　郭　忠）

# 实验 5　不同给药途径对药物作用的影响

**【实验目的】**

观察给药途径不同，动物对药物的反应有何区别；通过实验，认识药物的拮抗作用。

**【实验原理】**

不同给药途径不仅影响药物作用强度与速度、在某些药物中还影响药物的作用性质。口服硫酸镁有泻下及利胆作用，所以又称泻盐，作用原理为：口服硫酸镁水溶液到达肠腔后，$SO_4^{2-}$ 和 $Mg^{2+}$ 不易被肠道吸收，增加肠腔内渗透压，使肠内水分不被肠壁吸收，肠内保有大量水分、增大肠容积，机械地刺激肠蠕动而排便。硫酸镁静脉注射时增大血中的 $Mg^{2+}$，其抑制运动神经末梢释放乙酰胆碱，阻断运动神经末梢和骨骼肌之间的运动终板的冲动传递，进而使骨骼肌松弛。另外，$Mg^{2+}$ 有抑制中枢神经系统及心血管的作用，产生抗惊厥及降压的作用。静脉注射氯化钙溶液后，增加血浆中 $Ca^{2+}$ 浓度可拮抗 $Mg^{2+}$ 的作用，$Ca^{2+}$ 促使运动神经末梢释放乙酰胆碱，恢复运动终板的运动传递。

**【实验对象】**

成年健康家兔，雌雄不拘。

**【实验药品与器材】**

10% 硫酸镁溶液和 2.5% 氯化钙溶液；注射器（10ml×2 支、20ml×1 支、50ml×1 支），开口器和胃管等。

**【实验步骤】**

**1. 动物分组**　取健康家兔 1 只，称重。观察其正常活动情况（呼吸、肌肉紧张度）。随机将实验室家兔平均分为甲组（静脉注射组）和乙组（灌胃组）。

**2. 药物注射**

（1）甲组（静脉注射组）家兔：术者自家兔耳缘静脉缓慢注射 10%硫酸镁溶液（200mg/kg）。若见家兔腹肌及四肢弛缓，俯伏不能行走，呼吸抑制时，立即从耳缘静脉缓慢注射 2.5%氯化钙溶液（50mg/kg），直至家兔恢复正常。继续观察一段时间，若再次发生四肢瘫软，则继续注射少许氯化钙溶液，使其恢复。

（2）乙组（灌胃组）家兔：术者抽取 10%硫酸镁溶液（1000mg/kg）对乙组家兔进行灌胃，而后再灌入 100ml 生理盐水确保导管内药液全部灌入胃内，观察家兔的一般状况并与甲组家兔比较，将相关结果记录在表 13-6 中。

**表 13-6　不同给药途径对 $MgSO_4$ 作用的影响**

| 组别 | 体重(kg) | 药物 | 剂量（ml） | 给药前 | | 给药途径 | 给药后 | | 钙剂解救结果 |
|---|---|---|---|---|---|---|---|---|---|
| | | | | 肌力 | 呼吸 | | 肌力 | 呼吸 | |
| 甲组 | | | | | | | | | |
| 乙组 | | | | | | | | | / |

（3）家兔灌胃方法：需小组内合作，一人坐好，将家兔躯体夹于两腿之间，左手紧握双耳，固定家兔头部，右手抓住家兔两前肢，固定前身，使家兔头部稍向后仰；另一人用开口器横贯家兔口腔并旋转压住兔舌，将胃管的一端通过开口器中部的小孔慢慢沿上腭送入食管 15cm 左右，再将胃管的另一端置于盛有清水的杯子中。若有连续气泡，说明插入气道，应立即拔出胃管重插，如无气泡逸出，即可将药液注入。灌胃完毕，慢慢拔出胃管，取下开口器。灌胃结束后观察乙组家兔有无甲组家兔的变化，乙组家兔出现了哪些症状，多长时间出现此种现象，并解释原因。

**【注意事项】**

**1.** 硫酸镁和氯化钙静脉注射时都应放慢注射速度。注射硫酸镁时，需准备好解救药物和静脉通道，否则容易使家兔出现意外死亡。

**2.** 灌胃家兔需提前 24h 禁食，如果家兔没有禁食，泻下的作用时间会延长，个别家兔会拉少许粪便。

**【思考题】**

**1.** 给药途径不同为什么会影响药物效应？

**2.** $Ca^{2+}$ 拮抗 $Mg^{2+}$ 的具体机制是什么？

（张丽景　郭　忠）

# 实验 6　有机磷中毒及解救

**【实验目的】**

观察有机磷农药中毒的症状；通过比较阿托品、解磷定的解救效果，分析两者的解毒原理；结合实际理解临床用药的原则和机制。

**【实验原理】**

有机磷酸酯主要用于农林业杀虫，对任何动物均有较强的毒性。该药通过抑制胆碱酯酶（AChE）活性，使 AChE 失去水解 ACh 的能力，造成 ACh 在体内大量积聚，堆积的 ACh 作用于 M 和 N 受体，即产生相应的 M 样、N 样及中枢神经系统症状。轻度中毒者以 M 样症状为主；中度中毒者同时有 M 样和 N 样症状；重度中毒者还会出现明显的中枢神经系统症状。

阿托品是 M 受体阻断剂，能解除体内乙酰胆碱积聚所致的 M 样作用及部分中枢症状，对 N 样作用所致的骨骼肌震颤无效。而碘解磷定是胆碱酯酶复活药，能与磷酰化 AChE 结合，生成复合物，后者进一步裂解为磷酰化解磷定，同时使 AChE 游离出来，恢复其水解 ACh 的活性。同时，也能直接与体内游离的有机磷酸酯结合，形成无毒的磷酰化碘解磷定随尿排出，从而阻止游离的毒物继续抑制 AChE 活性。解磷定对 M 样及 N 样症状均有效，以对骨骼肌震颤的效果最明显，两药合用可提高解毒效果。临床上解毒药物的用药原则为联合、尽早、足量、重复。

**【实验对象】**

成年健康家兔，雌雄不拘。

**【实验药品与器材】**

5%敌百虫、0.05%阿托品和 2.5%解磷定溶液；注射器、75%乙醇溶液浸湿的棉球和米尺等。

**【实验步骤】**

**1. 给药前观察**　取家兔，称重。观察其正常活动情况（呼吸、心跳、瞳孔、肌肉紧张度、大小便、唾液、肌张力及有无震颤情况）。将家兔随机分为甲组（阿托品解救组）和乙组（解磷定解救组）。

**2. 复制中毒模型**　甲、乙两组家兔分别经耳缘静脉注射敌百虫溶液 50mg/kg，密切观察上述各指标有何变化，待出现中毒症状时（瞳孔明显缩小、大小便失禁、唾液增加）准备注入解救药。

**3. 中毒解救**　当家兔肌肉震颤症状明显时，甲组（阿托品解救组）家兔经耳缘静脉注射阿托品 1mg/kg；乙组（解磷定解救组）家兔经耳缘静脉注射解磷定溶液 50mg/kg。密切观察指标（呼吸、心跳、瞳孔、肌肉紧张度、大小便、唾液、肌张力）的变化及有无震颤情况，注意比较两只家兔的变化有无区别。

**4. 补充治疗**　5min 后，给甲组家兔耳缘静脉注射解磷定溶液，乙组家兔耳缘静脉注射阿托品溶液，观察两组家兔症状是否全部消除，并记录实验结果于表 13-7 中。

表 13-7　家兔有机磷酸酯类中毒的观察指标及检测结果

| 组别 | 体重（kg） | 用药情况 | | 一般情况 | | | | | |
| | | 药物 | 剂量（ml） | 瞳孔（mm） | 心跳（次/分） | 呼吸（次/分） | 肌张力及震颤 | 唾液分泌 | 大小便次数及性状 |
| --- | --- | --- | --- | --- | --- | --- | --- | --- | --- |
| 甲组 | | 用药前 | | | | | | | |
| | | 敌百虫 | | | | | | | |
| | | 阿托品 | | | | | | | |
| | | 解磷定 | | | | | | | |
| 乙组 | | 用药前 | | | | | | | |
| | | 敌百虫 | | | | | | | |
| | | 解磷定 | | | | | | | |
| | | 阿托品 | | | | | | | |

**【注意事项】**

**1.** 掌握正确的观察家兔各项指标变化的方法，家兔正常呼吸频率 50～100 次/分，心跳 150～240 次/分。

**2.** 家兔正常瞳孔大小为 5～8mm，测量瞳孔时，用药前后均应以同一侧瞳孔为标准在相同光线条件下测量。

**3.** 注射敌百虫之前先把相应的解救药抽好备用，中毒解救时动作要快，避免家兔死亡。

**4.** 注射敌百虫的速度一定要慢。按给定剂量注射 15min 后仍没有出现中毒症状，可酌情追加药量。

**5.** 保持实验室通风良好，避免敌百虫从人体呼吸道吸入中毒。若不慎将敌百虫沾到皮肤上应立即用大量清水冲洗，禁用肥皂。因肥皂属碱性，当 pH＞5.5 时，敌百虫可变为毒性更大的敌敌畏。

**6.** 肌肉紧张度的观察方法为：提拉家兔后肢，如果立即回缩则肌张力正常；若拉后回缩缓慢或者不回缩，则肌张力降低或消失。

**【思考题】**

**1.** 阿托品和碘解磷定可缓解哪些中毒症状？有何差别，为什么？

**2.** 有机磷酸酯类药物中毒的抢救原则是什么？

（张丽景　郭　忠）

# 实验 7　烟的毒性作用

**【实验目的】**

观察烟对小鼠的毒性作用，理解烟对人体的危害。

**【实验原理】**

香烟中主要含有烟碱、焦油及苯并芘，其中烟碱又称尼古丁，能激动中枢及传出系统中的 N 受体，产生 N 样症状。当烟碱激动神经节神经元突触后膜的 $N_1$（$N_n$）受体时，其作用呈双向性，小鼠先兴奋后抑制；当激动骨骼肌运动终板膜上的 $N_2$（$N_m$）受体时，骨骼肌收缩，严重时即出现明显的肌肉震颤。本实验主要通过观察烟对小鼠的作用来说明烟的毒性及吸烟的危害。

**【实验对象】**

体重相近、性别相同的成年小鼠。

**【实验药品与器材】**

过烟水和生理盐水；1ml 注射器和 10ml 量筒等。

**【实验步骤】**

**1. 动物编号**　取 3 只小鼠，标记、称重并编号 1～3，观察其正常活动。

**2. 药物注射**　1 号小鼠腹腔内注射过烟水 0.2ml/10g；2 号小鼠腹腔内注射过烟水 0.4ml/10g；3 号小鼠腹腔内注射生理盐水 0.4ml/10g。

**3. 观察并记录**　密切观察 3 只小鼠活动状况有何不同，并将结果记录在表 13-8 中。

**表 13-8　烟对小鼠的毒性作用**

| 小鼠编号 | 体重（g） | 药物 | 剂量（ml） | 小鼠活动情况 |
| --- | --- | --- | --- | --- |
| 1 | | | | |
| 2 | | | | |
| 3 | | | | |

**【注意事项】**

**1.** 注意挑选体重相近的 3 只小鼠。

**2.** 小鼠烟碱中毒时，可出现呼吸加快、竖尾、全身肌肉震颤等症状。

**3.** 烟碱对小鼠的最小致死量为 0.08mg/10g。

**4.** 过烟水需实验前一天制备。将 1 根香烟掰断浸泡在 25～35ml 的生理盐水（根据香烟的种类和质量决定生理盐水的量）中过夜，制备太早或者现用现配都会影响实验结果。

**【思考题】**

**1.** 烟碱受体分几种？主要分布于哪些部位，产生怎样的作用？作用于这些受体的药物还有哪些？

**2.** 通过本实验，结合相关理论，理解分析吸烟的作用和危害。

（张丽景　郭　忠）

# 实验 8　普鲁卡因和丁卡因局部麻醉作用比较

**【实验目的】**

观察与比较普鲁卡因和丁卡因的表面麻醉作用的区别；学习筛试表面麻醉用药的方法。

**【实验原理】**

角膜为单纯均一膜，膜中有无髓鞘神经纤维，没有其他感觉细胞及血管，所以对药物的反应较持久而恒定，故常用角膜反射指标来测试局部麻醉药物的穿透性能、麻醉强度及麻醉作用时间。

普鲁卡因和丁卡因均属于局部麻醉药，它作用于用药局部的神经末梢，可逆性地阻断神经冲动的发生和传导，起到局部麻醉的效果。普鲁卡因属短效酯类局麻药，亲脂性低，对黏膜的穿透力弱。用药后 1～3min 起效，可维持 30～45min；丁卡因亦属于酯类局麻药，其分子上有四个碳的碳链，因此称为"丁卡因"，故其脂溶性更强，有较强的黏膜穿透力。其麻醉强度比普鲁卡因强 10 倍，毒性大约 10 倍。给药后 1～3min 起效，可维持 2～3h。本实验通过观察局部麻醉药对兔眼角膜的作用来加深对普鲁卡因和丁卡因表面麻醉特点的认识。

**【实验对象】**

成年健康家兔，雌雄不拘。

**【实验药品与器材】**

1%盐酸普鲁卡因滴眼剂和 1%盐酸丁卡因滴眼剂；剪刀、注射器、家兔固定箱或固定盒、脱脂棉和 1ml 注射器。

**【实验步骤】**

**1.** 取无眼疾家兔 1 只，放入家兔固定箱或固定盒内，剪去家兔的双眼睫毛。

**2.** 用细棉花条轻触两眼角膜之上、中、下、左、右 5 点，观察并记录正常眨眼反射情况（有无眨眼）。

**3.** 用 1ml 的注射器分别抽吸少量的滴眼液，用拇指和示指将左侧下眼拉成杯状，中指压住鼻泪管，滴入 1%盐酸丁卡因溶液 3 滴于结膜囊内，轻轻揉动眼睑，使药液与角膜充分接触，并在眼眶中存留约 1min，然后放手任其流溢；于右侧眼睑内，用同样的方法滴入 1%盐酸普鲁卡因溶液。

**4.** 分别于用药 5min、10min、15min、20min、25min 和 30min 后，测试家兔角膜反射。

**5.** 记录实验结果于表 13-9 中，测试次数为分母，眨眼次数为分子，如测试 5 次，若全部眨眼，记录 5/5；若没有眨眼，记录为 0/5，其余类推。

**表 13-9　普鲁卡因和丁卡因的表面麻醉作用**

| 眼别 | 药物 | 眼角膜阳性反应率 | | | | | | | 麻醉力 |
|------|------|--------|--------|--------|--------|--------|--------|--------|--------|
| | | 用药前 | 用药后 5min | 用药后 10min | 用药后 15min | 用药后 20min | 用药后 25min | 用药后 30min | |
| 左眼 | 丁卡因 | | | | | | | | |
| 右眼 | 普鲁卡因 | | | | | | | | |

**【注意事项】**

**1.** 滴入滴眼液时，一定要压住家兔鼻泪管，防止滴眼液流入家兔鼻腔，经鼻腔黏膜吸收而引起中毒，同时影响实验结果。

**2.** 需剪去搓好的细棉花条头端，且保证每次用棉花条测试角膜反射的力度一致，另测试角膜反射时不可触及瞳孔。

**【思考题】**

**1.** 普鲁卡因和丁卡因表面麻醉作用是否相同，为什么？

**2.** 影响药物表面麻醉效果的因素有哪些？

（张丽景　郭　忠）

## 实验 9　作用于神经系统的全麻药物

### 一、乙醚的全身麻醉和麻醉前给药

**【实验目的】**

观察全身麻醉分期的症状，了解小鼠乙醚吸入麻醉的方法；观察乙醚麻醉前给予苯巴比妥钠对乙醚麻醉作用的影响。

**【实验原理】**

全身麻醉药是一种能抑制中枢神经系统，使意识、感觉和反射暂时消失、骨骼肌松弛，以便进行外科手术的药物。乙醚属吸入性全身麻醉药，经呼吸道吸收进入体内，麻醉深度可通过对吸入气体浓度和时间的调节加以控制，以满足手术的需要。目前，各种全身麻醉药物单独应用都不够理想，常采用联合用药或辅以其他药物复合麻醉。其中麻醉前给药是一种复合麻醉，麻醉前给药指患者进入手术室前应用的药物，常用镇静催眠药如苯巴比妥钠或地西泮，使患者消除紧张情绪。乙醚麻醉前给药（苯巴比妥钠）同时可以缩短吸入性全身麻醉药乙醚的诱导期，延长麻醉期（吸入麻醉可分为四期：镇痛期、兴奋期、外科麻醉期和中毒期，其中一、二期合称为诱导期，易出现心脏停搏等各种意外，不易进行任何手术）。

苯巴比妥钠对中枢神经系统有抑制作用。随着剂量的增加，中枢抑制作用由弱变强，相应的表现为镇静催眠、抗惊厥、抗癫痫、麻醉等作用。由于其安全性差，且易发生依赖性，目前临床上应用逐渐减少，主要用于抗惊厥、抗癫痫和麻醉。

**【实验对象】**

体重相近、性别相同的成年小鼠。

**【实验药品与器材】**

乙醚和0.3%苯巴比妥钠溶液；500ml烧杯、1ml注射器和棉球等。

**【实验步骤】**

**1.** 取小鼠2只，称重、标记。观察小鼠正常活动、痛觉反射、肌张力反射、翻正反射，以翻正反射消失作为麻醉指标。

**2.** 1号小鼠腹腔内注射0.3%苯巴比妥钠溶液，剂量为0.2ml/10g；2号小鼠腹腔注入生理盐水，剂量为0.2ml/10g，10min后将1号小鼠与2号小鼠同置于倒立烧杯中，并投入0.5ml麻醉乙醚棉球一个，记录开始吸入乙醚的时间，观察两小鼠的活动情况。注意乙醚棉球的位置尽量放在两只小鼠中间，避免出现因位置的差异而使小鼠吸入不同浓度的乙醚。

**3.** 待小鼠麻醉后（翻正反射消失），将小鼠从烧杯中取出，重复观察各项情况，记录两鼠进入麻醉的时间（诱导期）和麻醉维持时间（麻醉期），将结果填入表13-10。

表13-10 乙醚麻醉前给药的观察指标及检测结果

| 小鼠编号 | 体重（g） | 麻醉时间/min | | 麻醉程度 |
| --- | --- | --- | --- | --- |
| | | 诱导期（开始吸入-卧倒） | 麻醉期（开始麻醉-恢复） | |
| 1 | | | | |
| 2 | | | | |

**【注意事项】**

实验中，将两只小鼠放入烧杯后应密切观察，先麻醉的小鼠应及时取出，避免吸入过量的乙醚而影响实验结果。

**【思考题】**

**1.** 乙醚麻醉有何优缺点？如何克服其缺点？

**2.** 两鼠麻醉时间有无差异，为什么？

## 二、丙泊酚的静脉麻醉作用

**【实验目的】**

观察丙泊酚的静脉麻醉作用。

**【实验原理】**

丙泊酚为烷基酸类的短效静脉麻醉药，可用于全身麻醉的诱导和维持，常与硬膜外或脊髓麻醉同时应用，也常与镇痛药、肌松药及吸入性麻醉药同用。丙泊酚对中枢神经有抑制作用，产生良好的镇静、催眠效应，起效快（40s内可产生睡眠状态），作用时间短（8min左右），苏醒迅速，无蓄积作用；镇痛作用微弱，能抑制咽喉反射，有利于气管插管；能降低颅内压和眼压，减少脑耗氧及脑血流量；对循环系统有抑制作用，表现为血压下降，外周血管阻力降低；对呼吸功能的抑制作用较明显，可出现暂时性呼吸停止。丙泊酚可用于门诊短小手术的辅助用药，也可作为全麻诱导、维持及镇静催眠辅助用药。

**【实验对象】**

成年健康家兔，雌雄不拘。

**【实验药品与器材】**

1%丙泊酚溶液，2ml注射器。

**【实验步骤】**

**1.** 取家兔一只，称重，观察其正常的活动情况，包括呼吸、翻正反射、角膜反射、肌张力和痛觉反射等。

**2.** 由家兔耳缘静脉远端缓慢注射1%丙泊酚溶液（0.8ml/kg），直至翻正反射消失。观察并记录上述指标的变化及苏醒时间，并将结果填入表13-11中。

表13-11 丙泊酚静脉麻醉的观察指标及检测结果

| | 呼吸（次/分） | 肌张力 | 角膜反射 | 痛觉反射 | 翻正反射 | 分泌物 | 苏醒时间 |
|---|---|---|---|---|---|---|---|
| 给药前 | | | | | | | / |
| 给药后 | | | | | | | |

**【注意事项】**

**1.** 以翻正反射消失为麻醉指标。

**2.** 家兔耳缘静脉注射速度宜缓慢，以防止家兔因呼吸抑制而导致死亡。

**3.** 由于丙泊酚的起效很快，随着丙泊酚的注入，负责固定家兔的术者手上的力度可减小，避免一直使劲压着家兔而影响结果的观察。

**【思考题】**

丙泊酚的作用特点是什么？应用注意事项有哪些？

（张丽景　郭　忠）

# 实验 10　巴比妥类药物的抗惊厥作用

**【实验目的】**

了解大剂量中枢兴奋药尼可刹米（可拉明）或二甲弗林（回苏灵）的中毒表现（惊厥）；观察巴比妥类药物的抗惊厥作用。

**【实验原理】**

惊厥是大脑神经元异常放电所致的全身骨骼肌强烈的不随意收缩，呈强制性或痉挛性抽搐。苯巴比妥钠为长效巴比妥类镇静催眠药，中枢作用由浅入深相继出现镇静催眠、抗惊厥及麻醉的作用，其通过增强GABA与$GABA_A$受体的结合，产生超极化阻滞性突触效应，从而产生抗惊厥的作用。丙泊酚为烷基酸类的短效静脉麻醉药，其进入麻醉迅速平稳，中枢抑制作用出现快。尼可刹米，又称可拉明，能选择性兴奋延髓呼吸中枢，可出现精神错乱、兴奋不安等惊厥症状。

**【实验对象】**

体重相近、性别相同的成年小鼠。

**【实验药品与器材】**

1.5%苯巴比妥钠溶液、10%可拉明、1%丙泊酚溶液和生理盐水；天平、注射器（1ml×4只）和大烧杯等。

**【实验步骤】**

**1.** 取小鼠 3 只，称重、标记并分别编号 1～3。

**2.** 1 号小鼠皮下注射 1.5%苯巴比妥钠 0.1ml/10g。15min 后，3 只小鼠均分别皮下注射 10%可拉明 0.1ml/10g，观察产生惊厥的时间及症状。

**3.** 2 号小鼠发生惊厥后，立即腹腔内注射 1%丙泊酚溶液 0.15ml/10g。

**4.** 3 号小鼠发生惊厥后，立即给予等量生理盐水作对照。

**5.** 比较 3 只小鼠惊厥的发生情况、惊厥强度和死亡情况，并将结果填入表 13-12 中。

表 13-12 巴比妥类对小鼠惊厥预防及治疗作用观察

| 小鼠编号 | 体重（g） | 预先给药及剂量（ml） | 致惊厥药物及剂量（ml） | 抢救药物及剂量（ml） | 惊厥（有/无） | 惊厥持续时间（min） | 惊厥强度（是否致死） |
|---|---|---|---|---|---|---|---|
| 1 | | 苯巴比妥钠 | 可拉明 | / | | | |
| 2 | | / | 可拉明 | 丙泊酚 | | | |
| 3 | | / | 可拉明 | 生理盐水 | | | |

**【注意事项】**

**1.** 由于动物的个体差异，对出现惊厥较迟的小鼠，给予轻微刺激可加速惊厥的出现，但需要保持刺激强度相等。

**2.** 急救用药丙泊酚需预先抽吸好备用，待惊厥发生时立即行腹腔内注射解救。

**【思考题】**

**1.** 为什么大量的尼可刹米可引起惊厥？

**2.** 试从以上结果说明各药物的药效及差异，并分析原因。

（张丽景 郭 忠）

# 第三篇　医学机能学开放性创新实验

## 第十四章　开放性创新实验

### 第一节　开放性创新实验的概念及意义

医学机能学实验是各医学专业的重要课程之一，具有较强的学科交叉性和实践性，在医学教育中起着承前启后的作用。前述基础性和综合性实验的主要目的是训练学生的操作技能、巩固所学理论知识、培养学生分析问题的能力和理论联系实践的能力，而开放性创新实验旨在培养学生提出问题和解决问题的能力，即创新能力（华中科技大学教授，机械工程专家、中国科学院院士、华中理工大学原校长杨叔子指出，创新能力就是学生提出问题和解决问题的能力）。

开放性创新实验是以学生为主体、以问题为导向的探索性实验，从实验项目、场所、设备和时间均实行开放式管理。开放性创新实验的整个过程包括实验选题、方案设计、实验操作、结果分析及报告或论文撰写，主要由学生自主完成，同时配备指导教师。教师的主要作用是辅助选题、优化设计和指导论文撰写等过程，实验实施由学生独立完成。

开放性创新实验大致流程：首先，教师介绍开放性创新实验的目的与意义、机能实验室现有的仪器设备、选题的基本原则及范围、如何查阅文献和收集信息、如何进行实验设计、如何进行数据处理及论文撰写要求等。其次，以班级为单位，由3～5名学生自发组成一个实验小组，自行选择实验项目、查阅文献资料并撰写实验设计方案，经指导教师审查、提出修改意见和优化后确定最终的实验设计方案。再次，实施实验，包括实验准备、预实验和正式实验。随后，整理实验结果和分析数据，并撰写研究报告或论文。最后，以组为单位进行答辩，同时由指导教师进行评价打分。通过开展开放性创新实验可使学生初步掌握医学科学研究的基本程序和方法，激发学生的科学研究兴趣。

开放性创新实验集探索性、启发性、综合性和设计性于一体，同时强调可行性，是基于医学生在理解和掌握已有理论知识和实践技能的基础上，进一步培养创新能力、自主学习能力以及团队合作能力，从而全面提升医学生的综合素质。

（杨战利）

### 第二节　开放性创新实验研究的基本程序

开放性创新实验的基本程序包括选题、设计实验方案、实施实验、整理实验结果和分析数据、撰写研究报告或论文等。

#### 一、选题

开放性创新实验是指有明确目的的科学研究，其首要问题就是提出问题，即选题。选题前需要查阅大量的文献资料，了解相关问题的研究进展以及存在的问题，进而提出新的问题或假说，从而确定研究课题。但对医学本科生而言，选题范围不宜太宽，条件要求不宜太高，主要应围绕生理学、病理生理学和药理学等课程的理论、实验及相关文献，结合选题的原则，提出尚待解决的科学问题，如在现有的实验方法基础上探索新的实验方法，建立新的实验动物模型，探讨相关神经、体液因素和药物的作用及其机制等。

选题应遵循科学性、创新性、可行性和实用性等基本原则。科学性是指选题应建立在科学理论和实践基础之上，要有科学依据；创新性是指提出的问题要有自己独到的见解，要有创新点。可行性是指选题应符合本科生的理论和技术水平，在实验室现有条件的基础上，使实验能够实施；实用性是指选题具有一定的理论意义和现实意义。

## 二、设计实验方案

设计实验方案是根据提出的科学问题，并结合具体的实验条件，为达到研究目的而制定合理的研究方案的过程。一般包括实验设计方法和受试对象的选择、受试对象分组、样本数和观察指标的确定等。实验方案既是实验过程的依据，又是实验获得预期结果的重要保证。因此，设计科学的、合理的方案，不仅能够保证实验的顺利进行，而且能最大限度地减少误差，从而获得科学的结果。

### （一）实验设计的基本要素和原则

实验设计包括受试对象、处理因素和实验效应等三个基本要素。受试对象即实验对象，包括人或动物，以及以此为来源的器官、组织和细胞等；处理因素指根据实验的目的，人为地给受试对象施加某种外部的干预并引起受试对象直接或间接效应的因素，如观察某种药物对受试对象生理功能的影响。实验效应是指实验对象接受处理因素后产生的反应和作用，可通过各项观察指标的变化来反映。

实验设计同时还应遵循对照、随机和重复等三个基本原则。设置对照是为了通过对比鉴别处理因素与非处理因素的差异，发现处理因素引起观察指标的特异性变化。对照组是指除处理因素外，其他非处理因素尽量与实验组保持相同，因此，通过对照可减少实验误差。常用的对照形式有：①空白对照，即对照组不施加处理因素。所谓不施加处理因素，可以是用生理盐水等代替实验组所用药物，也可以是给实验动物进行与实验组同样的麻醉、注射和假手术等基本操作，但不施加关键处理因素。如观察某降压药的作用时，实验组动物服用降压药，对照组动物不服用或仅服用安慰剂。②自身对照，即对照组与实验组均在同一受试对象上进行。如用药前后的对比、先用 A 药后用 B 药的对比，均为自身对照。③组间对照，又称相互对照，不专门设置对照组，而是几个实验组之间相互对照。如观察几种药物对同一疾病的治疗作用，各实验组之间的比较即为组间对照。

随机是指受试对象被抽取（随机抽样）和被分配到各实验组或对照组（随机分组）时的机会是均等的。如果在同一实验中存在数个处理因素（如先后观察数种药物的作用），则各处理因素施加顺序的机会也是均等的。通过随机分配，一方面可使抽取的样本能够代表总体，减少抽样误差；另一方面，可使各组样本的条件尽量一致，以消除或减少人为的误差，从而使处理因素产生的效应更加客观，进而得出科学的实验结果。如在捉取小鼠进行分组时，如果按照捉取顺序分组，活泼敏捷的小鼠常常是最后才能捉到，这样最后几组的小鼠可能比前面几组小鼠的反应能力和体力都要强一些。因此，采取随机分组是十分必要的。

重复是保证实验研究结果可靠性的重要举措。由于实验对象的个体差异等因素，一次实验结果往往并不一定准确，因此需要多次重复实验以获得可靠的结果。重复表现为样本含量的大小和实验重复次数的多少。一般情况下，随着样本含量的增大和重复次数的增加，抽样误差将逐渐减小。重现率一般用统计学上显著性检验中规定的 $P$（就是将观察结果认为有效即具有总体代表性的犯错概率）表示。

（二）实验设计的主要方法

实验设计的方法也是随机分组的方法，不同的设计方法应与相应的统计分析方法相匹配。常用的实验设计方法有：

**1. 完全随机设计** 是把实验动物完全随机地分配到各实验组及对照组中进行实验观察，或者分别从不同总体中随机抽样进行对比观察。主要用于单因素大样本实验，亦称组间比较的单因素设计。先将样本编号，再根据随机数表进行分组（附表 3）。其数据统计计量资料用 $t$ 检验；两组以上的资料用 $F$ 检验；计数资料用 $\chi^2$ 检验。这种设计对动物和实验条件要求不高，其优点是设计和统计处理均较简单，易于掌握，是较常用的分组方法。

**2. 配对设计** 是先将受试对象按性别、年龄、体重等可能影响实验结果的因素加以配对，以条件相同或相近的对象为一对，配成若干对，然后将每对对象随机分配于两组中，分别给予不同处理，以比较两种处理因素的差别，这样可以保持处理组间的同质性，从而减少实验误差，提高实验效率，此种设计较完全随机设计更优越。其数据统计可采用配对 $t$ 检验。

**3. 配伍组设计** 是配对设计的扩展，将全部受试对象按性别、体重及其他条件等分成若干组（配伍组或随机区组），每组的受试对象数与拟划分的组数相等，受试对象的体质条件相似。再给每区组中的每一个受试对象编号，利用随机数目表将它们分配到各组中去，适于研究对象变异较大的情况。本设计涉及两个因素，又称双因素设计。其数据统计可采用双因素方差分析。

**4. 拉丁方设计** 用 $r$ 个拉丁字母排成 $r$ 行 $r$ 列的方阵，使每行每列中每个字母都只能出现一次，这样的方阵称为 $r$ 阶拉丁方或 $r \times r$ 拉丁方。拉丁方设计一般用于没有交互作用的三个及以上因素，且每个因素的水平数相等的实验。拉丁方设计最常用于三因素实验，又称三因素设计，其数据统计可采用三因素方差分析。

**5. 正交设计** 是研究多因素多水平的一种实验设计方法，在联合用药和方剂等相关实验研究中具有广泛的应用。当实验涉及因素在 3 个及以上，且因素之间可能有交互作用时，实验会很复杂、工作量会很大，甚至难以实施，这种情况下可使用"正交表"设计实验并分析结果，实现以最少的实验次数达到与大量全面实验等效的结果，因此正交设计是一种高效、快速而经济的实验设计方法。其数据统计可采用多因素方差分析。

综上，当处理因素只有一个（可为多个水平）时，可用完全随机设计；当实验按一定条件配对时（一般以主要的非实验因素作为配对条件，而不以实验因素作为配对条件），可用配对设计或配伍组设计。当实验因素为三个，各因素间无交互作用且水平数相等时，可用拉丁方设计。当实验因素较多时（>3 个），各因素间存在交互作用，水平数相等或不等时，可用正交设计。

（三）选择受试对象

基础医学研究的主要受试对象包括正常动物、病理模型动物以及离体器官、组织和细胞等。医学机能学实验中最常用的受试对象是动物。应根据实验目的、实验方法和实验指标选择相应的受试对象。①应选择接近于人类而又经济的动物：一般常选择的实验动物为家兔、小鼠、大鼠、猫、犬、羊和猴等。②应根据实验要求选择动物的品种：不同的实验动物往往具有不同的解剖和生理特点，选择恰当可以降低实验的操作难度、提高实验的成功率。如家兔颈部的减压神经单独成为一束，因此观察减压神经的作用一般选择家兔；家兔对体温变化较敏感，适于发热等相关实验研究，而小鼠和大鼠的体温调节不稳定，则不宜选用。③动物年龄、体重、性别最好一致：一般情况下，应选择发育成熟的成年动物。慢性实验或需要观察动物生长发育，可选幼龄动物。对性别要求不高的实验可雌雄混用，但分组时应注意雌雄搭配。与性别有关的实验，只能选用相应性别的动物。

选择受试对象时要注意使受试对象各项条件保持一致，如动物的种系、性别、体重和年龄等。

一般情况下，动物实验每组所需的样本数见表14-1。

**表 14-1 动物实验每组所需的样本数**

| 动物 | 计量资料 | 计数资料 |
| --- | --- | --- |
| 小型动物（小鼠、大鼠、蛙） | ≥10 | ≥30 |
| 中型动物（家兔、豚鼠） | ≥6 | ≥20 |
| 大型动物（犬、羊、猴） | ≥5 | ≥10 |

（四）确定观察指标

实验效应是通过观察指标来反映的，因此，应根据实验要求选择相应的观察指标，恰当的指标是体现实验科学性和先进性的重要环节。

**1. 观察指标的类型** 常见的观察指标有形态学、功能性、代谢性及免疫学观察指标。形态学观察指标主要描述器官和细胞的外部形状、内部结构及其改变，如大小、形状、重量、颜色、质地、细胞计数和血管口径等。功能性观察指标主要用以衡量机体整体或某一器官的功能，如体温、血压、血流量、心率、心指数、呼吸频率、肺活量、肾小球滤过率、张力和生物电（心电图、脑电图、胃电图、肌电图及眼电图）等。

代谢性观察指标是指用生物化学及分子生物学的方法，检测机体中某些代谢产物，如血糖、pH、$PO_2$、$PCO_2$以及蛋白质和核酸等。免疫学观察指标是指利用抗原抗体特异结合的方法，检测机体内特异抗原或抗体的量以及存在的部位。

一般情况下，一项高质量的医学实验研究应包含上述各类观察指标。某种类型的观察指标只能从某个方面反映实验效应，不够全面，具有局限性，因此需要进一步综合各类观察指标进行整体分析。

**2. 观察指标的选择要求** 首选特异性和客观性指标。特异性指标是指能特异地反映某种疾病或实验效应的指标，如空腹血糖值可作为诊断糖尿病的特异性指标；血液游离$T_3$和$T_4$水平可作为诊断甲状腺疾病的特异性指标；血气分析中的$PO_2$和$PCO_2$可作为判断呼吸衰竭的特异性指标。客观性指标是指能准确测量或科学评价实验效应变化的指标，一般是用各类仪器和设备测量所得的定量或定型的指标，如体温、血压、心电图、脑电图、血气分析和生化检测等，其受主观因素的影响较小，比较科学。

观察指标既要保证科学性和先进性，又须具备可行性。可行性是指在现有的技术水平和实验室条件下能够完成的实验指标。此外，指标的选择一般应有文献依据。

（五）撰写实验设计书

实验设计书的内容一般包括：研究题目、小组成员、指导教师、研究背景和立论依据、研究目的、研究对象、实验材料和方法、观察指标、研究技术路线、预期实验结果、可行性分析以及创新性。

**三、实施实验**

实验的实施包括实验准备、预实验、正式实验、观察和记录实验结果等过程。

（一）实验准备

实验准备包括复习相关理论知识和实验技术、学习相关参考文献、熟悉相关仪器设备的使用、准备实验动物及药品和试剂等（需要实验技术人员协助完成）。小组成员须有明确的责任分工，做好团队合作，以确保实验顺利开展。

（二）预实验

预实验是在实验准备完成后对实验的"预演"。其目的在于检查各项准备工作是否充分、实验方法是否可行、观察指标是否稳定可靠。因此，预实验是开放性创新实验必不可少的重要环节。

通过预实验还可以熟悉相关实验技术、积累实践经验、探索药物剂量和反应的关系，为确定用药剂量提供依据、初步了解实验结果与预期结果的差距等。此外，根据预实验过程中发现的问题，对实验设计进行必要的修改和优化，从而提高正式实验的成功率。

（三）观察和记录实验结果

根据优化后的实验设计方案，开展正式实验，并认真观察和准确记录原始实验结果和数据。观察不仅通过人的感官，还需广泛借助仪器设备。观察到的结果应完整和准确记录。记录可通过文字、数字、表格、图像、照片、录音和录像等方式。实验记录的内容一般应包括：①受试对象，如动物的种类、标记、编号、体重、性别等；②试剂和药物，如药物的出处、批号、剂型、浓度、剂量等；③实验的具体步骤及方法；④实验结果，如观察指标的原始数据或描记图等；⑤实验日期和实验的环境温度等。

## 四、整理实验结果和分析数据

（一）数据的类型

在取得原始记录后，要整理原始资料，并进行数据分类，常见的数据类型有计量数据、计数数据和等级数据三种。

计量数据是定量的观察结果，是以数值大小反映实验效应变化的客观指标，有度量单位，如患者的身高（cm）、体重（kg）和血压（mmHg）等，又称数值变量。计数数据是定性的观察结果，是按某种属性或类别分类计数后得到的数据，无度量单位，如患者的性别、肤色和血型等，又称无序分类变量。等级数据是半定性或半定量的观察结果，观察结果有等级或程度上的差别，但不能用数量表示，如癌症分期（如早、中、晚），疼痛程度（如无痛感、轻微痛感、中度痛感、强烈痛感）和疗效评价（如治愈、有效、无效、死亡）等，又称有序分类变量。

根据实验统计分析的需要，三种数据类型可以互相转换。

（二）统计方法的选择

常用的统计分析工具包括 SAS、SPSS 和 Excel 等软件。计量数据常用平均数±标准差，而计数数据一般用百分比或百分率表示。通过上述统计分析工具进一步比较组间统计数值之间的差异是否显著，依此推论事物的一般规律，使之上升为结论或理论。统计方法的选择具体如下。

**1. 计量数据** ①两个均数：若为配对资料，可选用"配对 $t$ 检验"；若为非配对资料，可选用"两样本均数 $t$ 检验"或"两样本秩和检验"。②多个均数：可用各种类型的"方差分析"。如完全随机设计可用"单向方差分析"；配伍组设计，可用"双向方差分析"；拉丁方设计可用"三向方差分析"等。有些也可用秩和分析。

**2. 计数资料** ①两个率比较时，配对资料用"配对 $\chi^2$ 检验"；非配对资料可用"$\chi^2$

检验",也可用"两样本 $\mu$ 检验"。②对多个样本率或百分比进行比较时,应选用"$\chi^2$ 检验"。

**3. 等级资料**　对于等级资料,一般使用秩和检验方法。①两组比较时,配对资料用"差值符号秩和检验";非配对资料,用"两样本秩和检验"。②多组资料比较时,用"多组等级资料秩和检验"。等级资料也可用"$\chi^2$ 检验"处理。

### 五、撰写研究报告或论文

见本篇第十五章。

### 六、开放性创新实验的评价

对开放性创新实验的各个环节进行综合评价,不仅能督促学生认真开展实验和撰写研究论文,而且能发现实验设计、实验实施以及论文写作过程中的问题,对提升学生的科学素养和论文写作水平都有积极的作用。开放性创新实验具体评价标准见表 14-2。

**表 14-2　开放性创新实验评价标准**

| 评分项目 | 评价依据 | 评价档次 | 各档次对应分值 |
| --- | --- | --- | --- |
| 实验选题 | 选题是否有新意 | | 5、4、3、2 |
| 实验设计 | 实验设计方案是否科学、可行 | | 30、28、25、20 |
| 实验实施 | 实验准备是否充分、实验操作是否熟练规范 | | 25、23、20、18 |
| 实验结果 | 实验结果是否完整、准确、可靠;图表格式是否正确 | 各评分项目均分为优秀、良好、中等和一般四个档次 | 15、13、10、8 |
| 论文质量 | 论文或研究报告是否结构完整、条理清晰、表达通畅、讨论科学、结论恰当 | | 20、18、15、10 |
| 答辩表现 | 由教师和学生组成答辩小组,提问内容可涵盖实验的各个环节,根据答辩者回答问题是否条理清楚、逻辑严密进行评价 | | 5、4、3、2 |

(杨战利)

## 第三节　开放性创新实验选题参考

### 一、开放性创新实验选题的参考方向

**1. 探讨体液因素的调节作用及其机制**　体液因素包括激素、神经递质、炎症因子、抗原、抗体等各种生物活性物质以及药物等,它们在调节机体正常功能及参与疾病发生发展过程均有着重要的影响和作用。研究这些体液因素的功能和作用机制是医学研究的重要课题之一。

**2. 研究某种药物新的治疗作用或者毒副作用**　药物是预防和治疗疾病的重要手段之一,但是人们往往注重药物杀菌、抗炎、抗肿瘤的主要作用,而忽略了其他潜在的作用及其对人体的毒副作用。因此,通过对药物新的治疗作用及毒副作用的研究可为疾病的治疗提供新的思路,同时为改良药物或研发新药提供参考。

**3. 改进传统的实验方法**　指通过改进和优化传统实验方法,以简化操作、提高实验成功率,并在实际工作中验证其可行性和实用性。

**4. 探索建立新的动物疾病模型**　建立一种新的动物疾病模型,应注意如下原则:①实验结果表达率高,而且稳定可靠;②可重复性好;③实验方法更趋简单、实用,有推广应用价值。

### 二、可供参考的开放性创新实验题目

**1.** 氯丙嗪和解热药对体温的不同影响。

**2.** 抗小鼠心肌缺氧作用药物的实验研究。

**3.** 不同药物对家兔动脉血压作用的比较。

**4.** 神经、体液因素对家兔尿生成及血压的影响。

**5.** 神经、体液因素对心室内压的影响。

**6.** 体液因素和药物对离体蛙心心肌收缩力的影响。

**7.** 麻醉药对蛙坐骨神经动作电位产生及传导的影响。

**8.** 大蒜素对小鼠结肠癌的抗肿瘤作用的研究。

**9.** 中药对阿尔茨海默病（AD）大鼠学习记忆能力的影响。

**10.** 大鼠局灶性脑缺血致急性脑损伤及药物的治疗作用的研究。

**11.** 小鼠全脑缺血-再灌注致脑神经元退行性病变及防治措施的研究。

**12.** 高镁血症对心血管作用的研究。

**13.** 应用膜片钳技术研究氯化钡对离体小肠平滑肌的作用。

**14.** 家兔心脏缺血-再灌注损伤及防治措施的研究。

**15.** 钙通道阻断剂对十二指肠溃疡的治疗作用研究。

**16.** 几种常见的胃溃疡模型比较。

**17.** 疼痛模型的建立及药物的镇痛作用研究。

**18.** 衰老模型建立及食物的抗衰老作用研究。

**19.** 炎症模型的建立及糖皮质激素的抗炎作用研究。

**20.** 心律失常模型的制备及抗心律失常药物的作用研究。

（杨战利）

# 第十五章　实验研究论文的撰写

论文是交流和传播科学信息的重要方式，也是作者对科学贡献的主要体现，因此，撰写实验研究论文是科研工作的重要内容。科学价值和表达形式是构成研究论文的两大要素，实验设计和实验结果决定科学价值，表达形式则通过资料整理和写作来反映。可见，科学、严谨的实验设计和真实、有效的实验结果是高水平研究论文的基础，而准确、完美的表达形式则能充分体现科研水平与意义。撰写高质量的研究论文，不仅需要有深厚的科研功底，还须有较强的论文写作能力。

自然科学类学术论文主要包括实验研究论文（论著）、综述类论文和病例报道等类型。本章重点介绍实验研究论文的写作要求和结构。

## 第一节　论文撰写的基本知识

### 一、科研论文的基本特征

科研论文应能充分体现作者工作的新发现、新观点和新方法，兼顾科学性、创新性、规范性与可读性。

**1. 科学性**　在实验研究过程中，严格按照实验设计的基本原则及基本要素进行实验设计与实施，并根据真实、准确的数据得出科学、严谨的结论。

**2. 创新性**　一是原始性创新，包括新概念的提出、理论的突破以及新方法的建立等；二是跟踪性创新，是对现有概念或理论的补充和发展，或对现有方法或技术等的改进和改良。

**3. 规范性**　科研论文一般具有固定的结构及规范的格式。论文结构应包括题目、作者、摘要、关键词、引言、材料与方法、实验结果、讨论、结论和参考文献等；专业名词、药物名称和计量单位等须准确使用，并按照不同期刊的要求，规范参考文献格式。

**4. 可读性**　论文撰写不仅要做到结构严谨、论证充分和结论准确，而且要表达流畅、逻辑清晰和条理清楚，做到观点明确易懂。

### 二、论文写作的基本要求

**1. 整理材料**　材料包括实验过程中获得的结果、记录的数据以及查阅的相关文献等资料。实验结果的表述一般有图、表格和文字等形式。图示可以使实验结果更为直观明了，表格能清晰对比复杂的（如多因素、多指标）实验数据。同时收集和整理相关文献资料，为论证某种观点提供依据。

**2. 拟订提纲**　撰写提纲有利于从实验结果及相关文献中理清思路，确保论文写作时层次分明、条理清楚。提纲撰写应按照发现问题、分析问题和解决问题的思路，并根据实验研究内容拟定写作标题。

**3. 注意事项**　根据拟定的提纲、组织材料，构思写作的具体内容。论文写作要做到前后一致、主次分明和深浅得当。论文各部分内容应前后一致，如摘要的内容应在正文中有具体数据或论述，引言中提出的问题要在材料与方法部分进行解决，在结果中有具体的体现，并在讨论及结论中进行严谨论证。论文应重点阐述实验研究要解决的关键问题，做到主次分明。

论文写作时还应注意深浅得当，对专业性很强的问题应作深入浅出的描述，做到清晰易懂，以达到传播信息和交流思想的作用。

（杨战利）

## 第二节　论文的基本结构

根据《科学技术报告、学位论文和学术论文的编写格式》（GB/T 7713—1987）的规定，论文一般包括以下几个部分：题目、作者与单位、摘要和关键词（中文和英文）、正文及参考文献等，其中，论文正文部分是关键。

### 一、论文正文部分

论文正文一般包括引言、材料与方法、结果、讨论及结论。

**1. 引言**（introduction）　又称序言或导言，是论文的开场白，应言简意赅、开门见山。首先，通过介绍相关研究背景、回顾国内外研究进展，引出本研究要解决的关键问题。其次，对本研究的必要性、研究目的和研究意义进行简明扼要的说明。忌用"首创""国内领先""填补空白"等词语。

撰写引言时不必写"引言"二字，在引言中可适当引用参考文献，引言不要与摘要雷同，实验结论不应出现在引言中。引言不是文献综述，字数不宜太多，一般不超过 500 字。

**2. 材料与方法**（material and method）　主要围绕引言中提出的问题给出解决方法和技术路线。应详细介绍实验材料（仪器设备、试剂和药品、受试对象等）和实验方法（处理因素、观察指标、实验步骤、数据统计处理等），以利于他人学习、参考和借鉴。

重要的仪器设备，应写明制造厂商、型号、精度、出厂日期以及操作方法。介绍试剂和药品时，应写明成分、纯度、浓度、剂量、厂商、出厂时间和批号及给药方法、途径和用量。

介绍受试对象的分组方法，处理因素作用的方法与时间等。实验对象如果是动物应写明其来源、种系、级别、性别、年龄、体重、饲养条件和健康状况，使用数量、麻醉、手术及动物模型的制备方法等；如果是细胞或微生物，应说明其种、型、系、株、来源、培养条件和培养方法等；如果是临床病例，应说明入选标准、排除标准、来源、数量、性别、年龄、病理诊断、病程、治疗方法及疗程等。

按实验过程和先后顺序逐一介绍观察指标的种类、特点及测定的具体步骤和方法等。数据统计处理应说明使用的统计软件（如 SPSS）、数据表示方法（如平均值±标准差或标准误）和分析方法等。

**3. 结果**（result）　就是研究过程中观察到的原始资料或数据，但表达实验结果时一般不用原始数据，而用经过整理、归纳和统计学分析处理后的实验资料。

实验结果是回答引言中所提出的科学问题并得出实验结论的根本依据，因此，实验结果是研究论文的核心部分。实验结果的表述有文字描述和图表两种方式。

文字一般用于描述实验结果的概况和要点。先重点描述主要实验结果，然后再写次要实验结果和对照组结果。对有显著性变化的结果，需指出其变化的特点、规律及差异的显著性。

图表可直观形象、简单明了地表达实验结果。表格一般采用三线表，三线表以其形式简洁和阅读方便而在科技论文中被广泛使用。三线表通常只有 3 条横线，即顶线、底线和栏目线（注意没有竖线），其中，顶线和底线为粗线，栏目线为细线。当然，三线表并不一定只有 3 条线，必要时可加辅助线，但无论加多少条辅助线，仍称为三线表。顶线和项目线之间为项目栏，写观察指标、数据类型及单位；项目线和底线之间为表身，写组别和数据。表格还应有表序与表题（置于表格上方），必要时表底下方可增加表注。

一般常用柱状图高度表达计数资料的大小，以直方图、线图或散点图表达计量资料的变化，以点图表示双变量之间的关系。有时为说明两个或多个指标变化，可设立双坐标。图序与标题置于图的下方。一般横坐标与纵坐标长度之比为 4∶3 较合适。常用的科研数据制图工具有 Origin、Sigmaplot、GraphPad 和 Excel 等软件。注意图表所示内容与文字表述尽量不要重复。

结果是作者通过实验观察所得，不宜引用文献，也不必展开分析与讨论，以免与讨论部分重复。结果的撰写要有针对性，必须为讨论部分提出的观点和创新点提供翔实的材料和充分的依据。

**4. 讨论（discussion）**　是论文的重要组成部分，能充分反映作者的论文写作能力和学术水平。讨论是对实验结果进行分析、归纳和概括，并结合相关文献资料提出观点，给出引言中所提问题的答案，同时说明研究的意义和创新之处。实验结果是讨论的论据，因此讨论应主要围绕整合后的实验结果并结合当前国内外已有的研究进行充分严密的论证。另外，对意外的实验现象或与他人已发表的不一致的实验结果应予以解释。

**5. 结论（conclusion）**　是以实验结果为依据并结合讨论内容得出的总体研究结论，结论应恰当、准确、凝练和完整，同时避免得出实验结果无法支持的结论。也可以在结论中提出尚待解决的问题、研究的不足之处及新的研究设想等。如果无法得出明确的结论，也可以没有结论而只进行必要的讨论。

此外，在正文后可以对资助本研究的基金、协助完成研究工作和提供帮助的单位或个人表示感谢，即致谢。

## 二、论文其他部分

除论文正文部分外，论文的题目、摘要、关键词和参考文献等也是论文不可或缺的组成部分。

**1. 题目（title）**　一般包括处理因素、受试对象和实验效应等信息，力求简短和引人注目，不宜超过 20 个字。

**2. 摘要（abstract）**　是论文内容的高度浓缩，是论文的精髓。因此，摘要应准确概括论文的关键内容并充分体现研究的重要发现及创新之处。实验研究论文摘要多采用结构式，包括目的（解决的问题及研究的意义）、方法（说明实验范围、研究时间、对象和方法等）、结果（实验数据和统计学检验结果）和结论（关键的论点），摘要写作要力求紧扣主题、观点鲜明、简明扼要、重点突出，中文摘要一般在 200 字左右，有些期刊要求有英文摘要。

**3. 关键词（key word）**　又称主题词或索引词，应能充分体现论文的主题和重要信息，以利于计算机收录，便于读者检索。筛选关键词，首先要熟悉论文的内容和特色，然后，对论文各部分内容进行提炼和筛选，尽量使用《汉语主题词表》《医学主题词注释字顺表》及《中医药主题词表》等提供的规范词。关键词一般 3～8 个，置于摘要的下方，英文关键词的第一个字母应大写。

**4. 参考文献（reference）**　是指论文中引用的相关理论、观点、思想和数据的来源。参考文献的作用在于证明作者观点的科学性、标明所引内容的出处，以供读者查阅参考，既是对他人劳动成果的尊重，又能反映出作者对相关研究领域的掌握程度。引用参考文献须保证文献信息的准确性及相关性，以阿拉伯数字按照其在正文中出现的先后顺序编码，序号置于方括号内，同时还要使文献格式符合相关规定，不同的期刊对参考文献的格式要求不尽相同，一般包括作者、题目、杂志名称、出版年份、卷（期）及起止页码等信息。

常见的文献类型有期刊文章（J）、专著（M）、学位论文（D）、论文集（C）、报纸文章（N）和报告（R）等。

### 三、论文的署名和投稿

2021 年，国家卫生健康委员会、科技部、国家中医药管理局结合相关法律法规修订了《医学科研诚信和相关行为规范》（以下简称《行为规范》）。《行为规范》明确提出，医学科研人员在发表论文或出版学术著作过程中，要遵守《发表学术论文"五不准"》和学术论文投稿、著作出版等有关规定。论文、著作、专利等成果署名应当按照对科研成果的贡献大小据实署名和排序，无实质学术贡献者不得"挂名"。

署名作者必须是对论文做出实质性贡献的人，且须征得本人同意。第一作者通常是论文的执笔者，也是研究的主要实施者。通讯作者是在稿件投稿、同行评议和出版过程中与期刊进行沟通的主要负责人，同时参与实验的设计和指导，往往是课题负责人或研究生导师，一般列于最后，并加以标注。其他作者则按贡献大小依次排列，若贡献大小难以区分，也可按姓氏笔画排列。所有署名作者都要对论文内容负责，其中，第一作者和通讯作者负主要责任。

作者单位一般指成果所属单位，即实施科学研究时作者所在单位，而不是作者投稿时的就学单位或工作单位。通讯作者还需要标注联系邮箱及其所在单位的地址和邮政编码，以便于交流沟通。

论文投稿前应根据文章的具体内容和相应的学术水平选择合适的期刊。不同的期刊往往有特定的格式要求和字数限制，因此，投稿前应根据期刊投稿要求反复校对文稿，严格遵守其规定和要求，以增加论文录用的可能性。此外，一定要做到科研诚信，不得"一稿多投"。

（杨战利）

# 第四篇　病　例　讨　论

## 病例 1

患儿，女，2 岁，因发热、咽痛 3 天，惊厥半小时入院。

现病史：3 天前上午，患儿出现畏寒，诉体冷，出现"鸡皮疙瘩"和寒战，皮肤苍白。当晚出现发热，烦躁，不能入睡，哭诉头痛、喉痛。次日，患儿思睡，偶有恶心、呕吐，伴尿少、色深。

体格检查：体温 41.4℃，脉搏 116 次/分，呼吸 24 次/分，血压 90/60mmHg。患儿疲乏、嗜睡、重病容、面红、口唇干燥、咽部明显充血。双侧扁桃体肿大（++），颈软，律齐，双肺呼吸音粗。

实验室检查：WBC $17.4×10^9$/L，单核细胞百分比 2%，淋巴细胞百分比 16%，嗜酸性粒细胞百分比 2%，中性粒细胞百分比 80%，二氧化碳结合力（$CO_2CP$）17.94mmol/L。

治疗：入院后立即给予物理降温，输液，纠正酸中毒及抗生素等治疗。1h 后患儿大量出汗，体温降至 38.4℃，住院 4 天痊愈后出院。

讨论：

**1.** 试分析上述患儿发热的激活物和体温升高的机制。

**2.** 该患儿的体温变化表现出哪几个期？各期有何临床症状？

**3.** 假若患儿不入院治疗，体温是否会继续升高？为什么？

**4.** 该患儿的治疗措施是否正确？假如你当班又该如何处理？

## 病例 2

患者，男，60 岁，因进食即呕吐而入院。

现病史：患者近 20 天尿少、色深，明显消瘦，卧床不起。

体格检查：体温 36.5℃，脉搏 68 次/分，呼吸 17 次/分，血压 120/70mmHg。患者精神恍惚，嗜睡，皮肤干燥、松弛，眼窝深陷，呈重度脱水体征，余未见明显异常。

实验室检查：血液生化示 $K^+$ 3.4mmol/L、$Na^+$ 158mmol/L、$Cl^-$ 90mmol/L；血气分析提示 pH 7.50、$PaCO_2$ 49mmHg、BE 8.0mmol/L、$HCO_3^-$ 45mmol/L。

该患者初步诊断：幽门梗阻。

讨论：

**1.** 该患者发生了何种酸碱平衡紊乱，根据是什么？

**2.** 该患者有无水电解质紊乱？具体有哪些？原因和机制是什么？

## 病例 3

患者，女，40 岁，因口服敌敌畏，呕吐数次而紧急入院。

现病史：2 年前患者孩子因患白血病死亡，之后患者郁郁寡欢，不喜外出，1 年前患者出现记忆力明显下降，情绪不稳定，觉得生活没有意义，偶有自杀的念头。近日，患者因和爱人吵架，口服敌敌畏自杀。口服敌敌畏量约 100ml，呕吐数次。

体格检查：患者体温、呼吸及血压基本正常。患者嗜睡，大汗淋漓，全身皮肤湿冷，无肌肉震颤，双侧瞳孔直径为 2～3mm，对光反射存在，双肺呼吸音粗。

实验室检查：WBC $13.5\times10^9$/L，中性粒细胞百分比 93%，余未见异常。

诊断：抑郁症，急性有机磷农药中毒。

治疗：入院后用 2%碳酸氢钠溶液洗胃，静脉注射阿托品 10mg/次，共 3 次。另静脉注射山莨菪碱 10mg，解磷定 1g，并给予青霉素、庆大霉素及输液治疗之后，患者皮肤干燥、颜面微红，瞳孔直径为 5～6mm，心率 72 次/分，律齐。不久后，患者敌敌畏中毒症状好转，但情绪仍不佳、问话少答、思维贫乏、情感淡漠，给予奥氮平治疗后，症状缓解，遂带药出院。

讨论：

**1.** 口服有机磷中毒的患者治疗的首要措施是洗胃，此操作应注意哪些问题？

**2.** 如何正确使用阿托品？阿托品的解救机制是什么？为什么还要给予解磷定治疗？

**3.** 患者的基础疾病是什么？应激源包含哪些方面？

**4.** 患者淡漠、记忆力下降等表现主要是应激时哪个系统出现的问题？后期的治疗还应注意什么？


**病例 4**

**例一** 患者张三和郭尚，因缺氧被工友送入急诊。

现病史：张三，不慎昏倒在乙醇溶液车间的一发酵罐内，郭尚听到呼救声后即从滑梯滑入罐内抢救张三，郭尚拼尽全力也未能将张三拉出来，此时他看到罐底有一阀门小孔，郭尚将张三鼻孔对准气孔，自己却昏倒了。

治疗：送入急诊半小时后，经紧急抢救，张三脱险，但郭尚再也没能醒来。

**例二** 黄河，大三学生，因发生 CO 中毒而急诊入院。

现病史：寒假期间，黄河随女友去看望她的父母。晚上休息时，女友父母将生好的煤炉放在黄河的卧室内，并关闭好门窗防冷，第二日清晨女友叫黄河起床吃饭，发现黄河皮肤颜色并没有明显改变，但已无意识。

治疗：因 CO 中毒严重，抢救无效，黄河不幸离世。

**例三** 小李一家，因亚硝酸盐中毒而急诊入院。

现病史：小李，9 岁，家住农村。小李一家因误食亚硝酸盐而出现头晕、恶心、胸闷、全身发绀、昏迷、口吐白沫等中毒症状，随即到急诊科就诊，因解救及时，全家人均脱离生命危险。

讨论：

**1.** 缺氧可分为哪几种类型，上述几种情况分别属于何种类型？血氧变化有何特点？

**2.** 对于上述出现的情况，分别应如何进行急救？

**3.** 例二为 CO 中毒，为什么黄某的皮肤、黏膜颜色和正常人一致，而不是樱桃红色？可能的原因有哪些？


**病例 5**

患者，男，27 岁。因风寒感冒就近到诊所输液治疗。

现病史：自述近感风寒，咳嗽、咳痰 2 天余，痰黄稠，胸闷、胸痛，咳嗽尤以夜间加重，影响睡眠，不发热，自动要求输液。

治疗经过：入院后予以 5%葡萄糖溶液 250ml＋注射用林可霉素 0.4g 静脉滴注，滴速为 40～60 滴/分。刚扎上针输液不到 2min，患者自述有点头晕，立即关掉输液开关，停止输液。同时医生发现患者颜面突然由红润转为苍白，言语不清，眼球上翻，大汗淋漓，神志迷糊，脉搏微弱（几乎没有），呼吸困难，咽喉时有痰堵，四肢不能动。立即将患者由坐位转为平卧位，配备好盐酸肾上腺素 0.6mg 皮下注射，接着给予地塞米松 5mg 肌内注射。患者从发作到用以上两药，时间大概 1min，用药约 1min 后，患者神志渐见苏醒，呼吸逐渐恢复，此时的患者已是大汗淋漓，极度疲惫虚软。

用药 5min 后，患者自述有些心慌，血压 170/68mmHg，心率 92 次/分。疑为盐酸肾上腺素副作用导致，于是立即予以其硝酸甘油 0.3mg，舌下含服，观察 5min，血压 135/72mmHg，心率 75 次/分，心音偏亢，患者自述无其他不适，已不心慌，似如平常。再观察 5min，患者血压 121/67mmHg，心率 72 次/分，心音及其他未见异常，只是患者仍比较虚弱疲惫。

后经观察 1h 后，患者自己感到已无任何异常，体力恢复。血压、心率、心肺功能未见异常，遂自行离开诊所。

讨论：

**1.** 患者的初步诊断是什么？产生的原因机制有哪些？

**2.** 为什么患者病情进展这么快？

**3.** 采用盐酸肾上腺素皮下注射的目的何在？

**4.** 地塞米松的辅助作用可以缓解哪些症状，硝酸甘油有何作用，是否有必要使用？如果血压持续的高水平降不下来，临床上一般采用什么药物？

**5.** 医生的处理是否得当，如果你是医生，你还有哪些治疗建议？

**病例 6**

患者，男，41 岁，因双下肢软瘫 3 天，伴双上肢活动障碍 2 天住院。

现病史：出现上述症状前 5 天患者感冒、发热 2 天，口服"感冒冲剂"及退热药好转。虽有食欲降低，但无呕吐、腹泻及尿异常等情况。既往自己及亲属无类似病史。

体格检查：脉搏 86 次/分，呼吸 16 次/分，血压 120/70mmHg。患者肥胖，四肢肌力减退，两膝腱反射消失。

实验室检查：血 $K^+$ 1.71mmol/L，$CO_2CP$ 26.82mmol/L，尿液呈酸性。

辅助检查：心电图示窦性心律，各导联 T 波低平，$V_3$、$V_5$ 可见 U 波。

治疗及转归：立即给予林格液 500ml 加 10% KCl 20ml 静脉滴注，并口服 KCl 3g。次日使用 20%枸橼酸钾 60ml，分 3 次口服。第三天清晨，患者即能自行下床活动，血 $K^+$升至 4.02mmol/L，此后四肢肌力逐渐恢复正常。

讨论：

**1.** 引起该患者低血钾的原因可能有哪些？

**2.** 哪些症状、体征和实验室检查与低血钾有关？为什么会出现这样的检查结果？

**3.** 在本病例中，补钾第 4 天时患者才能自行下床活动，这是为什么？联系临床详细论述补钾的原则和特点。

**病例 7**

患者，女，39 岁，中学教师，因多食、多汗、易怒 1 年，劳累后心慌、气短 2 个月入院。

现病史：患者于 1 年前因工作紧张，烦躁、性急、易怒，自觉心慌，常因小事与人争吵，难以自控。同时怕热多汗、失眠，在外就诊服用安神药物，效果不明显。发病以来患者饭量有所增加，食量由原来的 250g/d 增至 500g/d，体重较之前却下降了 8kg，睡眠不好，常需服用安眠药，后来逐渐发现双眼突出、梳头困难、蹲下站起时困难，查 $T_3$ 为 600ng/dl（RIA 法），$T_4$ 为 20.5μg/dl，TSH＜0.015U/ml。口服甲巯咪唑 30mg/d，分三次口服，1 个月后病情好转，半年前自行停药，2 个月前再次出现多汗、多食症状，劳累后明显心慌、气短。成形大便增为每日 2 次，小便无改变，近 2 个月来月经较之前量少。

既往史：既往体健，无结核病或肝炎病史，家族中无精神病或高血压患者。

体格检查：体温 37℃，心率 110 次/分，呼吸 26 次/分，血压 110/60mmHg，发育正常，消瘦，自主体位，皮肤潮湿，浅表淋巴结不大，眼球突出，眼裂增宽，瞬目减少，口唇无发绀，甲状腺 II 度肿大，质软，未触及结节，两上极可触及震颤，可闻及血管杂音，无颈静脉怒张，双肺呼吸音正常，心界向左稍有扩大，心律不齐，心尖部可闻及 2/6 级收缩期杂音，腹软，无压痛，肝、脾肋下未触及，无移动性浊音，肠鸣音正常，双下肢不肿，双膝、跟腱反射亢进，双侧巴宾斯基征（−）。

讨论：

**1.** 患者患有什么基础性疾病和继发性疾病？诊断依据是什么？

**2.** 据甲状腺激素的生理作用，简述甲状腺功能亢进的患者可能出现的临床表现。

**3.** 结合临床实际，请给该患者制订最合理的治疗方案。

**病例 8**

患者，男，48 岁，因气促、神志模糊半天急诊入院。

现病史：活动时出现呼吸困难已数年，夜间有时感觉憋气，近来活动减少，医生诉其有心脏扩大和高血压，用过利尿剂和强心药。数次急诊，诊断为"支气管炎和肺气肿"，吸入平喘药，一天吸烟一包已 20 年，一向稍胖，近 6 个月体重增长 29kg。

体格检查：体温 36.8℃，脉搏 110 次/分，血压 170/110mmHg，呼吸 18 次/分，患者肥胖、神志恍惚、反应迟钝、不回答问题，打瞌睡时偶闻鼾声，肺散在哮鸣音、心音弱，颈静脉怒张，双下肢水肿。

实验室检查：动脉血气：$PaO_2$ 50mmHg、$PaCO_2$ 65mmHg、pH 7.33；血常规：WBC 计数分类正常；肌酐 2.6mg/dl，尿素氮 65mg/dl。

辅助检查：胸部 X 线片提示肺野清晰，心脏大。

治疗及转归：为患者吸氧，给予平喘药，作气管插管后送 ICU。因发作性呼吸暂停伴血氧降低，行机械通气。超声心动图见右心肥大与扩大，室间隔运动减弱。肺动脉收缩压 70mmHg。患者在 ICU 的前两天尿量增多，尿素氮及肌酐下降。第三天患者清醒，能正常回答问题。第四天拔去插管，用多导睡眠图测得患者入睡数分钟后出现阻塞性和中枢性呼吸暂停，每小时约 30 次，最长停 38s，血氧饱和度常降至 58%。持续正压通气可解除患者阻塞，但中枢性呼吸暂停和低氧血症仍存在。再增加吸氧量则可消除其低氧血症。转入普通病房及回家后，患者每晚仍用持续正压通气和氧疗，神经症状改善，仍有尿多、体重下降。3 个月后超声心动图示右心已缩小，室间隔运动正常，肺动脉压 45/20mmHg。

讨论：

**1.** 患者的初步诊断是什么？诊断依据有哪些？

**2.** 患者的基础疾病是什么？有无呼吸衰竭？患者是如何发展为呼吸衰竭的？患者的氧分压降低，属于哪种类型的缺氧？

**3.** 患者肺动脉高压发生的机制是什么？

**4.** 患者出现神志恍惚、反应迟钝的机制是什么？

**5.** 患者是否有心脏衰竭的表现？其发生机制是什么？

**6.** 肌酐、尿素氮变化意味着什么？患者同时有高血压和水肿，能否使用利尿剂，为什么？

**7.** 患者动脉血 pH 7.33，代表其出现了哪种类型的酸碱紊乱？诊断依据有哪些？

### 病例 9

患者，女，25 岁，公司职员。因面色苍白、头晕，乏力 1 年多，加重伴心悸 1 个月入院就诊。

现病史：患者一年前无明显诱因出现头晕、乏力，家人发现其面色不如从前红润，但能照常上班。近 1 个月来加重伴活动后心慌，曾到医院检查说血红蛋白低（具体不详），口服硫酸亚铁，因胃难受仅用了一个月后即自行停药。病后进食正常，不挑食，大小便正常，无便血、黑便，尿色正常，经常鼻出血和齿龈出血。睡眠好，体重无明显变化。既往体健，无胃病史，无药物过敏史。结婚半年，月经初潮 14 岁，行经 7 天，月经周期 27 天，末次月经在半个月前。2 年来患者月经量逐渐增多，近半年来更加明显。

体格检查：体温 36℃，心率 104 次/分，呼吸 18 次/分，血压 120/70mmHg，患者一般状态好，贫血貌，眼睑结膜苍白，皮肤、黏膜无出血点，浅表淋巴结不大，巩膜不黄，口唇苍白，舌乳头正常，心肺无异常，脾未触及。

实验室检查：血常规示 Hb 60g/L，RBC $3.0 \times 10^{12}$/L，平均红细胞体积 70fl，平均红细胞血红蛋白量 25pg，红细胞平均血红蛋白浓度 30%；WBC $6.5 \times 10^9$/L，中性分叶核百分比 70%，淋巴细胞百分比 27%，单核细胞百分比 3%；血小板 $260 \times 10^9$/L；网织红细胞 1.5%；尿常规：尿蛋白（–）、镜检（–）、大便潜血（–）；血清铁 50μg/dl。

讨论：

**1.** 患者患有什么疾病，诊断依据是什么？

**2.** 导致该病可能的原因是什么？还需进一步做哪些检查以明确"缺铁性贫血"的具体原因？

**3.** 简述其治疗原则。

### 病例 10

患者，男，32 岁，厨师，因接触高温油引发烧伤急诊入院。

体格检查：体温 36.3℃，脉搏 143 次/分，呼吸 36 次/分，血压 82/68mmHg。患者意识不清，口唇发绀，四肢冰冷。全身烧伤面积达 70%，多数为Ⅱ度烧伤。

诊断：特重度烧伤总面积 55%，其中浅Ⅱ度 18%，深Ⅱ度 20%，Ⅲ度 17%；休克。

治疗及转归：经过清创、补液等急诊处理后，转入烧伤科。4h 后患者意识清楚，生命体征平稳，2 天后患者出现水样腹泻，柏油样便 3 次，伴有腹胀。查血常规：RBC $2.81 \times 10^{12}$/L，Hb 71g/L，WBC $11.8 \times 10^9$/L，中性粒细胞百分比 90%。粪便潜血试验（OB）：（++++）。电子内镜检查示在胃底前后壁、十二指肠球部有多发性溃疡出血灶，呈斑点状，大小不等，表面有活动性出血。给予止血、输血等治疗。4 天后患者面色转红润，创面较干燥。查血常规：红细胞、血细胞比容、血红蛋白均接近正常。粪便 OB（+）。伤后 7 天腹胀消失。患者否认有任何胃部疾病的病史。

讨论：

**1.** 患者属于何种应激状态？

**2.** 患者为何发生胃、十二指肠溃疡？这种溃疡与普通的消化道溃疡有什么区别？

**3.** 患者出现柏油样便的原因是什么？

**4.** 血白细胞总数及中性粒细胞百分比为何升高？

### 病例 11

患儿，男，4 岁半。因全身水肿伴尿少 7 天，加重 2 天入院。

现病史：患儿 7 天前出现双眼睑部位水肿，渐发展至面部和全身，伴尿少，无血尿、尿急、尿频、尿痛等。2 天前水肿加重，阴囊部水肿明显，出现腹胀，食欲下降，尿量明显减少。半月前曾发热、轻咳及流涕，服用抗感冒药 2 日后缓解。

体格检查：体温 36.7℃，脉搏 98 次/分，呼吸 30 次/分，血压 120/80mmHg，神清，呼吸急促，双眼睑高度水肿，双眼不能睁开，颜面水肿明显，双肺呼吸音粗糙，无啰音，腹膨隆，皮肤发亮，移动性浊音（+），双下肢凹陷性水肿，阴囊及包皮明显水肿。其他未见明显异常。

实验室检查：血常规示 Hb 109g/L，RBC $3.60\times10^{12}$/L，WBC $12.2\times10^{9}$/L，中性粒细胞 65%，淋巴细胞 35%。尿黄，蛋白（++++），红细胞 3 个/HP，白细胞 7 个/HP，并可见到蛋白管型。血肌酐 76mmol/L，尿素氮 5.9mmol/L，总蛋白 42g/L，白蛋白 18g/L，球蛋白 24g/L，血清胆固醇 12.2mmol/L。

诊断：原发性肾病综合征。

讨论：

**1.** 该患儿的水肿有何特点？

**2.** 该患儿为什么会出现水肿？发生水肿的机制有哪些？

**3.** 详细分析该患儿所经历的病理生理过程。

### 病例 12

患者，女，29 岁，因胎盘早期剥离急诊入院。

现病史：患者妊娠 8 月余，现昏迷。

体格检查：患者牙关紧闭，手足强直，眼球结膜有出血斑，身体多处有瘀点、瘀斑；血压 80/50mmHg，脉搏 95 次/分，尿少。

实验室检查：血常规示 Hb 70g/L，RBC $2.7\times10^{12}$/L，外周血见裂体细胞；血小板 $85\times10^{9}$/L；凝血功能：纤维蛋白原 1.78g/L；凝血酶原时间 20.9 秒，鱼精蛋白副凝试验（3P 试验）阳性。尿常规：尿蛋白（+++），RBC（++）；便常规：便潜血（++）。

4h 后复查血小板 $75\times10^{9}$/L，纤维蛋白原 1.6g/L。患者状况越来越差，最后因休克不治身亡。

诊断：弥散性血管内凝血（DIC）。

讨论：

**1.** 患者发生 DIC 的证据、发病机制和诱发因素分别是什么？

**2.** DIC 常见的诱因有哪些？对日常生活有什么启示？

**3.** DIC 和休克为什么可以形成恶性循环，机制如何？

### 病例 13

患者，女，39 岁。近半年经常出现鼻痒、打喷嚏、鼻塞等症状，因发现有鼻息肉而就诊。

现病史：患者自 1995 年起出现喘息，间断发作并逐年加重。2000 年，患者服用阿司匹林治疗感冒，用药后 40min 喘憋严重发作，大汗、发绀、强迫坐位，经抢救（使用大量糖皮质激素和氨茶碱等）4h 后症状逐渐缓解。2003 年，患者误服阿司匹林 1 片，喘憋再次加重，经抢救 6h 后缓解。

体格检查：鼻黏膜充血水肿，左、右中鼻道各有一蚕豆大的息肉。唇甲轻度发绀。双肺可闻及散在哮鸣音。

辅助检查：胸部 X 线片示肺纹理粗乱，轻度肺气肿征。肺功能 $FEV_1/FVC$（第 1 秒用力呼气量/用力肺活量）为 57.9%。心电图及超声心动图均示右心室肥大。其他检查未见异常。

诊断：支气管哮喘。

治疗：入院后经抗炎、平喘等治疗，症状时轻时重。后于 2010 年 10 月 20 日至 30 日，分 2 次行鼻息肉切除术及筛窦双侧开放手术，术后继续用上述消炎平喘药治疗，喘息发作次数及严重程度逐渐减轻，术后 3 周查肺功能 $FEV_1/FVC$ 为 85%。服用近 10 年的糖皮质激素减至每周 1.5mg 地塞米松，基本康复后出院。出院后 5 个月随访患者，已停用激素 2 个月，偶有轻度喘息，间断使用少量平喘药。

讨论：

**1.** 阿司匹林诱发或加重哮喘的机制是什么？使用阿司匹林应注意什么问题？

**2.** 应用糖皮质激素治疗哮喘的注意事项有哪些？

**3.** 长期的鼻息肉，偶发的哮喘是如何引起肺功能改变的？

**4.** 患者出现右心肥大的原因和机制是什么？

### 病例 14

患者，男，12 岁，因发热、咳嗽、呼吸急促留发热门诊观察。

体格检查：呼吸 28 次/分，血压 110/75mmHg，肺部闻及湿啰音。

实验室检查：血气分析示 pH 7.51，$PaCO_2$ 30mmHg，$PaO_2$ 68mmHg，BE（－）1.2mmol/L，$HCO_3^-$ 23.3mmol/L，血清 $K^+$ 4.5mmol/L，血清 $Na^+$ 134mmol/L，血清 $Cl^-$ 106mmol/L。

讨论：

**1.** 该患者发生了何种酸碱平衡紊乱？原因和机制是什么？

**2.** 如何分析血气指标的变化？

### 病例 15

患者，男，22 岁，为大三在读学生。因呕吐加重，并感胸闷、憋气，深大呼吸，呼出的气体有烂苹果味，尿量减少急诊入院。

现病史：既往体健，喜吃肉、爱喝可乐，肥胖，疫情期间上网课每天喝 1～2L 可乐（2 月余）。入院前 2 周无明显诱因出现口干、多饮、多尿，未治疗。入院前 1 周口干、多饮、多尿加重并出现恶心、呕吐，伴有纳差、乏力。

体格检查：体温 36.9℃，脉搏 126 次/分，呼吸 26 次/分，血压 110/80mmHg，神志淡漠，精神差，呼吸深大，双肺呼吸音粗糙，未闻及干湿啰音。

辅助检查：尿常规示尿糖（++++），尿酮体（++），血糖 21.0mmol/L，血 $K^+$ 2.1mmol/L，血液 pH 7.05。

**讨论：**

**1.** 患者的初步诊断是什么？诊断依据是什么？

**2.** 患者出现这种症状的原因机制是什么？请具体分析病理生理过程。

**3.** 患者出现血 $K^+$ 降低的原因机制是什么？如果持续下去会出现怎样的后果？为什么？

**4.** 患者呼出的气体有烂苹果味是怎么回事，机制是什么？

**5.** 请详细分析该患者长期大量喝可乐导致一系列症状的病理生理过程。

**病例 16**

患者，男，50 岁。因发热至北京 A 医院就诊。

现病史：患者出现发热 39℃，伴咽痛、干咳、少痰、乏力、头晕，未进行正规治疗。

实验室检查：血常规示 CRP 33.0mg/L，WBC $3.19×10^9$/L；其他未见异常。甲、乙型流感病毒筛查结果呈阴性；胸片提示双肺多发片状影。

次日，检查痰和咽拭子标本初筛均为新型冠状病毒检测阳性，专家会诊诊断：新型冠状病毒肺炎重症病例，转入 B 医院进一步治疗。患者于一月中旬去过武汉，有明确的武汉居住史。

入院 1 周后，病情恶化，因呼吸衰竭，经抢救无效死亡。经家属同意，死亡后做尸检，发现死者的肺脏和其他器官的血管里都有很多血栓。

**讨论：**

**1.** 患者的血常规检查显示 CRP 增高，意味着什么？这个指标能不能作为新型冠状病毒肺炎诊断的金指标？哪些情况下 CRP 会增高？

**2.** 尸检报告提示肺脏和其他器官有血栓，这与呼吸衰竭的发生有何关系？新型冠状病毒还会导致机体发生怎样的病理生理过程的改变？

**病例 17**

患者，男，38 岁，为呼吸科医师，因向爱人乱发火，攻击性强而入院。

现病史：自诉作为医疗救援志愿者在湖北武汉工作一月余后回河北，随后出现精神紧张，做噩梦，失眠，易惊醒，出汗，心慌，不愿意与周围人接触，不敢看电视上对新冠肺炎疫情的宣传等节目。尤其严重的是：易怒，向妻子家人胡乱发火，想骂人、打人、并出现了焦虑、烦躁等反常行为。同时返回家里后机体逐渐消瘦，但体检并无明显异常。

实验室及辅助检查：查空腹血糖 8.8mmol/L；心电图：窦性心律过速，ST—T 改变。

治疗：心理医生和患者耐心沟通后，调整了患者的工作目标，并且合理地调配工作、休息、娱乐时间。经一段时间心理治疗后症状逐渐消失。患者否认有任何心脏病的病史。

讨论：

**1.** 患者属于何种应激状态？

**2.** 患者为何会出现上述异常临床表现？

**3.** 患者的空腹血糖为何会升高？长期持久的应激状态得不到解决，还会出现哪些症状？

**4.** 为何出现窦性心律过速，ST—T 改变？

### 病例 18

患者，女，55 岁，农民，因高血压 8 年，心慌、气短 5 年，加重 5 天入院。

现病史：患者于 8 年前体检时发现高血压，但血压值不详，后一直服用美托洛尔（倍他乐克），未监测血压。5 年前开始，患者于活动后出现心慌、气短、咳嗽。1 年来开始走平路即感心慌、气短，夜间常憋醒，喘不过气，坐起后缓解。5 天前因"感冒"上述症状加重入院。

体格检查：体温 38.4℃，血压 160/100mmHg，呼吸 30 次/分，脉搏 121 次/分。患者强迫体位（端坐卧位），口唇、指端发绀，颈静脉怒张。双肺可闻及湿啰音。心率 121 次/分，律齐，主动脉瓣区第二心音增强。肝肋缘下 4cm，剑突下 2cm，质硬，有触痛，肝颈静脉回流征阳性；脾未触及，下肢凹陷性水肿。其他检查未见异常。

实验室检查：血常规示 WBC $10.7×10^9$/L，RBC $5×10^{12}$/L，中性粒细胞百分比 71%，Hb 130g/L。

辅助检查：心电图提示左右心室肥大；胸部 X 线片提示心影向两侧扩大，肺纹理增强。其他未见异常。

讨论：

**1.** 患者的初步诊断可能是什么？

**2.** 分析动脉血压的形成机制及其影响因素。血压升高时，有哪些神经、体液机制参与调节心血管的功能活动？

**3.** 患者是否有心力衰竭的发生？讨论其发病的机制。患者病情为何在感冒后加重？

**4.** 患者出现了哪几种呼吸困难？为什么？患者有缺氧，是哪种类型的缺氧？并推测其血氧指标的变化。

**5.** 该患者长期服用美托洛尔来控制血压，这类药物降血压的药理学机制是什么？有哪些常见的不良反应？患者还能继续应用美托洛尔吗？为什么？结合临床实际，列举常用的抗高血压的药物种类、代表药物及联合用药的配制方案。

**6.** 患者是否需要使用强心药物？你有何建议？并说明理由。

### 病例 19

患者，女，30 岁，因车祸致使右腿发生严重挤压伤而急诊入院。

体格检查：血压 65/40mmHg，脉搏 105 次/分，呼吸 26 次/分，患者神志清楚、表情淡漠，伤腿发冷，发绀，从腹股沟以下开始向远端肿胀。膀胱导尿导出 250ml。入院急查血清 $K^+$ 5.3mmol/L，立即静脉补液和甘露醇治疗，血压升至 110/70mmHg，外周循环改善，但仍不见有尿。再查血清 $K^+$ 8.5mmol/L。决定立即行截肢手术。入院 72h，患者排尿总量为 250ml，呈酱油色，内含肌红蛋白。在以后的 20 天内患者完全无尿，持续使用腹膜透析。因透析而继发腹膜炎，右下肢残余部分发生坏死。入院第 21 天，测尿素氮 17.9mmol/L，血清肌酐 389μmol/L，血清 $K^+$ 6.7mmol/L，pH 7.19，$PaCO_2$ 30mmHg，$HCO_3^-$ 10.5mmol/L。尿中有蛋白质和颗粒、细胞管型。虽经多方治疗，但患者一直少尿或无尿，于入院第 36 天死亡。

讨论:

**1.** 患者急诊入院体检时有何异常发现?

**2.** 急性肾衰竭的常见原因有哪些?本病例的原因是什么?患者发生了何种类型的急性肾衰竭(急性肾衰竭分类)?

**3.** 该患者发生急性肾衰竭的主要机制有哪些?

**4.** 该患者早期血清 $K^+$ 持续升高的原因有哪些?依据哪些症状和实验室检测指标可判断该患者发生了急性肾衰竭?解释该患者为什么会发生上述的临床表现。

### 病例 20

患者,男,31 岁,因 1 天前被摩托车车把撞击腹部,呕吐、腹痛加剧 14h 入院。

现病史:患者 1 天前骑摩托车翻车,车把撞击腹部,被扶起后述"肚子痛"。在当地医院给予止痛片口服,效果不佳。14h 前腹痛加剧,呕吐少许清水样液体。X 线片检查发现膈下有游离气体,紧急对症处理后转往本院治疗。伤后小便 2 次,色深,每次约 200ml。

体格检查:体温 38.5℃,脉搏 120 次/分,呼吸 20 次/分,血压 60/36mmHg。患者发育正常,急性痛苦病容,额部有汗,四肢湿冷,神志不清。全身皮肤及浅表淋巴结未发现异常,角膜反射及瞳孔对光反射存在,颈部检查未见异常,各瓣膜区未闻及病理性杂音,肺呼吸音清晰,腹平坦。腹部肌肉紧张,呈板状腹,全腹均有压痛及反跳痛,肝脾触诊不满意,肝浊音界消失,肠鸣音消失。脊柱、四肢检查未见异常。

实验室检查:Hb 110g/L,WBC $13\times10^9$/L,中性粒细胞百分比 82%,淋巴细胞百分比 18%,$CO_2CP$ 114mmol/L;尿黄、透明、酸性反应、蛋白质微量。腹腔穿刺可抽出淡褐色混浊液体 5ml,有粪臭味。

治疗及转归:入院后医生立即组织抢救,快速静脉输入平衡盐溶液,静脉滴注广谱抗生素及碳酸氢钠。输液后血压曾一度回升至 110/70mmHg,但很快又下降。继续加快输液,并尽快完成术前准备工作,于伤后约 3h 在硬膜外阻滞下行剖腹探查术。切开腹膜时有气体和淡黄色黏稠液体溢出,扩大切口见全腹被粪便污染,特臭。探查肠管,距离回盲部约 7cm 的回肠处有一直径 2cm 的穿孔,肠内容物溢出。用肠线缝合穿孔后探查腹腔,见整个肠管充血水肿,肠壁变厚,大量脓苔被覆各段肠管浆膜面,其他脏器未见异常,术中血压逐渐降至 60/40mmHg,心音低钝,意识不清,呼吸不规则。用灭菌生理盐水彻底清洗腹腔后,检查缝合处肠管无漏出、无出血,并放置引流条 1 根,原切口处放橡皮引流条,清点敷料无误后关腹,当缝合腹膜时,患者突然呕吐,呼吸、心跳停止,经抢救无效死亡。

讨论:

**1.** 分析讨论患者的病情经过,并作出诊断。

**2.** 患者死亡原因是什么?分析其发生机制。

**3.** 患者伤后处理有无不妥之处?如果你是主管医师,你还有什么改进的措施?

### 病例 21

患者,男,68 岁,因厌食,恶心、呕吐,失眠 10 日入院。

现病史:患者自 2002 年起每日尿量约 2500ml,夜间尿量多于白天,自感乏力,但无水肿。2004 年 5 月以来常感头晕,骨痛跛行,尿检查发现有蛋白尿及颗粒管型。后病情逐渐加重,近 10 日来,出现厌食,晨起恶心、呕吐,失眠,记忆力减退,对外界反应淡漠,全身皮肤瘙痒，渐至昏迷，鼻出血 2 次，每次约 20ml，大便稀，一日数次至十余次，偶带黏液或血。小便量渐减，近 2 日每日 150ml 左右。既往有高血压病史 12 年，血压一般在 170/100mmHg，有"冠心病"及"心绞痛"病史。

体格检查：体温 37℃，呼吸 30 次/分，脉搏 90 次/分，血压 160/90mmHg，患者昏迷，贫血，重症病容，呼吸深大，牙龈红肿出血，口腔黏膜有一溃疡，两肺尖搏动向左下移，心界向左下扩大，心尖区及主动脉瓣区可闻及收缩期吹风样杂音，肾区无叩痛，下肢无明显水肿。

实验室检查：血常规示 RBC $2 \times 10^{12}$/L，Hb 60g/L，血小板 $128 \times 10^9$/L；血生化示血尿素氮 21mmol/L，血肌酐 751μmol/L，血清尿酸 750μmol/L，$CO_2CP$ 12.7mmol/L；血 $K^+$ 5.9mmol/L，血 $Na^+$ 123mmol/L，血钙 1.75mmol/L，血磷 2.26mmo/L；尿常规示尿蛋白（++）、尿比重 1.010。

辅助检查：胸部 X 线片提示左心室增大。

讨论：

**1.** 患者的初步诊断和诊断依据是什么？患者经历的病理过程有哪些？

**2.** 患者早期多尿，后期少尿及低渗尿，出现这样改变的机制是什么？

**3.** 患者后期出现的一系列的临床表现：贫血、出血、跛行、皮肤瘙痒甚至昏迷的机制是什么？

**4.** 患者的高血压明显，已引起左心室的肥大，该患者降压治疗措施是否与普通高血压患者相同？有什么注意事项？

**病例 22**

患者，男，65 岁，因咳嗽、咳痰 30 年，气短、心慌、腿肿 2 年，加重 10 天而入院。

现病史：患者年轻时开始吸烟，近 30 年经常咳嗽、咳痰，感冒时加重，严重时呈连续性咳嗽，夜间难以入睡。开始时咳少量黏稠白痰，后转为黄痰，早晨起床后量多，但无咯血。近两年多病情加重，咳嗽时常伴气喘，腹胀、上腹疼痛，心慌，双下肢出现水肿，严重时气喘不能平卧，食欲明显减退，尿量减少。曾在当地医院多次就诊，诊断为"气管炎"，经消炎后症状缓解。近 10 天来，因感冒发热，咳嗽加重，日夜不能休息，腹胀、心慌、气短，腿部肿胀更加严重，不能下地活动，特来求治。

体格检查：体温 38.3℃，脉搏 90 次/分，呼吸 24 次/分，血压 140/90mmHg。患者发育正常，营养尚可。精神紧张，神志清，查体合作。皮肤、黏膜轻度发绀，颌下浅表淋巴结可触及数枚，似蚕豆大。巩膜无黄染，咽红，扁桃体Ⅱ度肿大，颈静脉怒张。胸廓对称呈吸气状态，两肺语音震颤减弱，叩诊可闻及过清音，双肺呼吸音均降低，两肺底散在湿啰音。心界未见增大，心尖冲动不明显，各瓣膜未闻及器质性杂音。腹部轻度膨隆，肝肋下 3cm 处质地中等硬，有触痛，脾未触及，肠鸣音存在，腹水严重，肾区有轻叩痛，脊柱无畸形，两手可见杵状指，双下肢凹陷性水肿（++）。生理反射存在，病理反射未引出。

实验室检查：血常规示 Hb 160g/L，RBC $5.4 \times 10^{12}$/L，WBC $12.4 \times 10^9$/L，中性粒细胞百分比 80%，淋巴细胞百分比 20%。尿常规：尿黄，微酸性，尿蛋白（+），镜下可见透明管型和颗粒管型。血气分析：pH 7.25、$PaCO_2$ 80mmHg、$PaO_2$ 40mmHg、AB 26.5mmol/L、SB 21mmol/L、BE（−）4.6mmol/L，血浆总蛋白 68g/L，血白蛋白 34g/L，球蛋白 34g/L。

辅助检查：胸部 X 线片提示两肺纹理粗乱，中叶与上叶肺气肿。心电图提示窦性心动过速、右心室肥厚伴劳损。肺功能检查提示限制性通气障碍为主，伴阻塞性通气障碍。

治疗及转归：患者入院后，采用低盐饮食、低流量吸氧，呋塞米、双氢克尿噻、KCl 及大剂量青霉素、红霉素静脉滴注，并间歇应用西地兰等治疗，患者一般情况逐渐好转，咳喘减轻，睡眠良好，食欲增加。再次血气化验结果为：pH 7.36，$PaCO_2$ 65mmHg，$PaO_2$ 60mmHg，AB 34mmol/L，BE 8mmol/L，患者自觉症状明显改善，病情稳定，要求出院。

讨论：

**1.** 患者有无呼吸衰竭？属哪种类型？分析其发生发展的病理生理过程。

**2.** 患者有无肺源性心脏病？分析其发生机制。

**3.** 患者有无酸碱平衡紊乱？是何种类型？发生机制是什么？

**4.** 给患者吸氧治疗时，为什么给予低流量而非高流量？缺氧患者吸氧治疗的原则是什么？

**病例 23**

患者，男，49 岁，工人，因右上腹隐痛不适伴消瘦 3 个月，黄疸伴神情恍惚 1 周入院。

现病史：患者于 3 个月前无明显原因出现右上腹隐痛不适，伴有食欲减退，饮食后有腹胀感，无恶心、呕吐、腹泻等。近 1 周来，患者出现面色发黄，家属发现患者反应迟缓、精神恍惚。患者自发病以来体重明显减轻。

既往史：乙型病毒性肝炎病史 12 年。

体格检查：体温 37.1℃，血压 120/82mmHg，脉搏 84 次/分，呼吸 22 次/分，患者反应迟钝，皮肤轻度黄染，浅表淋巴结无肿大，静脉无怒张。心肺无明显异常。肝肋下 3 指，质地坚硬，表面光滑，轻压痛。脾肋下 3 指，质较硬。腹平软，移动性浊音阳性。双下肢无凹陷性水肿。

辅助检查：血常规示 RBC $4.8 \times 10^{12}$/L，WBC $8.6 \times 10^9$/L，中性粒细胞百分比 53%，Hb 140g/L，血氨 239μg/dl，AFP 345μg/L。病毒性肝炎标志物：HBsAg（+），抗 HBs（−），HBeAg（+），抗 HBe（−），抗 HBc（+）。

辅助检查：腹部 B 超提示肝内占位性病变。腹部 CT 提示肝右叶巨块型肝癌。

讨论：

**1.** 人体生命活动所需的能量主要由哪些物质提供？

**2.** 患者出现食欲减退，是否与肝有关系？肝的消化功能体现在哪些方面？

**3.** 患者血氨升高的原因可能包含哪些？增高的血氨有什么毒性作用？

**4.** 结合临床实际，讨论如何降低血氨？机制是什么？

**5.** 患者欲行肝动脉栓塞化疗，举例说明抗恶性肿瘤药的药理学作用机制。

**6.** 肝癌化疗常采用联合化疗方案，请结合实际考虑：此方案应注意哪些问题？

**病例 24**

患者，男，50 岁，因意识模糊 5h 入院。

现病史：患者近 5 日未排大便，于 5h 前无明显诱因突然出现意识模糊，答非所问，反应迟钝，无发热、呕血、黑便、鼻出血、牙龈出血等症状，发病后未给予系统治疗，为进一步诊治来就医，急诊以"肝硬化肝功能失代偿期并发肝性脑病"收入科室。

既往史：肝硬化、2 型糖尿病病史 1 年，应用胰岛素治疗糖尿病。

体格检查：体温 36.7℃，脉搏 78 次/分，呼吸 22 次/分，血压 135/80mmHg，患者一般状态差，意识模糊，双侧瞳孔等大等圆，光反射灵敏，颈软，双肺呼吸音无异常，心率 78 次/分，律齐，各瓣膜听诊区未闻及病理性杂音，腹部略膨隆，无压痛及反跳痛，双下肢有水肿，四肢肌力及肌张力正常。

实验室检查：①急诊生化全项。$Na^+$ 133mmol/L，$Cl^-$ 96mmol/L，尿酸 480μmol/L；白蛋白 33g/L，球蛋白 46g/L，总胆红素 58μmol/L，结合胆红素 19μmol/L，非结合胆红素 39μmol/L，谷丙转氨酶 61U/L，谷草转氨酶 191U/L，碱性磷酸酶 402U/L，γ-谷氨酰转肽酶 153U/L，肌酸激酶 321U/L，乳酸脱氢酶 696U/L，淀粉酶 315U/L，胆碱酯酶 3721U/L，三酰甘油 2.18mmol/L，葡萄糖 17.73mmo/L。②血细胞分析（五分类＋全血细胞计数）。中性粒细胞百分比 86.40%，淋巴细胞百分比 7.30%，嗜酸性粒细胞百分比 0.00，淋巴细胞绝对值 $0.29×10^9/L$，RBC $3.27×10^{12}/L$，Hb 104g/L，血细胞比容 32.10%；红细胞分布宽度 15.80%，红细胞分布宽度 53.40fl，血小板 $92.00×10^9/L$，血小板比积 0.09%。③急诊凝血四项。凝血酶原时间测定 14.1s，凝血酶时间测定 21.4s，纤维蛋白原测定 1.78g/L。

讨论：

**1.** 患者的初步诊断是什么？有哪些诊断依据？

**2.** 本病的发病诱因是什么？生活中还应该注意哪些发病诱因？

**3.** 结合病例制定患者的药物救治方案，并简述给药方法及药物的作用机制？

**4.** 针对该患者，药物治疗的同时还应采取哪些措施？

## 病例 25

患者，女，45 岁，农民。因近期尿量减少，下肢水肿就诊。

现病史：早年患过"关节炎"，劳动时即出现心悸已 9 年。近 3 个月病情加重，做家务时出现气短、咳嗽；半个月来食欲缺乏，尿量减少，下肢水肿。偶尔咯血，未做任何治疗。脉搏不规律，呼吸 26 次/分，半卧位，面颊发绀，颈静脉怒张。

体格及辅助检查：心尖部有舒张期"猫喘声"，心律绝对不齐，心尖部第一心音亢进，有"开瓣音"及舒张期和收缩期杂音。肝大，肋下 2cm 有压痛，下肢水肿。心电图示心房纤颤，心室率 100～110 次/分及右室肥厚。

治疗：①地高辛 0.25mg，3 次/日，连用 2 日。当总量达 1.25mg 时，心率减慢，气短缓解，尿量增多，但心房颤动仍存在。②氢氯噻嗪 25mg，2 次/日，在尿量明显增多及水肿开始消退时加服 10%氯化钾溶液 10ml，3 次/日，随后改为氢氯噻嗪 25mg，1 次/日，合用氨苯蝶啶 50mg，1 次/日。

讨论：

**1.** 患者的初步诊断是什么？

**2.** 地高辛改善心功能的机制是什么？开始的负荷量与后来的维持量有何药理意义？每日口服地高辛 0.25mg 维持治疗是完全正确的吗？可能对机体产生哪些影响？

**3.** 氢氯噻嗪治疗心功能不全的机制是什么？有何副作用？患者尿量明显增多时减量并加服 KCl 口服液，这样安排用药的目的是什么？氢氯噻嗪与氨苯蝶啶合用有何意义？

## 病例 26

患者，男，38 岁，农民。因尿频、尿急 5 年，少尿 5 个月，黑便 14 天，呕吐、颜面水肿 7 天入院。

现病史：患者于 5 年前无明显诱因出现尿频、尿急及尿痛，在当地医院诊断为慢性肾盂肾炎，经抗感染治疗好转后出院。以后患者反复出现尿频、尿急及夜尿增多，经抗感染治疗症状均可减轻，其间曾住院治疗，检查发现血压偏高，肾功能检查血肌酐增加。近年来上述症状经常反复并加重。5 个月前开始出现少尿，经治疗有所好转。14 天前除小便减少外，出现呕吐、黑便。7 天前出现面部水肿，且呕吐物中带血，1 天前上述症状加重伴心悸。

体格检查：血压 140/95mmHg，心率 94 次/分，患者慢性重病容，贫血貌，面部水肿，心律齐，心尖区闻及收缩期杂音，余无阳性体征。

实验室检查：Hb 60g/L，血尿素氮 27.4mmol/L，肌酐 570μmol/L，血 $Na^+$ 偏低，血 $K^+$ 及 $Cl^-$ 升高，血 $HCO_3^-$ 降低，血气分析提示代谢性酸中毒改变。

讨论：

**1.** 根据患者主要临床表现，分析其原发病变部位。

**2.** 根据肾脏的正常生理功能分析肾脏功能障碍可能出现哪些方面的临床表现？并根据已有的生理学和病理生理学知识分析产生上述症状和体征的原因。

**3.** 有哪些因素可能影响尿量及其可能的机制？

**4.** 根据所学肾脏生理学知识，试分析引起慢性肾衰竭的可能原因。

**5.** 用所学药理学知识设计治疗方案。

**病例 27**

患者，男，55 岁，因 3 天前进食牛肉 0.25kg，食后出现恶心、呕吐、神志恍惚、烦躁不安而急诊入院。

现病史：患者患慢性肝炎已十余年，常有上腹不适，食欲不振症状，检查肝大 1cm。4 年前上腹隐痛加重伴有反复皮肤、巩膜黄染，大便稀烂。近 4 个月来，出现进行性消瘦，四肢无力，面色憔悴、皮肤粗糙，皮肤、巩膜黄染加深，鼻和齿龈易出血，间有血便。

既往史：患者嗜酒，日饮酒量半斤以上，常年不断。无疟疾史、无血吸虫疫水接触史。

体格检查：患者生命体征未见明显异常。患者神志恍惚，步履失衡，烦躁不安，皮肤、巩膜深度黄染，腹稍隆起，肝右肋下恰可触及，质硬，边钝，脾左肋下 3 横指，质硬，有腹水征，心肺无特殊发现，食管吞钡 X 线显示食管下静脉曲张。

实验室检查：胆红素 34.2μmol/L，谷丙转氨酶 120U，血氨 88μmol/L。

治疗及转归：入院后经静脉输注葡萄糖、谷氨酸钠，酸性溶液灌肠，控制富含蛋白质饮食，补充维生素和抗感染治疗措施，病情好转，神志转清醒。入院后第 5 天，患者大便时突觉头晕、虚汗、乏力，继之昏厥于厕所内，被发现时面色苍白，脉搏细速，四肢湿冷，血压 60/40mmHg，经输血补液抢救后血压回升，病情好转。第 6 天，患者再度出现神志恍惚，烦躁不安，尖叫，有扑翼样震颤，肌张力亢进，解柏油样大便，继而昏迷。此时血压 150/60mmHg，皮肤、巩膜深度黄染，胆红素 85μmol/L，谷丙转氨酶 160U，血氨 104μmol/L。经降氨处理后血氨降至 62μmol/L，但昏迷等症状无改善，后静脉滴注左旋多巴约 1 周，患者神志转清醒，住院第 47 天，症状基本消失而出院休养。

讨论：

**1.** 患者的初步诊断是什么？有哪些诊断依据？

**2.** 患者两次昏迷的原因是什么？有无诱因？其可能的发病机制有哪些？

3. 针对患者主要临床表现所采用治疗措施的理论依据何在？

4. 该患者出院后，生活中还需注意哪些事项才能避免出现上述症状的发生？

## 病例 28

患者，女，35 岁，因反复水肿 20 年，尿闭 1 日急诊入院。

现病史：患者 20 年前患急性肾小球肾炎，此后经常反复出现眼睑水肿，服中药后水肿可暂时缓解。6 年来排尿次数增多，每昼夜 10 余次，其中夜间 4～5 次，24h 尿量约 2000ml，劳累后则感头晕眼花、心悸、气促，但无畏寒、低热、盗汗、咳嗽、腰酸痛、尿频、尿急和尿痛等病史。患者曾到某医院检查，血压 145/100mmHg，Hb 55g/L，RBC $1.5×10^{12}$/L，尿蛋白（+），红细胞、白细胞、上皮细胞 0～2 个/HP，经间断治疗，3 年来夜尿更加明显，每天尿量达 2500～3500ml，尿比重固定在 1.010 左右，夜晚常感全身骨骼隐痛，症状与日俱增。半个月来不能自由活动，不能站立，连翻身也感疼痛，但无关节红肿，更无游走性关节痛史，经"抗风湿"及针灸等治疗无效，近 10 日来尿少，水肿加重，食欲锐减，恶心，有时呕吐，腹部隐痛，大便每日 1 次，质稍稀，色正常。全身皮肤瘙痒，四肢麻木，偶有轻微抽搐，一日来尿闭，头晕、恶心加重急诊入院。

体格检查：体温 37℃，呼吸 20 次/分，脉搏 96 次/分，血压 150/100mmHg。

实验室检查：RBC $1.49×10^{12}$/L，Hb 47g/L，WBC $9.6×10^9$/L，血磷 1.9mmol/L，血钙 1.3mmol/L，尿素氮 24mmol/L，$HCO_3^-$ 12.8mmol/L，血尿蛋白（+），尿 RBC 10～15 个/HP，尿 WBC 0～2 个/HP，上皮细胞 0～2 个/HP，颗粒管型 2～3 个/HP。

辅助检查：X 线检查提示双肺正常，心界略扩大，手骨质普遍性稀疏、变薄。

讨论：

1. 患者的初步诊断是什么？

2. 其经历了哪些基本病理过程？其依据有哪些？为什么会发生？

3. 患者出现了哪些主要机能代谢变化，其发生机制分别是什么？

## 病例 29

患者，女，30 岁，因停经 39 周，阴道流血 2h 入院。

体格检查：患者体温、脉搏、呼吸、血压正常，心肺听诊正常。血尿常规、凝血四项检查正常。产科检查：宫高 32cm，腹围 88cm，胎心 138 次/分。

住院情况：产妇于入院后次日 1：00 出现规律宫缩，4：00 时阵痛加剧送入产房待产。6：30 时产妇出现阴道流血，胎心减慢到 50～70 次/分。怀疑胎盘早剥、胎儿宫内窘迫。经家属同意，7：20 时入手术室抢救，行剖宫产。

术中发现患者子宫不完全破裂，腹腔积血 300ml，胎儿已死，产妇术中血压持续下降，血尿 100ml，切口渗血。9：50 时行子宫全切，血压仍不稳。患者于 11：00 时突然出现面色苍白、表情淡漠、恶心、寒战、呼吸困难，随即血压下降至无法测出，心率 160 次/分，双肺听诊闻及大量湿啰音。

实验室检查：活化部分凝血活酶时间（APTT）＞60s，血小板 8 万/mm³，凝血酶凝固时间（TT）＞60s，纤维蛋白原（Fbg）＜1.0g/L，鱼精蛋白副凝试验（3P 试验）（+）。外周血涂片：发现鳞状上皮细胞，可见裂体细胞。

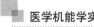

经紧急会诊，全力抢救，输全血 13U，但血压仍进行性下降，患者于 12：00 时心脏搏动、呼吸停止，继续抢救 1h，无效，宣告临床死亡。

讨论：

**1.** 患者的初步诊断是什么？可能的病理过程包括哪些？

**2.** 分析其主要发生机制及各病理过程之间的联系。

**3.** 该患者死亡的原因是什么？引起该病理过程的诱因包括哪些？对孕产妇有什么启示？

**病例 30**

患者，男性，56 岁，因反复咳嗽、咳痰、气喘 13 年，加重伴双下肢水肿 3 天入院。

现病史：患者 13 年前因感冒发热，出现咳嗽、气喘，咳少量白痰，后变黄痰，以后每于冬季反复发作。5 年来发作较频繁，劳累后感心悸、气促，咳白色黏痰、夜间较重。3 天前因感冒发热，咳喘加重，痰量增加，为白色黏痰。否认结核病史，否认高血压、冠心病病史。

体格检查：体温 38.1℃，脉搏 116 次/分，呼吸 26 次/分，血压 120/80mmHg。患者意识清楚，口唇轻度发绀，颈静脉怒张，浅表淋巴结无肿大，胸廓前后径增宽，肋间隙增宽，叩诊呈过清音，听诊双肺可闻及干湿啰音，心律齐，肺动脉瓣区第二心音亢进，肝肋缘下 2.5cm、无压痛，脾未触及，双下肢凹陷性水肿。

实验室检查：血常规示 WBC $11.5×10^9$/L，中性粒细胞百分比 73%，RBC $6×10^{12}$/L，Hb 180g/L。血气分析：pH 7.2，BE（－）9mmol/L，$PaCO_2$ 65mmHg，$PaO_2$ 50mmHg。

辅助检查：肺活量减小，残气量增多，肺总量降低，第 1 秒用力呼气量/用力肺活量值升高。心电图示右心室肥厚表现。X 线检查提示肺野透光度增强，肺门部纹理增粗。

治疗及转归：入院后经抗感染、祛痰、利尿、强心等措施治疗，病情好转。

讨论：

**1.** 患者入院时的临床诊断可能是什么？

**2.** 呼吸过程包括哪些环节？肺与外界环境之间的气体交换是如何实现的？

**3.** 呼吸运动受到哪些机制的调节？

**4.** 该患者呼吸加快的可能机制是什么？

**5.** 呼吸功能检查的各种指标是何含义？其异常又反映了什么病情？

**6.** 患者心肺功能有无异常？请说明理由。

**7.** 患者发生发绀的机制是什么？

**8.** 患者发生发绀后，机体可动用哪些代偿机制？根据该患者的病情，可找到哪些依据？

**9.** 根据血气分析结果，该患者有何种类型酸碱平衡紊乱？

**10.** 祛痰药可分为哪几类？各自的作用机制是什么？

**11.** 抗菌药物的临床应用应把握哪些基本原则？

（张丽景）

# 参 考 文 献

高兴亚，戚晓红，董榕，等，2010. 机能学实验教程. 3 版. 北京：科学出版社.

龚永生，2019. 医学机能学实验. 2 版. 北京：高等教育出版社.

胡还忠，牟阳灵，2016. 医学机能学实验教程. 4 版. 北京：科学出版社.

林默君，2014. 医学机能学实验. 2 版. 北京：科学出版社.

龙子江，王靓，2019. 机能学实验教程. 合肥：中国科学技术大学出版社.

陆源，孙霞，饶芳，2016. 机能学实验教程. 3 版. 北京：科学出版社.

邱湘君，李玉明，2019. 医学机能学实验教程. 武汉：华中科技大学出版社.

商战平，张延玲，2015. 医学机能实验学. 北京：高等教育出版社.

汪晨净，2015. 医学机能学创新性、探究性实验. 北京：科学出版社.

王慧，2016. 机能学实验. 北京：科学出版社.

王建枝，钱睿哲，2018. 病理生理学. 9 版. 北京：人民卫生出版社.

王庭槐，2018. 生理学. 9 版. 北京：人民卫生出版社.

杨宝峰，陈建国，2018. 药理学. 9 版. 北京：人民卫生出版社.

朱坤杰，李涛，2017. 医学机能实验学. 2 版. 北京：科学出版社.

# 附录　医学机能学实验常用数据和资料

## 附表 1　常用实验动物的生理指标

| 指标 | 蛙 | 家兔 | 小鼠 | 大鼠 | 豚鼠 | 犬 |
|---|---|---|---|---|---|---|
| 成年体重（kg） | 0.03 | 1.5~3 | 0.02~0.025 | 0.18~0.25 | 0.45~0.7 | 6~15 |
| 体温（℃） | 变温动物 | 37.5~38.8 | 37~39 | 38.5~39.5 | 37.3~39.5 | 37.3~38.8 |
| 心率（次/分） | 30~60 | 150~240 | 520~780 | 286~500 | 144~300 | 90~130 |
| 呼吸（次/分） | 70~120 | 50~100 | 140~210 | 110~150 | 80~130 | 12~28 |
| 潮气量（ml） | — | 38~60 | 0.1~0.23 | 1.5 | 1~4 | 250~430 |
| 血压（mmHg） | 20~60 | 80~130 | 133~160 | 100~130 | 70~80 | 12~160 |
| 寿命（年） | 10 | 7~8 | 2~3 | 2~3 | 6~8 | 10 |
| 性成熟（月） | — | 5~8 | 2~3 | 2~3 | 4~5 | 12 |
| 妊娠（天） | — | 30 | 19 | 20 | 68 | 60 |

## 附表 2　常用实验动物的血常规及生化指标

| 指标 | 蛙 | 家兔 | 小鼠 | 大鼠 | 豚鼠 | 犬 |
|---|---|---|---|---|---|---|
| 血量（占体重%） | 4.2~4.9 | 5.4 | 7 | 7 | 5.8 | 5~8 |
| 红细胞（$10^{12}$/L） | 0.38~0.64 | 4~6.4 | 8~11 | 5.31~11 | 5 | 4~8 |
| 白细胞（$10^9$/L） | 2.41~39.1 | 3.8~12 | 7~15 | 5~25.6 | 8~10 | 5~15 |
| 血小板（$10^9$/L） | 0.85~3.9 | 12.6~30 | 10~40 | 43~100 | 5.4~10 | — |
| 血红蛋白（g/L） | 72~105 | 124 | 112~160 | 160 | 130 | 130~200 |
| 白蛋白（g/L） | — | 41~50 | 16~17 | 26~35 | 28~39 | 34~45 |
| 总蛋白（g/L） | 34.6~79 | 60~83 | 52~57 | 69~79 | 50~56 | 63~81 |
| 血钠（mmol/L） | — | 155~165 | 145~161 | 126~155 | 158 | 129~149 |
| 血钾（mmol/L） | — | 2.7~5.1 | 7.5~7.7 | 3.8~5.4 | 6.5~8.7 | 3.7~5 |
| 血氯（mmol/L） | — | 92~112 | 109~118 | 94~110 | 94~110 | 104~117 |
| 血糖（mmol/L） | 0.61~4.11 | 6.21~8.66 | 8.16~9.49 | 5.05~6.88 | 5.27~8.38 | 4.33~6.11 |

## 附表 3　随机数表及其使用方法

| 编号 | 1 | 2 | 3 | 4 | 5 | 6 | 7 | 8 | 9 | 10 | 11 | 12 | 13 | 14 | 15 | 16 | 17 | 18 | 19 | 20 | 21 | 22 | 23 | 24 | 25 |
|---|---|---|---|---|---|---|---|---|---|---|---|---|---|---|---|---|---|---|---|---|---|---|---|---|---|
| 1 | 22 | 17 | 68 | 65 | 84 | 68 | 95 | 23 | 92 | 35 | 87 | 02 | 22 | 57 | 51 | 61 | 09 | 43 | 95 | 06 | 58 | 24 | 82 | 03 | 47 |
| 2 | 19 | 36 | 27 | 59 | 46 | 13 | 79 | 93 | 37 | 55 | 39 | 77 | 32 | 77 | 09 | 85 | 52 | 05 | 30 | 62 | 47 | 83 | 51 | 62 | 74 |
| 3 | 16 | 77 | 23 | 02 | 77 | 09 | 61 | 87 | 25 | 21 | 28 | 06 | 24 | 25 | 93 | 16 | 71 | 13 | 59 | 78 | 23 | 05 | 47 | 47 | 25 |
| 4 | 78 | 43 | 76 | 71 | 61 | 20 | 44 | 90 | 32 | 64 | 97 | 67 | 63 | 99 | 61 | 46 | 38 | 03 | 93 | 22 | 69 | 81 | 21 | 99 | 21 |
| 5 | 03 | 28 | 28 | 26 | 08 | 73 | 37 | 32 | 04 | 05 | 69 | 30 | 16 | 09 | 05 | 88 | 69 | 58 | 28 | 99 | 35 | 07 | 44 | 75 | 47 |
| 6 | 93 | 22 | 53 | 64 | 39 | 07 | 10 | 63 | 76 | 35 | 87 | 03 | 04 | 79 | 88 | 08 | 13 | 13 | 85 | 51 | 55 | 34 | 57 | 72 | 69 |
| 7 | 78 | 76 | 58 | 54 | 74 | 92 | 38 | 70 | 96 | 92 | 52 | 06 | 79 | 79 | 45 | 82 | 63 | 18 | 27 | 44 | 69 | 66 | 92 | 19 | 09 |
| 8 | 23 | 68 | 35 | 26 | 00 | 99 | 53 | 93 | 61 | 28 | 52 | 70 | 05 | 48 | 34 | 56 | 65 | 05 | 61 | 86 | 90 | 92 | 10 | 70 | 80 |
| 9 | 15 | 39 | 25 | 70 | 99 | 93 | 86 | 52 | 77 | 65 | 15 | 33 | 59 | 05 | 28 | 22 | 87 | 26 | 07 | 47 | 86 | 96 | 98 | 29 | 06 |
| 10 | 58 | 71 | 96 | 30 | 24 | 18 | 46 | 23 | 34 | 27 | 85 | 13 | 99 | 24 | 44 | 49 | 18 | 09 | 79 | 49 | 74 | 16 | 32 | 23 | 02 |

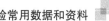

附表3　随机数表及其使用方法（续表）

| 编号 | 1 | 2 | 3 | 4 | 5 | 6 | 7 | 8 | 9 | 10 | 11 | 12 | 13 | 14 | 15 | 16 | 17 | 18 | 19 | 20 | 21 | 22 | 23 | 24 | 25 |
|---|---|---|---|---|---|---|---|---|---|---|---|---|---|---|---|---|---|---|---|---|---|---|---|---|---|
| 11 | 57 | 35 | 27 | 33 | 72 | 24 | 53 | 63 | 94 | 09 | 41 | 10 | 76 | 47 | 91 | 44 | 04 | 95 | 49 | 66 | 39 | 60 | 04 | 59 | 81 |
| 12 | 48 | 50 | 86 | 54 | 48 | 22 | 06 | 34 | 72 | 52 | 82 | 21 | 15 | 65 | 20 | 33 | 29 | 94 | 71 | 11 | 15 | 91 | 29 | 12 | 03 |
| 13 | 61 | 96 | 48 | 95 | 03 | 07 | 16 | 39 | 33 | 66 | 98 | 56 | 10 | 56 | 79 | 77 | 21 | 30 | 27 | 12 | 90 | 49 | 22 | 23 | 62 |
| 14 | 36 | 93 | 89 | 41 | 26 | 29 | 70 | 83 | 63 | 51 | 99 | 74 | 20 | 52 | 36 | 87 | 09 | 41 | 15 | 09 | 98 | 60 | 16 | 03 | 03 |
| 15 | 18 | 87 | 00 | 42 | 31 | 57 | 90 | 12 | 02 | 07 | 23 | 47 | 37 | 17 | 31 | 54 | 08 | 01 | 88 | 63 | 39 | 41 | 88 | 92 | 10 |
| 16 | 88 | 56 | 53 | 27 | 59 | 33 | 35 | 72 | 67 | 47 | 77 | 34 | 55 | 45 | 70 | 08 | 18 | 27 | 38 | 90 | 16 | 95 | 86 | 70 | 75 |
| 17 | 09 | 72 | 95 | 84 | 29 | 49 | 41 | 31 | 06 | 70 | 42 | 38 | 06 | 45 | 18 | 64 | 84 | 73 | 31 | 65 | 52 | 53 | 37 | 97 | 15 |
| 18 | 12 | 96 | 88 | 17 | 31 | 65 | 19 | 69 | 02 | 83 | 60 | 75 | 86 | 90 | 68 | 24 | 64 | 19 | 35 | 51 | 56 | 61 | 87 | 39 | 12 |
| 19 | 85 | 94 | 57 | 24 | 16 | 92 | 09 | 84 | 38 | 76 | 22 | 00 | 27 | 69 | 85 | 29 | 81 | 94 | 78 | 70 | 21 | 94 | 47 | 90 | 12 |
| 20 | 38 | 64 | 43 | 59 | 93 | 98 | 77 | 87 | 68 | 07 | 91 | 51 | 67 | 62 | 44 | 40 | 98 | 05 | 93 | 78 | 23 | 32 | 65 | 41 | 18 |
| 21 | 53 | 44 | 09 | 42 | 72 | 00 | 41 | 86 | 79 | 79 | 68 | 47 | 22 | 00 | 20 | 35 | 55 | 31 | 51 | 51 | 00 | 83 | 63 | 22 | 55 |
| 22 | 40 | 76 | 66 | 26 | 84 | 57 | 99 | 99 | 90 | 37 | 36 | 63 | 32 | 08 | 58 | 37 | 40 | 13 | 68 | 97 | 87 | 64 | 81 | 07 | 83 |
| 23 | 02 | 17 | 79 | 18 | 05 | 12 | 59 | 52 | 57 | 02 | 22 | 07 | 90 | 47 | 03 | 28 | 14 | 11 | 30 | 79 | 20 | 69 | 22 | 40 | 98 |
| 24 | 95 | 17 | 82 | 06 | 53 | 31 | 51 | 10 | 96 | 46 | 92 | 06 | 88 | 07 | 77 | 56 | 11 | 50 | 81 | 69 | 40 | 23 | 72 | 51 | 39 |
| 25 | 35 | 76 | 22 | 42 | 92 | 96 | 11 | 83 | 44 | 80 | 34 | 68 | 35 | 48 | 77 | 33 | 42 | 40 | 90 | 60 | 73 | 96 | 53 | 97 | 86 |
| 26 | 26 | 29 | 13 | 56 | 41 | 85 | 47 | 04 | 66 | 08 | 34 | 72 | 57 | 59 | 13 | 82 | 43 | 80 | 46 | 15 | 38 | 26 | 61 | 70 | 04 |
| 27 | 77 | 80 | 20 | 75 | 82 | 72 | 82 | 32 | 99 | 90 | 63 | 95 | 73 | 76 | 63 | 89 | 73 | 44 | 99 | 05 | 48 | 67 | 26 | 43 | 13 |
| 28 | 46 | 40 | 66 | 44 | 52 | 91 | 36 | 74 | 43 | 53 | 30 | 82 | 13 | 54 | 00 | 78 | 45 | 63 | 98 | 35 | 55 | 03 | 36 | 67 | 68 |
| 29 | 37 | 56 | 08 | 18 | 09 | 77 | 53 | 84 | 46 | 47 | 31 | 91 | 18 | 95 | 58 | 24 | 16 | 74 | 11 | 53 | 44 | 10 | 13 | 85 | 57 |
| 30 | 61 | 65 | 61 | 68 | 66 | 37 | 27 | 47 | 39 | 19 | 84 | 83 | 70 | 07 | 48 | 53 | 21 | 40 | 06 | 71 | 95 | 06 | 79 | 88 | 54 |
| 31 | 93 | 43 | 69 | 64 | 07 | 34 | 18 | 04 | 52 | 35 | 56 | 27 | 09 | 24 | 86 | 61 | 85 | 53 | 83 | 45 | 19 | 90 | 70 | 99 | 00 |
| 32 | 21 | 96 | 60 | 12 | 99 | 11 | 20 | 99 | 45 | 18 | 48 | 13 | 93 | 55 | 34 | 18 | 37 | 79 | 49 | 90 | 65 | 97 | 38 | 20 | 46 |
| 33 | 95 | 20 | 47 | 97 | 97 | 27 | 37 | 83 | 28 | 71 | 00 | 06 | 41 | 41 | 74 | 45 | 80 | 09 | 39 | 84 | 51 | 67 | 11 | 52 | 49 |
| 34 | 97 | 86 | 21 | 78 | 73 | 10 | 65 | 81 | 92 | 59 | 58 | 76 | 17 | 14 | 97 | 04 | 76 | 62 | 16 | 17 | 17 | 95 | 70 | 45 | 80 |
| 35 | 69 | 92 | 06 | 34 | 13 | 59 | 71 | 74 | 17 | 32 | 27 | 55 | 10 | 24 | 19 | 23 | 71 | 82 | 13 | 74 | 63 | 52 | 52 | 01 | 41 |
| 36 | 04 | 31 | 17 | 21 | 56 | 33 | 73 | 99 | 19 | 87 | 26 | 72 | 39 | 27 | 67 | 53 | 77 | 57 | 68 | 93 | 60 | 61 | 97 | 22 | 61 |
| 37 | 61 | 06 | 98 | 03 | 91 | 87 | 14 | 77 | 43 | 96 | 43 | 00 | 65 | 98 | 50 | 45 | 60 | 33 | 01 | 07 | 98 | 99 | 46 | 50 | 47 |
| 38 | 85 | 93 | 85 | 86 | 88 | 72 | 87 | 08 | 62 | 40 | 16 | 06 | 10 | 89 | 20 | 23 | 21 | 34 | 74 | 97 | 76 | 38 | 03 | 29 | 63 |
| 39 | 21 | 74 | 32 | 47 | 45 | 73 | 96 | 07 | 94 | 52 | 09 | 65 | 90 | 77 | 47 | 25 | 76 | 16 | 19 | 33 | 53 | 05 | 70 | 53 | 30 |
| 40 | 15 | 69 | 53 | 82 | 80 | 79 | 96 | 23 | 53 | 10 | 65 | 39 | 07 | 16 | 29 | 45 | 33 | 02 | 43 | 70 | 02 | 87 | 40 | 41 | 45 |
| 41 | 02 | 89 | 08 | 04 | 49 | 20 | 21 | 14 | 68 | 86 | 87 | 63 | 93 | 95 | 17 | 11 | 29 | 01 | 95 | 80 | 35 | 14 | 97 | 35 | 33 |
| 42 | 87 | 18 | 15 | 89 | 79 | 85 | 43 | 01 | 72 | 73 | 08 | 61 | 74 | 51 | 69 | 89 | 74 | 39 | 82 | 15 | 94 | 51 | 33 | 41 | 67 |
| 43 | 98 | 83 | 71 | 94 | 22 | 59 | 97 | 50 | 99 | 52 | 08 | 52 | 85 | 08 | 40 | 87 | 80 | 61 | 65 | 31 | 91 | 51 | 80 | 32 | 44 |
| 44 | 10 | 08 | 58 | 21 | 66 | 72 | 68 | 49 | 29 | 31 | 89 | 85 | 84 | 46 | 06 | 59 | 73 | 19 | 85 | 23 | 65 | 09 | 29 | 75 | 63 |
| 45 | 47 | 90 | 56 | 10 | 08 | 88 | 02 | 84 | 27 | 83 | 42 | 29 | 72 | 23 | 19 | 66 | 56 | 45 | 65 | 79 | 20 | 71 | 53 | 20 | 25 |
| 46 | 22 | 85 | 61 | 68 | 90 | 49 | 64 | 92 | 85 | 44 | 16 | 40 | 12 | 89 | 88 | 50 | 14 | 49 | 81 | 06 | 01 | 82 | 77 | 45 | 12 |
| 47 | 67 | 80 | 43 | 79 | 33 | 12 | 83 | 11 | 41 | 16 | 25 | 58 | 19 | 68 | 70 | 77 | 02 | 54 | 00 | 52 | 53 | 43 | 37 | 15 | 26 |
| 48 | 27 | 62 | 50 | 96 | 72 | 79 | 44 | 61 | 40 | 15 | 14 | 53 | 40 | 65 | 39 | 27 | 31 | 58 | 50 | 28 | 11 | 39 | 03 | 34 | 25 |
| 49 | 33 | 78 | 80 | 87 | 15 | 38 | 30 | 06 | 38 | 21 | 14 | 47 | 47 | 07 | 26 | 54 | 96 | 87 | 53 | 32 | 40 | 36 | 40 | 96 | 76 |
| 50 | 13 | 13 | 92 | 66 | 99 | 47 | 24 | 49 | 57 | 74 | 22 | 25 | 43 | 02 | 17 | 10 | 97 | 11 | 69 | 84 | 99 | 63 | 22 | 32 | 98 |

随机数表不是唯一的，只要一个数表各个位置上出现的数字的概率相等，就可以构成一个随机数表。直接利用随机数表进行抽样一般包括三个步骤：

**1. 对总体的研究对象进行编号**　编号方法与总体中个体多少有关，如果个体数小于或等于 100 时，可编为两位数字号码，如 00，01，02，…，99。

**2. 选择抽样开始的数字**　为了保证所选数字的随机性，应在看到随机数表之前就指出开始数字的纵横位置，如选择第 4 行第 18 列位置的数字 03 为开始抽样的数字。

**3. 抽取号码**　以抽样开始的数字为起点，按一定的方向（可按行，如向左或向右；也可按列，如向上或向下）依次抽取号码。遇到大于总体的号码或重复的号码，应跳过不选，直到取够样本容量。